高职高专"十二五"规划教材药学系列

药品生物检定技术

杨　爽　刘加宝　主编
史同瑞　主审

化学工业出版社

·北京·

内容提要

本教材针对药品企业所需的生物检定知识与技能，融入了《中国药典》(2010 年版)的主要检定内容，共分为药品卫生学检定、药品有害物质检定、药品的生物活性检定与药品生物检定统计四个模块，每个模块以"项目"为基本单元，每一项目均包括一个独立的工作任务，通过完成该任务以达到所必需的基本知识与实践技能。本教材采用与企业人才知识需求结合相对紧密的工学结合方式，并设置相关实训内容，边讲边练，针对性强，使学生能够更好地理论联系实践应用，从而达到学以致用。

本教材可作为高职高专院校生物制药、制药技术、生物技术及相关专业师生的教材，也可供医药院校有关专业成人教育师生和医药企业、行业技术人员参考。

图书在版编目 (CIP) 数据

药品生物检定技术/杨爽，刘加宝主编.—北京：
化学工业出版社.2014.5（2024.6 重印）
高职高专"十二五"规划教材 药学系列
ISBN 978-7-122-20077-8

Ⅰ.①药… Ⅱ.①杨…②刘… Ⅲ.①药品检
定-生物检验-高等职业教育-教材 Ⅳ.①R927

中国版本图书馆 CIP 数据核字（2014）第 049620 号

责任编辑：梁静丽　李植峰　　　　　　　文字编辑：赵爱萍
责任校对：宋　夏　　　　　　　　　　　装帧设计：关　飞

出版发行：化学工业出版社（北京市东城区青年湖南街 13 号　邮政编码 100011）
印　　装：北京盛通数码印刷有限公司
787mm×1092mm　1/16　印张 17½　字数 459 千字　2024 年 6 月北京第 1 版第 8 次印刷

购书咨询：010-64518888　　售后服务：010-64518899
网　　址：http://www.cip.com.cn
凡购买本书，如有缺损质量问题，本社销售中心负责调换。

定　　价：36.00 元

《药品生物检定技术》编写人员名单

主　　编　杨　爽　刘加宝

副 主 编　刘春兰

编写人员　（按照姓名汉语拼音排列）

　　　　　　白玲玲（黑龙江农业经济职业学院）

　　　　　　李源君（哈药集团制药六厂）

　　　　　　刘春兰（黑龙江农业经济职业学院）

　　　　　　刘加宝（牡丹江大学）

　　　　　　王贵霞（黑龙江生物科技职业学院）

　　　　　　杨　爽（黑龙江生物科技职业学院）

主　　审　史同瑞（黑龙江省兽医科学研究所）

前　言

　　药品生物检定技术是生物制药专业、制药工程专业学生就业后必须掌握的专业技能。本教材立足于实际能力的培养，针对性地选取教材内容：打破以知识传授为主要特征的传统教材模式，转变为以工作过程为中心组织教材内容，意在让学生在具体任务的学习中掌握相关理论知识，并注重职业能力的发展。参加本教材的编写人员，均为从事相关领域的教师和企业专家，且有实践工作经验。经过深入、细致、系统的分析，本教材最终确定了四大模块十八个子项目，每个子项目中，根据实际工作任务过程的顺序，按照学习情境来安排教材内容，主要突出对学生职业能力的训练，注重理论知识的系统性和实训操作的可行性。本教材理论知识的选取紧紧围绕工作任务完成的需要来进行，坚持"适度、够用"的原则；考虑到高等职业教育教材要具有针对性、实用性的特点与要求，本教材的理论部分和实训部分均以《中华人民共和国药典》（2010 年版）作为依据。

　　本教材的编写思路是以典型工作任务作为载体，工作任务既要在生物制药专业中是普遍应用的，又能有效地促进学生职业能力发展，达到本教材编写的目的。教学过程中，采取工学结合的培养模式，充分开发学习资源，给学生提供丰富的实践机会。技能考核采取过程评价与终结性评价相结合的方式，重点评价学生的职业能力。本教材所确定的学习内容具有一定的综合性，能满足一定的要求。当然，仅一本教材并不能满足所有内容，希望在学习当中，参阅其他有关资料，加以理解和掌握。

　　本教材具体编写分工如下：模块一中项目一、模块三中项目三、项目四、项目五由白玲玲编写；模块一中项目二、项目四和模块二中项目一、项目二由杨爽编写；模块一中项目三和模块三中项目二、项目六由刘加宝编写；模块一中项目五和模块三中项目一由王贵霞编写；模块二中项目三、项目四、项目五由李源君编写；模块四由刘春兰编写。全书由黑龙江省兽医科学研究所史同瑞研究员审稿。本教材在编写过程中参阅了同行专家的有关文献，在此向有关作者表示诚挚的谢意。

　　由于时间仓促，编写人员水平有限，书中不足之处在所难免，恳请读者批评指正。

编　者

2014 年 6 月

目　录

模块一　药品卫生学检定 /1

模块二　药品有害物质检定 / 102

模块三　药品的生物活性检定 / 164

模块四　药品生物检定统计 / 241

模块一

药品卫生学检定

项目一

配制供试品试剂

■ **项目描述：**

由于各供试品所含活性成分的性质及制剂类别不同，供试液的制备方法亦各异，一般都需制备成与标准品溶液浓度相当的供试液。各类供试品试剂在检定使用时都需配制或稀释成一定浓度的溶液，且配制好的试液应立即贴好标签，标明试液的名称、配制人及配制日期等。因此，应严格按照现行版《中华人民共和国药典》（下文简称《中国药典》）附录项下的要求或相关标准操作规程配制供试品试剂，并及时填写配制记录；同时应随时检查自己的试液是否有效，除特殊情况外，尽量做到临用时新配制。规范常用试药、试剂、缓冲液、稀释液及标准溶液、供试品溶液配制的操作，以保证检验结果准确可靠。

本学习项目供试品试剂的配制主要运用六步教学法，学生自主完成资讯内容，学习并能自主完成供试品准备，试液的选择及配制，掌握试药及试剂选用原则，药品生物检定试验中固体、液体供试品溶液的各种配制方法；指示液及试药和试液、稀释液与缓冲液配制的各种方法，然后在教师的指导下能够完成供试品试剂的配制工作；在实践中学会供试品试剂的配制技术。

■ **能力目标：**

1. 正确选用试药及试剂；
2. 正确准备配制前相关工作；
3. 正确操作供试品试剂配制。

■ **知识目标：**

1. 试药及试剂选用原则；
2. 供试品溶液的配制操作要求；
3. 称量、稀释的操作要点及注意事项；
4. 掌握药品生物检定试验中固体、液体供试品溶液的配制方法。

■ **职业素养：**

培养学生吃苦耐劳的职业精神，认真的学习态度和团队合作精神以及做事的计划性，统筹安排实验步骤，形成严谨的工作作风。

■ **教学资源：**

教材、参考资料、PPT、视频、工作单、考核单、评价单、评价表、实验室、网络资源、图片、题库、教学情境设计方案与实施方案。

■ **考核与评价**

考核方式：

包括过程考核与结果考核，以过程考核为主。学生自评（10%）、教师对小组评价

（30％）、教师对学生评价（60％）、组间互评（加试）。

考核方法：

包括笔试、口试、操作、答辩等。

评价内容：

1. 基本知识及技能水平评价；
2. 方案设计能力评价；
3. 任务完成情况评价；
4. 团队合作情况评价；
5. 过程评价。

学生工作任务单

项目一：配制供试品试剂
工作任务描述： 　　根据具体供试品试剂的配制需要，通过教师提供的参考书、教学课件、音像资料、自己查阅的参考资料，学生能够在教师指导下完成具体产品的供试品试剂的配制任务，掌握药品生物检定试验中固体、液体供试品溶液的配制方法
具体工作任务： 　　1. 获得相关资料与信息 　　　（1）了解药品生物检定的意义 　　　（2）明确试药及试剂选用原则 　　　（3）明确供试品溶液的配制操作要求 　　　（4）掌握称量、稀释的操作要点 　　　（5）明确称量、稀释操作的注意事项 　　　（6）掌握指示液及试药和试液、稀释液与缓冲液的配制 　　　（7）掌握双碟的制备要点 　　2. 制订检查计划 　　　（1）根据任务需要，依据供试品及试剂特点确定合适的配制方法 　　　（2）相关仪器设备的清洗灭菌 　　　（3）双碟的制备操作 　　3. 提交产品、工作记录、小组互评单、个人考核单、工作总结，材料归档、整理 　　4. 讨论、反思产品的配制及制备过程，通过学生自查和教师指导找出操作过程中的不足之处

教学情境一 知识资讯

一、药品生物检定的概念及意义

1. 概念

生物检定即利用生物体对药品的特殊反应来测定药品的有效性、安全性和研究药物量效关系。其中"生物体"可以是整体动物、离体组织、微生物和细胞等（图1-1-1）；"特殊反应"包括药理作用、毒理作用、致死效应、营养效应等；"有效性"指药品的生物活性或效价；"安全性"包括毒性或某些有害物质限度检查、无菌和控制菌检查。例如，用小白鼠的惊厥反应测定胰岛素效价，用对微生物的致死效应测定抗生素等。主要用于无适当理化方法进行检定或虽用理化方法测定，但不能真实反映临床实际应用价值的药物。由于生物检定是选用生物体对药品的直接反应来测定药品的有效性和安全性的，所以生物检定有时比其他测定方法更为灵敏和专一。

生物检定是以生物统计为工具，以药物的药理作用为基础，利用药物效价（浓度）在一

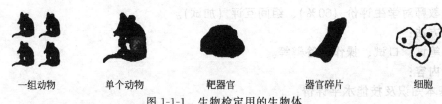

一组动物　　　单个动物　　　靶器官　　　器官碎片　　　细胞

图 1-1-1　生物检定用的生物体

定范围内的药理作用随浓度的增加而增强，且在一定的条件下存在直线关系，通过设计特定的实验，选择适当的反应指标（如抑菌圈直径、惊厥反应指标等），把供试品（T）和标准品（S）在同等条件下进行比较，计算出供试品的效价，这种方法就称为对比检定。

2. 意义

运用生物检定法对药品进行效价或毒力检定时，由于生物差异的存在，生物检定的误差一般较大，以致可能影响到实验结论的正确性。因此，检定结果的精确、可靠具有重要意义。在进行生物检定时，应特别注意减少实验误差，提高检定结果的精确度，则要求对实验结果进行可靠性测验和误差估计来验证。故生物检定法可概括为熟练的操作技术、严格的实验条件控制与生物统计中有关的实验方法设计、可靠性测验、误差估计等内容的有机结合。

二、药品生物检定的任务与范围

1. 药品生物检定的主要任务

生物检定除了用于药物效价（活性）测定外，还用于药品有害物质的检查（如异常毒性，毒力，热原，细菌内毒素，升、降压物质，过敏性杂质等）、无菌检查和微生物限度检查等。现把其主要任务和技术应用归纳如下。

（1）药品的效价测定　《中国药典》2010 年版规定抗生素、肝素、催产素、洋地黄、绒促性素、胰岛素、硫酸鱼精蛋白及精蛋白锌胰岛素注射液等都需用生物检定方法来测定效价或其生物活性。

（2）药品的有害物质检查　《中国药典》2010 年版规定抗生素类药物、注射剂等多种药物要进行有害物质检查。

（3）药品的微生物限度检查　《中国药典》2010 年版规定口服及外用药中不得含有控制菌，且染菌数不得超过规定限度，因此，必须对这些制剂进行微生物限度检查。

（4）药品的无菌检查　《中国药典》2010 年版规定无菌制剂中不得含有活菌，因此必须进行无菌检查，以保证用药安全。

2. 在研制新药时，药品的生物检定范围

（1）核对检验方法和标定标准品或对照品。

（2）对中药及其制剂质量进行控制。

（3）测定神经介质、激素及极其微量的生理活性物质。

（4）新药的寻找及其活性的研究。

三、生物检定用标准品与供试品

1. 标准品

生物检定中用到的标准品是指纯度较高的药品，由于使用和要求不同，标准品可分为国际标准品、国家标准品和工作标准品三种。

（1）国际标准品　国际标准品（IS）是由 WHO 邀请有条件的国家检定机构或药厂参加协作标定后，由生物检定专家委员会最后通过决定的标准品。表示药物效价强度的单位即称

国际单位，以 IU/mg、IU/ml、IU/安瓿方式表示。国际标准品供各国检定国家标准品时做对照用，不用于常规检查。

（2）国家标准品　国家标准品是各国指定的机构选定一批性质完全相同的药品与国际标准品进行比较，定出它的效价，统一向全国的检定、科研、教育、生产单位分发，作为检定产品效价时使用。我国是由中国药品生物制品检定所统一组织制备、研究、标定、确定效价后，向全国各使用单位分发。没有国际标准品的我国特有品种，由我国按照一定的原则自定效价单位。标准品必须按规定条件贮存。

（3）工作标准品　工作标准品是由产品的生产、研制单位自己制备的，仅供地区内部使用。

知识拓展

生物检测用国家药品标准物质

1. 国家药品标准物质的概念

国家药品标准物质系指供药品质量标准中理化测试及生物方法试验用，具有确定特性，用以校准设备、评价测量方法或给供试药品定性或赋值的物质。

2. 生物检测用国家药品标准物质的概念与分类

生物检测用国家药品标准物质系指用于生物制品效价、活性、含量测定或其特性鉴别、检查的生物标准品或生物参考物质，可分为生物标准品和生物参考品。

（1）生物标准品　生物标准品系指用国际生物标准品标定的，或由我国自行研制的（尚无国际生物标准品者）用于定量测定某一制品效价或毒性的标准物质，其生物学活性以国际单位（IU）或以单位（U）表示。

（2）生物参考品　生物参考品系指用国际生物参考品标定的，或由我国自行研制的（尚无国际生物参考品者）用于微生物（或其产物）的定性鉴定或疾病诊断的生物试剂、生物材料或特异性抗血清；或指用于定量检测某些制品生物效价的参考物质，如用于麻疹活疫苗滴度或类毒素絮状单位测定的参考品，其效价以特定活性单位表示，不以国际单位（IU）表示。

3. 生物检测用国家药品标准物质的要求

生物检测用国家药品标准物质的配制、分装、冻干和熔封根据品种的要求进行配制、稀释。须加保护剂等物质者，该类物质应对标准物质的活性、稳定性和试验操作过程无影响，并且其本身在干燥时不挥发。

生物检测用国家药品标准物质的分装精确度应在 ±1% 以内。需要干燥保存者应在分装后立即进行冻干和熔封。冻干者水分含量应不高于 3.0%。整个分装、冻干和熔封过程，必须密切注意各安瓿间效价和稳定性的一致性。

国家药品标准物质的贮存条件应适合该标准物质的要求和有利于特性及特性量值的稳定。一般应贮存于干燥、阴凉、洁净的环境中。某些有特殊贮存要求的，应有特殊的贮存措施，并应在标签与使用说明书中注明。

生物检测用国家药品标准物质稳定性研究应进行加速破坏试验，根据制品性质放置不同温度（一般放置 −20℃、4℃、25℃、37℃）、不同时间，做生物学活性测定，以评估其稳定情况。

根据国际药品标准物质管理的惯例，目前国家药品标准物质不设"有效期"，由中检院对药品标准物质进行监测。

2. 供试品

供试品是供检定用的样品，可以是制剂，也可以是原料药或半成品，它的活性组分应与标准品基本相同。按照其存在状态不同，供试品可分为固体供试品、半固体供试品和液体供试品等，检定时都需配制或稀释成一定浓度的供试液。

各供试品所含活性成分的性质及制剂类别不同，供试液的制备方法亦各异，一般都需制备成与标准品溶液浓度相当的供试液。不同药品、不同检定方法供试液的制备要求不尽相同，详细内容见本教材的相关内容。

四、各种剂型药物的生物检定项目

片剂微生物限度检查法：除另有规定外，口腔贴片、阴道片、阴道泡腾片和外用可溶片照微生物限度检查法标准操作规范检查，应符合规定。

注射剂无菌检查法：照无菌检查法标准操作规范检查，应符合规定。

酊剂微生物限度检查法：照微生物限度检查法标准操作规范检查，应符合规定。

栓剂微生物限度检查法：照微生物限度检查法标准操作规范检查，应符合规定。

软膏剂、乳膏剂、糊剂"微生物限度"检查法：照微生物限度检查法标准操作规范检查，应符合规定。

眼用制剂"无菌"检查法：眼内注射溶液、眼内插入剂及供手术、伤口、角膜穿通伤用的眼用制剂，照无菌检查法标准操作规范检查，应符合规定。眼用液体制剂，除另有规定外，照无菌检查法标准操作规范检查，应符合规定。

植入剂"无菌"检查法：植入剂照无菌检查法标准操作规范检查，应符合规定。

糖浆剂"微生物限度"检查法：照微生物限度检查法标准操作规范检查，应符合规定。

气雾剂"无菌"检查法：用于烧伤、创伤或溃疡的气雾剂照无菌检查法标准操作规范检查，应符合规定。

粉雾剂"微生物限度"检查法：照微生物限度检查法标准操作规范检查，应符合规定。

喷雾剂"无菌"检查法：用于烧伤、创伤或溃疡的喷雾剂照无菌检查法标准操作规范检查，应符合规定。

膜剂"微生物限度"检查法：除另有规定外，照微生物限度检查法标准操作规范检查，应符合规定。

口服溶液剂、口服混悬剂、口服乳剂"微生物限度"检查法：照微生物限度检查法标准操作规范检查，应符合规定。

散剂"无菌"检查法，用于烧伤或创伤的局部用散剂：照无菌检查法标准操作规范检查，应符合规定。

耳用制剂"无菌"检查法：用于手术、耳部伤口或耳膜穿孔的滴耳剂或洗耳剂照无菌检查法标准操作规范检查，应符合规定。

鼻用制剂"无菌"检查法：用于手术或创伤的鼻用制剂，照无菌检查法标准操作规范检查，应符合规定。

洗剂、冲洗剂、灌肠剂"无菌"检查法：照无菌检查法标准操作规范检查，应符合规定。

搽剂、涂剂、涂膜剂"微生物限度"检查法：除另有规定外，照微生物限度检查法标准操作规范检查，应符合规定。

凝胶剂"无菌"检查法：用于严重创伤的凝胶剂，照无菌检查法标准操作规范检查，应符合规定。

贴剂"微生物限度"检查法：除另有规定外，照微生物限度检查法标准操作规范检查，应符合规定。

教学情境二　供试品试剂的配制

一、试药及试剂选用原则

试验用的试药，除另有规定外，均应根据《中国药典》（2010 年版）附录试药项下的规定，选用不同等级并符合国家标准或国务院有关行政主管部门规定的试剂标准。试液、缓冲液、指示剂与滴定液等，均应符合《中国药典》（2010 年版）附录的规定或按照《中国药典》（2010 年版）附录的规定制备。

试药系指在 2010 年版《中国药典》（二部）中供各项试验用的试剂，但不包括各种色谱用的吸附剂、载体与填充剂。除生化试剂与指示剂外，一般常用化学试剂分为基准试剂、优级纯、分析纯与化学纯 4 个等级，选用时可参考下列原则：

① 标定滴定液用基准试剂；

② 制备滴定液可采用分析纯或化学纯试剂，但不经标定直接按称重计算浓度者，则应采用基准试剂；

③ 制备杂质限度检查用的标准溶液，采用优级纯或分析纯试剂；

④ 制备试液与缓冲液等可采用分析纯或化学纯试剂。

二、供试品溶液的配制操作要求

（1）供试品溶液的配制须在无菌室进行，无菌室应保持清洁整齐，室内仅存放最必需的用具，称量用分析天平等用具必须固定放置，不可随意挪动。

（2）定期检查室内空气无菌状况，细菌数应控制在 10 个以下，发现不符合要求时，应立即彻底消毒灭菌。

（3）作为药品检验人员，应当明确不合格药品的危害，对检验工作要忠于职守，不得有丝毫马虎。在进入无菌室前，必须于缓冲间更换消毒过的工作服、工作帽及工作鞋。

（4）操作应严格按照无菌操作规定进行，操作中少说话，不喧哗，以保持环境的无菌状态。将所需已灭菌或消毒的用品按无菌操作技术要求移至无菌操作室。操作前，先用酒精棉球消毒手，再用酒精棉球擦拭供试品瓶、盒、袋等的开口处周围，待干后用无菌的手术剪刀将供试品瓶、盒、袋启封。

三、供试品试剂配制材料及设备

1. 检测材料

无菌手套、无菌衣；青霉素钾（1000U/mg）；无菌磷酸缓冲液；小烧杯、刻度吸管、容量瓶、不锈钢药匙等器皿均于 160℃ 干热灭菌备用。

2. 器材、设备

无菌室或超净工作台、分析天平、冰箱、高压蒸汽灭菌器。

四、操作过程

（一）称量的操作要点及注意事项

1. 称量操作要点

（1）准备好不锈钢药匙、称量的容器。

（2）在容器上贴上标签，标明药品名称。

（3）从干燥器中取出装供试品的药瓶，用酒精棉球消毒瓶口。

（4）在分析天平上精确称取。称量应为一次称取，不得反复取样称取。若供试品为纯品、原料药品，称量一般约 50mg，不得少于 10mg，否则误差较大。若供试品为含有辅料的片剂、散剂、粉剂，一般称取 10g（片剂要研细，混合均匀后称量）。有些药易吸潮，如青霉素钠、克拉维酸、肝素等，应在称量前 1～2h 更换天平玻璃橱内干燥剂如硅胶等，宜用减量法一次称取，称量时动作要快，称完要立刻盖上盖子，放入干燥器内，以免吸收空气中的水分。

（5）在容器所贴的标签上标上所称量的数值，精确到小数点后两位，放入干燥器内备用。

2. 称量操作注意事项

（1）称量用容器的最大质量不得超过 10g。

（2）药匙及称量用容器都应经过灭菌或消毒。

（3）称量前，将标准品从冰箱取出，放至室温并与供试品温度一致。供试品放于干燥器内至少 30min 方可称取。

（4）称量供试品与标准品应用同一天平及砝码。

（5）天平应放在无菌室内。

▷▷▷▷ **知识链接** ▷▷▷

减量法，利用每两次称量之差，求得一份或多份被称物质量的方法。又称递减称量法。此法用于称量一定质量范围的样品或试剂，在称量过程中样品易吸水、易氧化或易与 CO_2 反应时，可选用此法。此法在测量过程中不用准确调整零点，可连续称取若干份试样，节省时间。操作过程如下。

（1）取一干燥洁净的称量瓶，装入烘干至恒重的固体试剂至称量瓶的 1/3，在托盘天平上粗称其质量。

（2）用一张长 10cm，宽 2cm 的纸条套住该称量瓶，将其放在分析天平右盘上，取下纸条，根据粗称数值称出称量瓶和药品的总质量，记录数值 W_1。

（3）用纸条套住称量瓶从分析天平上取出，移至事先准备好的盛放样品的洁净容器的上方，打开称量瓶盖，用瓶盖轻轻敲倾斜的称量瓶口，使样品慢慢落入容器中。（注意：操作时勿使样品落在容器外面）

（4）当倒出的样品接近所需量时（可借助粗天平来衡量），将称量瓶直立，用瓶盖轻敲瓶口，使沾在瓶口的样品回到瓶底。

（5）盖好瓶盖，根据倒出样品质量调整指数盘，再准确称量，记录数值 W_2。

（6）两次称量之差（$W_1 - W_2$）即为样品质量。

▷▷

（二）稀释的操作要点及注意事项

1. 稀释的操作要点

（1）取装有已称好供试品的容器，加入灭菌稀释液（稀释液种类视特定的药品、特定的试验而定，可以是灭菌蒸馏水、灭菌生理盐水或灭菌缓冲液等），使供试品完全溶解。

（2）将已溶解的供试品小心地转入 100ml 容量瓶内，并用稀释液冲洗装供试品的容器 3

遍，冲洗液也分别小心地转入容量瓶内，再加稀释液至刻度，摇匀。贴上标签，标明药品名称。

（3）根据具体称量的数值及供试品的标示量效价（或估计效价）计算出容量瓶内供试品的单位效价。如供试品的称量值为 60.00mg，估计效价为 1000U/mg，则容量瓶中供试品总效价为 60.00mg×1000U/mg＝60000U，单位效价为 60000U÷100ml＝600U/ml。

（4）将计算得出的单位效价，如 600U/ml，标在容量瓶所贴的标签上，并标上阿拉伯数字 1。

（5）接着逐步稀释至规定浓度，并不超过 3～4 步。具体为：选适当的移液管（1ml、2ml、5ml 或 10ml 视所吸取的液量定），吸取适量的供试品液转入另一容量瓶（容量瓶大小可根据具体情况而定）中，容量瓶标号为 2。如规定的浓度为 3U/ml，选用 100ml 的容量瓶，标号为 2，也就是要从容量瓶 1 中吸取 300U 的供试液到容量瓶 2 中，终浓度才是 3U/ml，若设要吸取的量为 x，则 600U/ml×x＝300U，x＝0.50ml。因此，选用 1ml 的移液管从容量瓶 1 中吸取 0.50ml 的供试品液转移入 100ml 的容量瓶 2 中，再加稀释液至刻度，即得浓度为 3U/ml 的供试液。

2. 稀释操作注意事项

（1）从冰箱中取出的供试品溶液或标准品溶液必须先放置至室温后，方可量取。

（2）用于稀释的刻度吸管和容量瓶均应经过标定，且要经过灭菌。

（3）在量取溶液之前，吸管要用量取溶液润洗 2～3 次。

（4）刻度吸管应从 0 刻度开始释放溶液。

（5）供试品的稀释应与标准品的稀释操作步骤相同，所用稀释液应是同一批和同一瓶内的，所用的溶剂量及溶解时间等应尽量一致。

（6）应在无菌室内，严格按无菌操作。

具体药品的供试品溶液稀释要求也不尽相同，详细内容见相关模块项目。

（三）配制前准备

（1）准备好足够数量的实验器皿，并消毒备用。

（2）提前 2h 更换天平玻璃橱内干燥剂。

（3）打开无菌室的紫外灯，至少 30min。

（4）将已灭菌的用品按无菌操作要求移入无菌室。

（5）操作人员按要求穿戴无菌服，进入无菌室。

（6）操作前，先用酒精棉球消毒手，然后再用酒精棉球消毒供试品瓶口。

（7）核查一瓶缓冲液是否够用，若不够用，将几瓶缓冲液混合并摇匀。

（8）从冰箱中取出装供试品的干燥器，回温。

（四）操作过程

（1）准备好不锈钢药匙、称量用的小烧杯。

（2）在容器上贴上标签，写上药品名称。

（3）干燥器中取出装青霉素钾的瓶，用酒精棉球消毒瓶口。

（4）在分析天平上精确称取约 50mg（注意要一次称取，动作要快）。

（5）取装有称好的青霉素钾的小烧杯，加入灭菌的磷酸缓冲液，使供试品完全溶解。

（6）将已溶解的青霉素钾小心地转入 100ml 容量瓶内，并用磷酸缓冲液冲洗小烧杯 3 遍，冲洗液也分别小心地转入容量瓶内，再加稀释液至刻度，摇匀。贴上标签，标明药品名称，并写上序号 1。

五、结果处理

用供试品青霉素钾（1000U/mg）配制 10U/ml 及 5U/ml 的青霉素钾溶液，将结果填入表 1-1-1。

表 1-1-1　青霉素钾溶液配制

检验药品	生产批号
检验号	检验日期　　年　　月　　日
称量方法及计算：	称量数值：
具体稀释步骤及计算 容量瓶 1 总效价：	效价 容量瓶 1 单位效价：
从容量瓶 1 吸取体积(ml)：	容量瓶 2 单位效价：
从容量瓶 2 吸取体积(ml)：	容量瓶 3 单位效价：

六、指示液及试药和试液、稀释液与缓冲液的配制

1. 指示液

（1）二甲基黄指示液　取二甲基黄 0.1g，加乙醇 100ml 使溶解，即得。变色范围 pH 2.9～4.0（红→黄）。

（2）二甲基黄-亚甲蓝混合指示液　取二甲基黄与亚甲蓝各 15mg，加三氯甲烷 100ml，振摇使溶解（必要时微温），滤过，即得。

（3）二甲酚橙指示液　取二甲酚橙 0.2g，加水 100ml 使溶解，即得。

（4）儿茶酚紫指示液　取儿茶酚紫 0.1g，加水 100ml 使溶解，即得。变色范围 pH 6.0～7.0～9.0（黄→紫→紫红）。

（5）中性红指示液　取中性红 0.5g，加水使溶解成 100ml，滤过，即得。变色范围 pH 6.8～8.0（红→黄）。

（6）孔雀绿指示液　取孔雀绿 0.3g，加冰醋酸 100ml 使溶解，即得。变色范围 pH 0～2.0（黄→绿）；11.0～13.5（绿→无色）。

（7）石蕊指示液　取石蕊粉末 10g，加乙醇 40ml，回流煮沸 1h，静置，倾去上清液，再用同一方法处理 2 次，每次用乙醇 30ml，残渣用水 10ml 洗涤，倾去洗液，再加水 50ml 煮沸，放冷，滤过，即得。变色范围 pH 4.5～8.0（红→蓝）。

(8) 甲基红指示液 取甲基红 0.1g，加 0.05mol/L 氢氧化钠溶液 7.4ml 使溶解，再加水稀释至 200ml，即得。变色范围 pH 4.2～6.3（红→黄）。

(9) 甲基红-亚甲蓝混合指示液 取 0.1% 甲基红的乙醇溶液 20ml，加 0.2% 亚甲蓝溶液 8ml，摇匀，即得。

(10) 甲基红-溴甲酚绿混合指示液 取 0.1% 甲基红的乙醇溶液 20ml，加 0.2% 溴甲酚绿的乙醇溶液 30ml，摇匀，即得。

(11) 甲基橙指示液 取甲基橙 0.1g，加水 100ml 使溶解，即得。变色范围 pH 3.2～4.4（红→黄）。

(12) 甲基橙-亚甲蓝混合指示液 取甲基橙指示液 20ml，加 0.2% 亚甲蓝溶液 8ml，摇匀，即得。

(13) 甲酚红指示液 取甲酚红 0.1g，加 0.05mol/L 氢氧化钠溶液 5.3ml 使溶解，再加水稀释至 100ml，即得。变色范围 pH 7.2～8.8（黄→红）。

(14) 甲酚红-麝香草酚蓝混合指示液 取甲酚红指示液 1 份与 0.1% 麝香草酚蓝溶液 3 份，混合，即得。

(15) 四溴酚酞乙酯钾指示液 取四溴酚酞乙酯钾 0.1g，加冰醋酸 100ml，使溶解，即得。

(16) 对硝基酚指示液 取对硝基酚 0.25g，加水 100ml 使溶解，即得。

(17) 刚果红指示液 取刚果红 0.5g，加 10% 乙醇 100ml 使溶解，即得。变色范围 pH 3.0～5.0（蓝→红）。

(18) 钙黄绿素指示剂 取钙黄绿素 0.1g，加氯化钾 10g，研磨均匀，即得钙紫红素指示剂。取钙紫红素 0.1g，加无水硫酸钠 10g，研磨均匀，即得。

(19) 亮绿指示液 取亮绿 0.5g，加冰醋酸 100ml 使溶解，即得。变色范围 pH 0～2.6（黄→绿）。

(20) 姜黄指示液 取姜黄粉末 20g，用冷水浸渍 4 次，每次 100ml，除去水溶性物质后，残渣在 100℃ 干燥，加乙醇 100ml，浸渍数日，滤过，即得。

(21) 结晶紫指示液 取结晶紫 0.5g，加冰醋酸 100ml 使溶解，即得。

(22) 萘酚苯甲醇指示液 取 α-萘酚苯甲醇 0.5g，加冰醋酸 100ml 使溶解，即得。变色范围 pH 8.5～9.8（黄→绿）。

(23) 酞紫指示液 取水 10ml，用氨溶液调节 pH 值至 11 后，加入酞紫 10mg，溶解，即得。

(24) 酚红指示液 取酚红 100mg，加乙醇 100ml 使溶解，即得（必要时滤过）。

(25) 酚酞指示液 取酚酞 1g，加乙醇 100ml 使溶解，即得。变色范围 pH 8.3～10.0（无色→红）。

(26) 酚磺酞指示液 取酚磺酞 0.1g，加 0.05mol/L 氢氧化钠溶液 5.7ml 使溶解，再加水稀释至 200ml，即得。变色范围 pH 6.8～8.4（黄→红）。

(27) 淀粉指示液 取可溶性淀粉 0.5g，加水 5ml 搅匀后，缓缓倾入 100ml 沸水中，随加随搅拌，继续煮沸 2min，放冷，倾取上层清液，即得。本液应临用新制。

(28) 溴甲酚紫指示液 取溴甲酚紫 0.1g，加 0.02mol/L 氢氧化钠溶液 20ml 使溶解，再加水稀释至 100ml，即得。变色范围 pH 5.2～6.8（黄→紫）。

(29) 溴甲酚绿指示液 取溴甲酚绿 0.1g，加 0.05mol/L 氢氧化钠溶液 2.8ml 使溶解，再加水稀释至 200ml，即得。变色范围 pH 3.6～5.2（黄→蓝）。

(30) 溴酚蓝指示液 取溴酚蓝 0.1g，加 0.05mol/L 氢氧化钠溶液 3.0ml 使溶解，再加水稀释至 200ml，即得。变色范围 pH 2.8～4.6（黄→蓝绿）。

（31）溴麝香草酚蓝指示液　取溴麝香草酚蓝 0.1g，加 0.05mol/L 氢氧化钠溶液 3.2ml 使溶解，再加水稀释至 200ml，即得。变色范围 pH 6.0～7.6（黄→蓝）。

（32）曙红钠指示液　取曙红钠 0.5g，加水 100ml 使溶解，即得。

（33）麝香草酚酞指示液　取麝香草酚酞 0.1g，加乙醇 100ml 使溶解，即得。变色范围 pH 9.3～10.5g（无色→蓝）。

（34）麝香草酚蓝指示液　取麝香草酚蓝 0.1g，加 0.05mol/L 氢氧化钠溶液 4.3ml 使溶解，再加水稀释至 200ml，即得。变色范围 pH 1.2～2.8（红→黄）；pH 8.0～9.6（黄→紫蓝）。

2. 试药和试液

（1）75％消毒酒精、95％乙醇、无水乙醇

（2）注射用水

（3）0.9％氯化钠溶液

（4）培立脱试剂（V-P 反应）

甲液　（8％ α-萘酚无水乙醇溶液）　称取 α-萘酚 6g 溶于无水乙醇溶液 100ml 中。

乙液　（40％氢氧化钾溶液）　称取 40g 氢氧化钾，溶于蒸馏水 100ml 中。

（5）靛基质试剂（柯凡克试剂）与欧-波试剂（二者可任选其一）

靛基质试剂　纯戊醇 150ml、纯浓盐酸 50ml、对二甲基氨基苯甲醛 10g。将对二甲基氨基苯甲醛加入纯戊醇内，使其溶解。将纯浓盐酸逐滴慢慢加入，边加边摇，不能加得太快，以致温度升得太快而使溶液颜色变深。试剂不宜多配，并在冰箱储存备用。将试剂 0.3～0.5ml 沿管壁加入已培养好细菌的蛋白胨水中，轻轻摇动，如果液面出现玫瑰红色为阳性。

欧-波试剂　对二甲基氨基苯甲醛 1.8g、95％乙醇 95ml、纯浓盐酸 20ml。配制方法与靛基质试剂相同。

（6）1％盐酸二甲基对苯二胺水溶液

盐酸二甲基对苯二胺 0.01g 溶于蒸馏水中。本试剂易于氧化，冰箱内可储存两周，如果溶液颜色转红褐色，则不宜使用。

（7）1％mol/L 稀盐酸溶液

量取浓盐酸（相对密度为 1.19，含量为 36％）8.4ml，加蒸馏水至 100ml，混匀即可。

（8）氯化三苯基四氮唑（TTC）试液

取氯化三苯基四氮唑 1g，加无水乙醇使溶解成 200ml，即得。

（9）1％亚碲酸钠（钾）溶液

取亚碲酸钠（钾）0.1g，加至煮沸后冷至 50℃的蒸馏水中，使其溶解。本溶液具抑菌作用，应临用前现配。

3. 稀释液与缓冲液

（1）磷酸盐缓冲液配制

① 磷酸盐缓冲液（pH 6.0）　取磷酸氢二钾 2g 与磷酸二氢钾 8g，加水使成 1000ml，滤过，在 115℃灭菌 30min。

② 磷酸盐缓冲液（pH 7.0）　取磷酸氢二钠 9.39g 与磷酸二氢钾 3.5g，加水使成 1000ml，滤过，在 115℃灭菌 30min。

③ 磷酸盐缓冲液（pH 7.8）　取磷酸氢二钾 5.59g 与磷酸二氢钾 0.41g，加水使成 1000ml，滤过，在 115℃灭菌 30min。

④ 磷酸盐缓冲液（pH 10.5）　取磷酸氢二钾 35g，加 10mol/L 氢氧化钾溶液 2ml，加水使成 1000ml，滤过，在 115℃灭菌 30min。

⑤ 磷酸盐缓冲液（pH 6.5）　取磷酸二氢钾 0.68g，加 0.1mol/L 氢氧化钠溶液 15.2ml，用水稀释至 100ml，即得。

⑥ 磷酸盐缓冲液（pH 6.6）　取磷酸二氢钠 1.74g，磷酸氢二钠 2.7g 与氯化钠 1.7g，加水使溶解成 400ml，即得。

⑦ 磷酸盐缓冲液（含胰酶）（pH 6.8）　取磷酸二氢钾 6.8g，加水 500ml 使溶解，用 0.1mol/L 氢氧化钠溶液调节 pH 值至 6.8；另取胰酶 10g，加水适量使溶解，将两液混合后，加水稀释至 1000ml，即得。

⑧ 磷酸盐缓冲液（pH 6.8）　取 0.2mol/L 磷酸二氢钾溶液 250ml，加 0.2mol/L 氢氧化钠溶液 118ml，用水稀释至 1000ml，摇匀，即得。

⑨ 磷酸盐缓冲液（pH 7.0）　取磷酸二氢钾 0.68g，加 0.1mol/L 氢氧化钠溶液 29.1ml，用水稀释至 100ml，即得。

⑩ 磷酸盐缓冲液（pH 7.2）　取 0.2mol/L 磷酸二氢钾溶液 50ml 与 0.2mol/L 氢氧化钠溶液 35ml，加新沸过的冷水稀释至 200ml，摇匀，即得。

⑪ 磷酸盐缓冲液（pH 7.3）　取磷酸氢二钠 1.9734g 与磷酸二氢钾 0.2245g，加水使溶解成 1000ml，调节 pH 值至 7.3，即得。

⑫ 磷酸盐缓冲液（pH 7.4）　取磷酸二氢钾 1.36g，加 0.1mol/L 氢氧化钠溶液 79ml，用水稀释至 200ml，即得。

⑬ 磷酸盐缓冲液（pH 7.6）　取磷酸氢二钠 27.22g，加水使溶解成 1000ml，取 50ml，加 0.2mol/L 氢氧化钠溶液 42.4ml，再加水稀释至 200ml，即得。

（2）稀释液、冲洗液配制　稀释液、冲洗液配制后应采用验证合格的灭菌程序灭菌。

0.1％蛋白胨水溶液　取蛋白胨 1.0g，加水 1000ml，微温溶解，滤清，调节 pH 值至 7.1±0.2，分装，灭菌。

pH 7.0 氯化钠-蛋白胨缓冲液　取磷酸二氢钾 3.56g，磷酸氢二钠 7.23g，氯化钠 4.30g，蛋白胨 1.0g，加水 1000ml，微温溶解，滤清，分装，灭菌。

如需要，可在上述稀释液或冲洗液灭菌前或灭菌后加入表面活性剂或中和剂等。

教学情境三　教学实施设计

一、工作任务设置

（1）根据项目或工作单中要求实现的各项任务、配制原则及注意事项等具体情况，进行供试品试剂的配制方案及技术指标的调研。

（2）根据资讯阶段所获取的信息进行分析、讨论，并对任务如何实施作出决策。提出设计思路和初步配制方案，阐述建立此方案的理由。

（3）根据设计方案并结合实际情况制订出供试品试剂的配制工作计划以及检查与评价标准。

（4）根据计划完成供试品试剂的配制工作。

（5）根据工作计划检查供试品试剂的配制的全过程，并逐项填写检查情况，最后将相关的技术资料归档。

（6）学生和教师分别评价工作过程的优劣和工作结果的优劣，提出存在的问题与改进意见，学生对教学过程进行评价并给出评价意见和建议。

二、项目学习过程设计（六步法）

资讯——→ 计划——→ 决策——→ 实施——→ 检查——→ 评估

具体设计参见附录。

技能考核标准

供试品试剂配制考核标准

小组名称＿＿＿＿＿＿＿　　序号＿＿＿＿＿＿＿＿

参考资料名称＿＿＿＿＿＿＿＿

实施日期＿＿＿＿＿＿＿供试品试剂配制过程记录共＿＿＿＿＿＿页

评价项目		评价内容	分值	教师评价	学生评价	得分	总分
过程评价	工作态度	到岗情况	2%	1%	1%		
		认真负责	3%	2%	1%		
		与人沟通	2%	1%	1%		
		团队协作	3%	2%	1%		
	工作方法	学习能力	3%	1%	2%		
		计划能力	3%	2%	1%		
		解决问题能力	4%	3%	1%		
	劳动保护	是否有劳动保护意识	5%	4%	1%		
		供试品试剂配置过程中是否注意安全问题	5%	4%	1%		
	实践操作	供试品试剂选用是否合理	5%	4%	1%		
		称量、稀释计算是否正确	5%	4%	1%		
		称量的操作量是否正确	10%	8%	2%		
		稀释的操作量是否正确	10%	8%	2%		
总结性评价	供试品试剂配制结果分析	供试品试剂配制效果	10%	8%	2%		
		分析供试品试剂配制结果的可信度	10%	8%	2%		
	供试品试剂配制技术报告	填写是否正确、规范	20%	16%	4%		

学 习 小 结

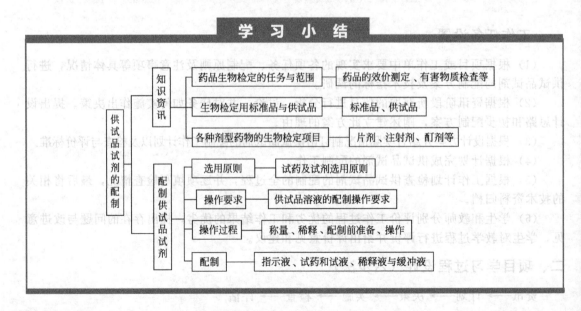

综合测试

一、填空题

1. 对比检定法是利用药物对_____的作用，把_____和_____在同等条件下进行比较，计算出供试品_____的方法。

2. 药物标准物质包括_____、_____、_____和_____。

3. 由于使用和要求不同，标准品可分为国际标准品、国家标准品和_____三级标准。

4. 供试液制备若需用水浴加温时，温度不应超过_____，时间不得超过_____，供试液从制备至加入检验用培养基，不得超过_____。

二、选择题

1. 下列属于生物检定法的是（   ）。

    A. 色谱法   B. 光谱法   C. 微生物测定法   D. 电位法

2. 下列不用生物检定法测定的是（   ）。

    A. 无菌检查   B. 微生物限度检查 C. 热原检查   D. 重金属检查

3. 生物检定中的生物体是指（   ）。

    A. 整体动物   B. 离体组织   C. 微生物和细胞   D. 以上都可以

4. 作为检定产品效价用的标准品是（   ）。

    A. 供试品   B. 工作标准品   C. 国家标准品   D. 国际标准品

三、简答题

1. 试药及试剂选用原则是什么？

2. 供试品溶液稀释时有哪些操作要点及注意事项？

3. 供试品溶液的配制操作要求是什么？

四、实例分析

硫酸链霉素标准品标示效价为 800U/mg，欲得到 1000U/ml 标准液及供试用高低两标准品（浓度为 0.7U/ml 和 1.4U/ml），写出设计过程。

项目二

药品无菌检测

■ 项目描述：

药品无菌标准是国家针对药品生产的卫生法规。根据无菌检查法规定：凡用于确定要求无菌的药品、医疗器具、原料、辅料及要求无菌的其他品种在出厂前均应进行无菌检查。药品微生物无菌检测是药品生物测定的重要项目，是保证药品质量的重要措施之一。

药品微生物无菌检测是药品卫生学检验最早的项目和各国药典最早收载的检验内容。现今世界各国药典均对无菌检查的范围、内容、方法以及抽样都有明文规定，用以保证无菌或灭菌制剂等的用药安全性，并且方法学在不断完善。

本学习项目药品无菌检测技术主要运用六步教学法，学生自主完成资讯内容，学习并能自主完成检测设备、仪器及药品的准备，培养基的选择及配制，掌握无菌检测的各种方法，然后在教师的指导下能够完成药品无菌检测技术工作；在实践中学会药品无菌检测技术。

■ 能力目标：

1. 样品的正确抽样；
2. 培养基配制；
3. 环境的洁净度检查；
4. 无菌检测培养基的适用性检测；
5. 无菌检查的正确操作。

■ 知识目标：

1. 无菌检查意义及规范；
2. 无菌检查技术；
3. 无菌检查常用的仪器、设备及药品；
4. 掌握无菌检查常用的培养基；
5. 掌握无菌检查的常用方法。

■ 职业素养：

培养吃苦耐劳的职业精神，认真的学习态度和团队合作精神。

■ 教学资源：

教材、参考资料、PPT、视频、工作单、考核单、评价单、评价表、实验室、网络资源、图片、题库、教学情境设计方案与实施方案。

■ 考核与评价

考核方式：

包括过程考核与结果考核；以过程考核为主。学生自评（10%）、教师对小组评价

(30％)、教师对学生评价（60％）、组间互评（加试）。

考核方法：

包括笔试、口试、操作、答辩等。

评价内容：

1. 基础知识及技能水平评价；
2. 方案设计能力评价；
3. 任务完成情况评价；
4. 团队合作情况评价；
5. 过程评价。

学生工作任务单

项目二：药品无菌检查
工作任务描述：   　　根据具体产品检查需要，通过教师提供的参考书、教学课件、音像资料、自己查阅的参考资料，学生能够在教师指导下完成具体产品的无菌检查任务，并在药品无菌检查过程中获得无菌检查技术方面的知识，掌握无菌检查技术技能
具体工作任务：   　1. 获得相关资料与信息   　　(1)了解无菌检查的意义   　　(2)无菌检查的范围   　　(3)无菌检查数量及检查量   　　(4)掌握无菌检查的抽样方法   　　(5)了解无菌检查常用培养基的种类及配制方法   　　(6)了解无菌检查的常用设备及使用方法   　　(7)掌握无菌检查环境洁净度的测试方法及培养基适用性的测试方法   　　(8)掌握无菌检查的常用方法及技术技能   　2. 制订无菌检查计划   　　(1)根据任务需要，依据产品确定合适的无菌检查方法   　　(2)无菌室的洁净度测试、无菌检查仪器设备的清洗灭菌   　　(3)培养基的配制及适用性检查   　　(4)无菌检查操作   　3. 提交产品、工作记录、小组互评单、个人考核单、工作总结，材料归档、整理   　4. 讨论、反思产品的无菌检查过程，通过学生自查和教师指导找出无菌检查过程中的不足之处

教学情境一　知识资讯

一、无菌检查的概念及意义

1. 概念

　　无菌检测法系用于检测药典要求无菌的药品、医疗器具、原料、辅料及其他品种是否无菌的一种方法，若供试品符合无菌检测法的规定，仅表明了供试品在该检验条件下未发现微生物污染。

　　无菌检测包括需氧菌、厌氧菌和真菌的检查。

2. 意义

　　凡是直接进入人体血液循环系统、皮下组织、肌肉或者作用于烧（烫）伤、溃疡等部位的样品，如果含有活菌，进入人体后往往会引起一系列并发症，对患者的安全都可能构成威胁，因此，对于这些制品必须进行严格的无菌检测，以保证用药安全。

二、无菌检测要求

(1) 随机抽样的原则　无菌检测时要对样品抽样，无菌检测法是建立在批产品受微生物污染是均一的假设上，但是即使整批产品非常均匀，检出低水平污染的概率也是很低的。因此，应尽量抽取批生产开始、结束或生产过程出现异常情况下的产品进行检验。抽样要采用随机抽样的原则进行。

>>>> **知 识 链 接** >>

在药品生产过程中，不是所有的药品都能够采用可靠的高压蒸汽灭菌法进行灭菌，有很多药品只能采用过滤除菌、间歇蒸汽灭菌等方法除菌，所以对于无菌制剂等进行无菌检测，是保证用药安全的前提条件。

>>>

(2) 检测全过程必须严格遵守无菌操作，防止再污染，但采用的措施不得影响微生物的检出。

(3) 无菌检测要进行环境检测，日常检验还需对试验环境进行监控。

(4) 2010 年版《中国药典》规定无菌检测人员必须具备微生物专业知识，并经过无菌技术的培训。培训内容主要包括上岗前的指导性培训、上岗培训、继续教育提高培训以及质量观念的培训等。

三、无菌检测的原理及适用范围

1. 原理

无菌检测是利用无菌操作的方法，将被检测的药品分别加入适合需氧菌、厌氧菌和真菌生长的液体培养基中，置于适宜温度下培养一段时间后，观察有无微生物生长，来判断药品是否合格的方法。无菌检测操作方法可以分为直接接种法和薄膜过滤法。前者适用于无抑菌作用和无防腐作用的供试品，后者适用于任何类型供试品的无菌检测。

2. 适用范围

凡直接进入人体血液循环系统、肌肉、皮下组织或接触创伤、溃疡等部位而发生作用的制品或要求无菌的材料、灭菌器具等都要进行无菌检测，具体包括以下几类。

(1) 各种注射剂　用于肌肉、皮下和静脉注射的各种针剂，包括注射用的无菌水、溶剂、输液、注射剂原料及粉针剂等。

(2) 眼用及外伤用制剂　用于眼科手术、角膜创伤及一般创伤、溃疡和烧伤等外科用药品制剂。

(3) 植入剂　用于包埋于人体内的药物制剂，如不溶于水的激素、避孕药物、免疫药物及抗肿瘤药物等要求无菌的制剂。

(4) 可吸收的止血剂　如明胶发泡剂、凝血酶等用于止血并可被吸收的各种药物制剂。

四、检查数量及检查量

检测数量是指一次试验所用供试品最小包装的数量。一般情况下，供试品无菌检测若采用薄膜过滤法，应增加 1/2 的最小检测数量作阳性对照用；若采用直接接种法，应增加供试品 1 支（或瓶）作阳性对照用。

检测量是指一次试验所用的供试品的总量（g 或 ml）。采用直接接种法时，若每支（瓶）供试品的装量足够接种两份培养基，则应分别接种硫乙醇酸盐流体培养基和改良马丁培养基。采用薄膜过滤法时，检验量应不少于直接接种的供试品总接种量，只要供试品特性允许，应将所有容器内的全部内容物过滤。

1. 出厂产品最低检测数量（表 1-2-1）

表 1-2-1 出厂产品最低检测数量

出厂产品	每批产品数量/个	每种培养基所需的最少检验数量
注射剂	≤100	10%或最少 4 个（取较多者）
	100<N≤500	10 瓶（支）
	>500	2%或最多 20 个（取较少者）
眼用及其他非注射产品	≤200	5%或最少 2 个（取较多者）
	>200	10 个
桶装无菌固体原料	≤4	每个容器
	4<N≤50	20%或最少 4 个（取较多者）
	>50	2%或最少 10 个（取较少者）

注：若供试品每个容器内的装量不足接种两种培养基，那么表中的最少检测数量应加倍。

2. 上市产品抽样最少检测量（表 1-2-2）

表 1-2-2 上市产品抽样最少检测量

供试品装量	每管接种量/ml	直接接种培养基量/ml	薄膜过滤法接种培养基量/ml	取供试品数/瓶（或支）
V≤1	全量	15		10
1<V<5	半量	15		10
5≤V<20	2	15		10
20≤V<50	5	40		10
50≤V<100	10	—	100	10
50≤V<100（静脉给药）	半量		100	6
100≤V≤500	半量		100	6
V>500	500	—	100	5
无菌粉针剂				11
无菌粉末原料				6 份各 0.5g

注：每种培养基各接种 10 支供试品。

3. 抗生素类药品上市抽样最少检测量（表 1-2-3）

表 1-2-3 抗生素类药品上市抽样最少检测量

供试品装量	薄膜过滤法接种培养基/ml		取供试品数/瓶（或支）
	封闭式过滤器	薄膜过滤器	
2ml 以下	100	50	6
2～5ml	100	50	6
5～50ml	100	50	6
50ml 以上	100	50	6
无菌粉针剂	100	50	6
无菌粉末原料	100	50	6 份各 0.5g

注：抗生素粉针剂（≥5g）及抗生素原料药（≥5g）的最少检测量为 6 瓶（或支），桶装固体原料的最少检测数量为 1 个包装。

五、无菌检测环境及设备

微生物检测实验室的设施与设备是开展微生物检测的物质基础和保证。但仅有实验室设施与设备，而没有对其性能进行检测验证，同样起不到保证作用。

实验室配备的仪器设备类型、测量范围和准确度等级应满足检验所采用标准的要求，设备的安装和布局应便于操作、易于维护、清洁和校准。使用的消毒剂亦应无菌。

1. 仪器设备

(1) 各种实验操作所用仪器　全封闭薄膜过滤装置、电动匀浆仪、电热恒温水浴箱、天平、真空泵、离心机、生物学显微镜（1500×）、集菌仪、过滤器、标准 pH 比色器（0.02%酚磺酞指示液和溴钾酚蓝指示液）等。

(2) 保证测量的各类样品中微生物菌落数或抑菌直径的有关测量仪　空气浮游菌采样器、空气悬浮粒子计数器、ZY-300Ⅳ多功能微生物自动测量分析仪等。

(3) 保证检测细菌内毒素反应的仪器　各种细菌内毒素反应测定仪。

(4) 保证检测的无菌环境设备　无菌隔离系统、超净工作台等。

(5) 保证检测用实验用品与用具无菌的灭菌设备　高压蒸汽灭菌器（有手提式、立式和卧式三种）、电热恒温干燥箱（微生物实验室常用50～250℃控温规格，容积按工作量大小选用）、恒温烤箱、蒸汽灭菌器等。

(6) 保证检测中微生物能恒温生长与菌种保存的恒温设备　恒温培养箱（30～35℃）、生化培养箱（20～25℃）、冰箱等。

2. 用具

(1) 实验操作所用的玻璃器具　试管、量筒、量杯、载玻片、移液管、锥形瓶、各种刻度吸管（1ml、2ml、5ml、10ml）、输液瓶、注射器（5ml、10ml）、容量瓶、三角烧瓶、双碟培养皿等常用玻璃器具。

(2) 微量移液枪及枪头、手术镊、手术剪、注射器针头（9号、12号、16号）、接种环（针）、pH 6.8～8.4系列比色液管、白金耳、橡胶塞、橡胶管、乳胶手套等。

(3) 试管架、酒精灯、火柴、镊子、棉花（制备棉塞、堵吸管及无菌试验用）、脱脂棉（制备消毒棉球）、纱布、盛有适宜消毒溶液的玻璃缸等。

(4) 无菌衣、裤、口罩、帽、鞋。

3. 试剂

(1) 消毒剂　0.2%苯扎溴铵溶液、75%乙醇溶液（制备酒精棉球）、3%～5%甲酚溶液、5%甲醛、高锰酸钾、新洁尔灭（1:1000）溶液。

(2) 稀释剂　0.1%蛋白胨水溶液、0.9%无菌氯化钠溶液、pH 7.0氯化钠-蛋白胨缓冲液或根据供试品的特性，也可选用其他经验证过的适宜的溶液作为稀释液。

(3) 灭活剂　无菌青霉素酶溶液。

(4) 染色剂　革兰染色液。

(5) 指示剂　0.02%酚磺酞指示液、溴甲酚蓝指示液。

(6) 蛋白胨、牛肉膏、酵母膏、葡萄糖、磷酸氢二钾、磷酸二氢钾、氯化钠、硫酸镁、L-胱氨酸、硫乙醇酸钠、刃天青（或亚甲蓝）、琼脂、2mol/L HCl溶液，2mol/L NaOH溶液等。

六、检测环境要求

1. 无菌检测环境洁净度要求

无菌检测应在环境洁净度10000级下的局部洁净度100级的单向流空气区域内或隔离系

统中进行，其全过程必须严格遵守无菌操作，防止微生物污染。单向流空气区、工作台面及环境必须定期按国家标准 GB/T 16292-16294—1996《医药工业洁净室（区）悬浮粒子、浮游菌和沉降菌的测试方法》进行洁净度验证。隔离系统按相关的要求进行验证，其内部环境的洁净度须符合无菌检测的要求。日常检测还需对试验环境进行监控。

2. 无菌检测环境功能要求

微生物检测实验室应具备以下功能。

（1）具有能开展无菌检查，微生物限度检查和无菌采样各自严格分开的无菌室或者隔离系统。

（2）具有能开展菌种处理与微生物检测鉴别的独立的局部洁净度 100 级的无菌洁净室。

（3）具有能开展抗生素效价的微生物检测或能进行细菌内毒素检查（凝胶法或定量法）、抗菌作用测定的各自分开的半无菌实验室。

（4）具有能进行微生物生长培养的培养室。

（5）具有可以进行配制试液及培养基的配制室。

（6）具有能进行高压灭菌的灭菌室。

（7）具有实验器皿洗涤、烘干室。

还要对这些设施与设备实施有效的监控与验证，以保证整个微生物检测实验室的布置要符合规范要求，并应有合理的通风设施，按照各房间的使用要求配置适当的空气净化系统，以提高实验室的总体质量。

3. 无菌检测环境配置要求

无菌室应采光良好、避免潮湿、远离厕所及污染区。面积一般不超过 $10m^2$，不小于 $5m^2$；高度不超过 2.4m。由 1～2 个缓冲间、操作间组成（操作间和缓冲间的门不应直对），操作间和缓冲间之间应有具备灭菌功能的样品传递箱。在缓冲间内应有洗手盆、毛巾、无菌衣裤放置架及挂钩、拖鞋等，不应放置培养箱和其他杂物；无菌室内应六面光滑平整，能耐受清洗消毒。墙壁与地面、天花板连接处应呈凹弧形，无缝隙，不留死角。操作间内不应安装下水道。

无菌室应具有空气过滤除菌的单向流空气装置，操作区洁净度 100 级或放置同等级别的超净工作台，室内有温控及除湿装置，温度控制在 18～26℃，相对湿度控制在 45%～65%。缓冲间及操作室内均应设置能达到空气消毒效果的紫外线杀菌灯或其他适宜的消毒装置，空气洁净级别不同的相邻房间之间的静压差应大于 5Pa，洁净室（区）与室外大气的静压差应大于 10Pa。无菌室内的照明灯应嵌装在天花板内，室内光照应分布均匀，光照度不低于 300lx。缓冲间和操作间所设置的紫外线杀菌灯（2～2.5W/m^3），应定期检查辐射强度，要求在操作面上达 $40\mu W/m^2$。不符合要求的紫外线杀菌灯应及时更换。

>>>> **知识链接** >>>

无菌检测环境准则

由中国实验室国家认可委员会（简称 CNACL）1999 年制定的实验室认可准则（CNACL20109）中的设施与环境中规定，设施和环境实验室的设施、工作区域、能源、照明、采暖、通风等应便于校准或检测工作的正常运行。校准或检测所处的环境不应影响校准或检测结果的有效性或对其所要求的测量准确性产生不利的影响，在非固定场所进行校准和检测时尤应注意。适当时，实验室应配备对环境条件进行有效监测、控制和记录的设施。

原国家药品监督管理局 2000 年 9 月颁发的《药品检验所实验室质量管理规范（试行）》

中第十八条规定，无菌检查、微生物限度检查与抗生素微生物检定的实验室，应严格分开。无菌检查、微生物限度检查实验室分无菌操作间和缓冲间。无菌操作间应具备相应的空调净化设施和环境，采用局部百级措施时，其环境应符合万级洁净度要求。进入无菌操作间应有人净和物净的设施。无菌操作间应根据检验品种的需要，保持对邻室的相对正压或相对负压，并定期检测洁净度。无菌操作间内禁放杂物，并应制定地面、门窗、墙壁、设施等的定期清洁、灭菌规程。

▶▶

七、无菌检测用培养基

培养基是微生物无菌检测的基础，直接影响检测结果。适宜的培养基制备方法、贮藏条件和质量控制试验是提供优质培养基的保证。

1. 培养基的种类

由于无菌检测包括需氧菌、厌氧菌和真菌的检测，加上细菌种类繁多，营养要求也各不相同，因此任何一种培养基都不能满足所有菌的生长需求。无菌检测用培养基主要有下列几类：①硫乙醇酸盐流体培养基；②改良马丁培养基；③选择性培养基；④营养肉汤培养基；⑤营养琼脂培养基；⑥0.5%葡萄糖肉汤培养基；⑦改良马丁琼脂培养基。

按上述硫乙醇酸盐流体培养基或改良马丁培养基的处方及制法，在培养基灭菌或使用前加入适量的中和剂或表面活性剂，使用的中和剂、灭活剂和表面活性剂除证明其有效性外还应证明对污染的微生物无毒性。

2. 对培养基的要求

（1）新鲜配制培养基原材料要进行挑选，化学药品要用化学纯试剂规格。

（2）无论是用市售干燥培养基还是按配方新鲜配制培养基，配制后的培养基均应澄清、无沉淀。用 2mol/L 氢氧化钠溶液调节 pH 值使之符合规定。

（3）配制好培养基后需先进行培养基无菌测试。细菌培养基需置 30～35℃培养 14d，真菌培养基需置 23～28℃培养 14d，均应无菌生长，保证无菌结果的可靠性。如有菌生长，应重新配制培养基。

（4）制备好的好氧菌、厌氧菌培养基，半个月用完；其他培养基 1 个月用完，过期不能再用；培养基尽量冷处保存。

教学情境二 无菌检测

一、培养基的制备

多数微生物实验室已使用商品化的干燥培养基。无菌检测用培养基可用市售按配方配制的干燥培养基直接配制，也可自行配制。

1. 硫乙醇酸盐流体培养基

酪胨（胰酶水解）	15g
氯化钠	2.5g
葡萄糖	5g
新配制的 1%刃天青溶液(或新配制的 0.2%的亚甲蓝溶液 0.5ml)	1.0ml

L-胱氨酸	0.5g
硫乙醇酸钠（或硫乙醇酸 0.3ml）	0.5g
琼脂	0.5～0.7g
酵母浸出粉	5g
水	1000ml

（1）准确称取除葡萄糖和刃天青以外的上述成分，加入蒸馏水中，微温溶解后，调节 pH 为弱碱性，煮沸后过滤，加入葡萄糖和刃天青溶解后，摇匀，调节 pH 使灭菌后为 7.1±0.2。分装于适宜的容器中，灭菌，装量应符合培养结束后培养基氧化层（粉红色）的高度不超过培养基深度的 1/2。供试品接种前，培养基氧化层的高度不得超过培养基深度的 1/5，否则需经 100℃ 水浴加热至粉红色消失（不超过 20min），迅速冷却，只限加热 1 次。

（2）用市售培养基配制：称取流体硫乙醇酸盐培养基 30g，加 1000ml 蒸馏水，加热煮沸 10min，完全溶解、摇匀、分装、灭菌。

2. 改良马丁培养基

胨	5g
磷酸氢二钾	1g
酵母浸出粉	2g
硫酸镁	0.5g
葡萄糖	20g
水	1000ml

（1）除葡萄糖外，取上述成分加入水内，微温溶解后，调节 pH 约为 6.8，煮沸，加葡萄糖溶解后，摇匀，滤清，调节 pH 使灭菌后为 6.4±0.2，分装，灭菌。

（2）用市售培养基配制：称取真菌培养基 28g，加 1000ml 蒸馏水，加热完全溶解、摇匀、分装、灭菌。

3. 选择性培养基

在培养基灭菌或使用前需加入适量的中和剂、灭活剂或表面活性剂。

（1）对氨基苯甲酸培养基（用于磺胺类药物的无菌检查）照上述硫乙醇酸盐流体培养基及改良马丁培养基的处方及制法，各加对氨基苯甲酸 0.125g，溶解后，摇匀，分装，灭菌。

（2）聚山梨酯 80 培养基（用于油剂药品的无菌检查）照上述硫乙醇酸盐流体培养基及改良马丁培养基的处方及制法，各加 10ml 聚山梨酯 80，摇匀，分装，灭菌。

4. 营养肉汤培养基

胨	10g
肉浸液	1000ml
氯化钠	5g

取胨和氯化钠加入肉浸液内，微温溶解后，调节 pH 为弱碱性，煮沸，滤清，调节 pH 使灭菌后为 7.2±0.2，分装，灭菌。

5. 营养琼脂培养基

胨	10g
牛肉浸出粉	3g
氯化钠	5g
琼脂	14g
水	1000ml

称取上述成分加入水中，微温溶解后，调节 pH 为弱碱性，煮沸后过滤，调节 pH 使灭菌后为 7.2±0.2，分装，灭菌。趁热将试管斜放，使凝固成斜面，即成斜面培养基。

6. 0.5%葡萄糖肉汤培养基

胨	10g
葡萄糖	5g
氯化钠	5g
肉浸液	1000ml

取胨和氯化钠加入肉浸液内，微温溶解后，调节 pH 为弱碱性，煮沸，加葡萄糖溶解后，摇匀，滤清，调节 pH 使灭菌后为 7.2±0.2，分装，灭菌。

7. 改良马丁琼脂培养基

照真菌培养基的处方及制法，加入 15～20g 琼脂，调节 pH 使灭菌后为 6.4±0.2，分装，灭菌，趁热斜放使凝固成斜面。

知识拓展

肉浸液制备法

取新鲜牛肉，除去肌腱及脂肪，切细，绞碎后，每 1000g 加水 3000ml，充分拌匀，在 2～10℃浸泡 20～24h，煮沸 1h，滤过，压干肉渣，补足液量，分装，灭菌，置冷暗处备用。也可用牛肉浸出粉 3g，加水 1000ml，配成溶液代替。

二、培养基适用性检查

无菌检测用培养基，无论是市售的脱水培养基或自行配制的培养基，其质量标准是：应澄清，无沉淀；无菌性检查及灵敏度检查符合规定。所以无菌检测正式进行前或在检测供试品的同时，要进行培养基的适用性检查，以确保无菌检测用的硫乙醇酸盐流体培养基及改良马丁培养基等符合培养基的无菌性检查及灵敏度检查的要求，从而保证检测的准确性。适用性检查包括无菌性检查和灵敏度检查两个项目。

1. 无菌性检查

无菌检测用的硫乙醇酸盐流体培养基及改良马丁培养基等在进行药品无菌检测前应通过培养基无菌性检查后方可使用。

方法：在配制好每批培养基后，随机取不少于 5 支（瓶），培养 14d，应无菌生长。该检查试验可在供试品的无菌检查前进行，或与无菌检查同时进行。

2. 灵敏度检查

灵敏度检查是指证明无菌检查用的硫乙醇酸盐流体培养基及改良马丁培养基等在进行药品无菌检查时，所加的菌种在培养基中能正常良好生长，从而证实培养基灵敏度符合规定，可用于无菌检测试验。

方法：取每管装量为 12ml 的硫乙醇酸盐流体培养基 9 支，分别接种金黄色葡萄球菌、铜绿假单胞菌、枯草芽孢杆菌、生孢梭菌各 2 支，每支接种量为 1ml（小于 100cfu），另 1 支不接种作为空白对照，培养 3d；取每管装量为 9ml 的改良马丁培养基 5 支，分别接种白色念珠菌、黑曲霉各 2 支，每支接种量为 1ml（含菌小于 100cfu），另 1 支不接种作为空白对照，培养 5d。逐日观察结果。

结果判定　以接种后培养基管数的2/3以上呈现生长的最高稀释度（在稀释液0.9%无菌氯化钠溶液中加入体积分数为0.05%的聚山梨酯80）为该培养基的灵敏度，在3次试验中，以2次达到的最高灵敏度为判定标准。培养基灵敏度短芽孢杆菌和生孢梭菌应达到10^{-7}，白色念珠菌应达到10^{-6}，空白对照管应无菌生长，若加菌的培养基管均生长良好，判定该培养基的灵敏度检查符合规定。

注意事项：

① 不应在同一洁净室内同时操作两个菌株，以防交叉污染；

② 无菌检测用培养基应每批进行灵敏度检查，合格后方可使用。

知识拓展

抑细菌和抑真菌试验

用直接接种法做无菌检测前，应对供试品的抑菌情况有所了解。可用以下方法测定供试品是否具有抑细菌和抑真菌作用。用硫乙醇酸盐流体培养基4管及改良马丁培养基2管，分别接种金黄色葡萄球菌、生孢梭菌、白色念珠菌10~100个菌各2管，其中1管加规定量供试品，所有培养基管置规定的温度，培养3~5d。如培养各管24h内微生物生长良好，则供试品无抑菌作用。如加供试品的培养基管与未加供试品的培养基管对照比较，微生物生长微弱、缓慢或不生长，均判为供试品有抑菌作用。该供试品需用稀释法（相同量的供试品接种入较大量培养基中）或中和法、薄膜过滤法处理，消除供试品的抑菌性后，方可接种至培养基中。

三、无菌检测抽样

1. 抽样原则

无菌检测只能从每批产品中随机抽取一定数量的单位产品作为样本来检验，以样本检测结果来判断整批产品的质量。在随机抽取中，一个批量应以同一灭菌器的产品为一批；无菌制剂应以无菌灌装相同的最终容器为一批；连续不间断生产应以不超过24h的时间周期内的产品为一批；不同机器生产的以各机器的产品分批；不同班组生产的应以班组分批。这样分批的意义是各批号的产品具有均匀性，随机抽样时具有代表性。以同一灭菌器中的产品分批时，应由不同部位抽取单位产品组成样本。连续生产过程中，应由不同时间的抽样组成样本。

2. 抽样方法

（1）百分数抽样法　根据每批单位产品的数量，按一定的百分比确定随机抽样量。

（2）固定抽样法　每批产品皆抽取固定量的样品，而不以每批产品量的多少来决定抽样量。

（3）综合抽样法　综合固定抽样与百分数抽样的方法。在每批产品众多时采用固定抽样法。

3. 抽样量

抽样量受检测的目的、要求、代表性、抽样方法、实际工作量、经济损失等多方面因素的影响，在抽样时应力求以最少样本量准确地反映总体的质量。

4. 抽样量与合格率

抽样量与产品的合格率存在着相关性，这种相关性可用统计学估算。

一批药品中染菌者为 10%，则抽取一份其染菌的概率为 $P=0.1$，检出未染菌的概率 $Q=1-P=0.9$。如抽取两份样品，两份均染菌的概率为 $P^2=0.01$，两份均未染菌的概率 $Q^2=(1-P)^2=0.81$。在一个无菌检测中，若取 n 个样品时，则 n 个样品均为无菌的概率为 $Q^n=(1-P)^n$。具体见表 1-2-4。

表 1-2-4   抽样量、污染率与判断总体合格的概率的关系

抽样量(n)	污染率(P)						
	0.1	0.5	1	5	10	20	30
1	99.9	99.5	99	95	90	80	70
2	99.8	99	98	90.3	81	64	49
5	99.5	97.5	95	77	59	36	16
10	99	95	90	59	35	12	2.8
20	98	91	82	36	12	1	0.08
30	97	86	70	21.5	4.2	0.1	0.002

由表 1-2-4 可以看出：

(1) 当总体污染率很低时，即使增大抽样量 n 值，判断总体合格的可能性也很大，很难检测出污染的部分；

(2) 随着污染率增大，阳性检出率上升；

(3) 在相同污染率下，当抽样量增大时，不合格品的检出率上升，该批产品通过无菌检测的概率减小。因此，增大无菌检测的抽样量，可以提高无菌检测结果的可信度。

四、环境的洁净度检测

无菌室在消毒处理后、无菌试验前及操作过程中均需检查空气中菌落数，以此来判断无菌室是否达到规定的洁净度（洁净环境内单位体积空气中含大于或等于某一粒径悬浮粒子的允许统计数），洁净室要做的环境检测有沉降菌检测、浮游菌检测、尘埃粒子检测。

1. 沉降菌检测

(1) 方法原理   本测试方法利用沉降法，即通过自然沉降原理收集在空气中的生物粒子于培养基平皿，经 48h 以上培养，在适宜的条件下让其繁殖到可见的菌落数，来评定洁净环境内的活微生物数，并以此来评定洁净室的洁净度。

(2) 检测状态   沉降菌测试前被测试洁净室（区）的温湿度须达到规定的要求，静压差必须控制在规定值内。被测试洁净室（区）已消毒。

(3) 测试时间

① 对单向流，如 100 级净化房间内及层流工作台，测试应在净化空调系统正常运行不少于 10min 后开始。

② 对非单向流，如 10000 级、100000 级以上的净化房间，测试应在净化空调系统正常运行不少于 30min 后开始。

(4) 测试方法

① 培养皿   一般采用中 90mm×15mm 硼硅酸玻璃培养皿。使用前将培养皿置于 121℃湿热灭菌 20min。

② 培养基   普通营养琼脂培养基。将培养基加热溶化，冷却至约 45℃在无菌操作条件下将培养基注入培养皿，每皿约 15ml。待琼脂培养基凝固后，将培养基平皿放入 30～35℃恒温培养箱中培养数小时，若培养基平皿上确无菌落生长，即可供采样用，制备好的培养基平皿应在 2～8℃的环境中存放。

③ 采样   以无菌方式将 3 个营养琼脂平板带入无菌操作室，在操作区台面左、中、右

各放 1 个；打开培养皿盖，使培养基表面暴露 0.5h，再将培养皿盖上盖后倒置。

④ 培养　全部采样结束，将培养皿倒置于恒温培养箱中培养。在 30～35℃培养，时间不少于 48h。每批培养基应有对照试验，检查培养基本身是否污染，可每批选定 3 只培养皿作对照培养。

⑤ 菌落计数　用肉眼直接计数，然后用 5～10 倍放大镜检查是否有遗漏。若培养皿上有 2 个或 2 个以上菌落重叠，可分辨时仍以 2 个或 2 个以上的菌落计数。由于细菌种类繁多，差别甚大，计数时一般用透射光于培养皿背面或正面仔细观察，不要漏计培养皿边缘生长的菌落，并须注意细菌菌落与培养基沉淀物的区别，必要时用显微镜鉴别。

⑥ 结果判定　用平均菌落数判断洁净室空气中的微生物，3 个平板上生长的菌落数平均小于 1 个。洁净室（区）内的平均菌落数必须低于所选定的评定标准。若某洁净室（区）的平均菌落数超过评定标准，则必须对此区域先行消毒，然后重新测试两次，测试结果必须合格。

2. 浮游菌检测

一般采用狭缝式或离心式采样器，并配有流量计和定时器，严格按仪器说明书的要求操作并定时校检，采样器和培养皿进入被测房间前先用消毒房间的消毒剂灭菌，使用的培养基为营养琼脂培养基或药典认可的其他培养基。使用时，先开动真空泵抽气，时间不少于 5min，调节流量、转盘、转速。关闭真空泵，放入培养皿，盖上采样器盖子后调节缝隙高度。置采样口采样点后，依次开启采样器、真空泵，转动定时器，根据采样量设定采样时间。全部采样结束后，将培养皿置 (32.5±2.5)℃培养 48h，取出检查，浮游菌落数平均不得超过 5 个/m³。

3. 尘埃粒子检测

用尘埃粒子计数仪测定，取样高度离地面 1m，间距 0.5～2m，每个测试点连续采样 3～5 次，仪器显示测定结果。检测尘埃粒径≤5μm 的粒数不得超过 3.5 个/L。

检测环境的洁净度级别见表 1-2-5。

表 1-2-5　检测环境的洁净度级别

洁净级别	美国标准	中国标准		沉降菌/(菌落数/皿)	浮游菌/(个/m³)
	尘埃粒子数/(个/ft³)	尘埃粒子数/(个/m³)			
	粒径≥0.5μm	粒径≥0.5μm	粒径≥5μm		
100 级	≤100	≤3500	0	平均≤1	≤5
10000 级	≤10000	≤350000	≤2000	平均≤3	≤100
100000 级	≤100000	≤3500000	≤20000	平均≤10	≤500
300000 级	≤300000	≤10500000	≤61800	平均≤15	—

注：洁净级别是以每立方英尺(ft³)空气中所含尘粒(粒径≥0.5μm)的数量来划分的。1ft=0.308m。1m³=35.2875ft³。

注意事项：

（1）在进行测试之前，应先确定待测区域、测试状态、仪器设备、测试规程、采样点位置、评价标准及相关注意事项；

（2）建立环境监测程序，这样才能证实设备以及产品的接触环境是洁净和卫生的，并可以确定潜在的污染物是否能被控制到适当水平；

（3）所有仪器设备在未进入被测区域时，应保证其符合性、有效性和已完成清洁，或在相应的洁净室内准备和存放（用保护罩和其他适当的外罩保护仪器）；测试人员在测试时必须穿戴符合被测环境级别的洁净工作服；

（4）在测试时应避免肤屑、微生物或人体皮肤上的油造成潜在污染。

>>>> **知识链接** >>

定期（每季度、半年、1年）或当洁净室设施发生重大改变时，要按国家标准GB/T 16292-16294—1996《医药工业洁净室（区）悬浮粒子、浮游菌和沉降菌的测试方法》进行洁净度再验证，以确保洁净度符合规定，保存验证原始记录，定期归档保存，并将验证结果记录在无菌室使用登记册上，作为实验环境原始依据及趋势分析资料。并定期对洁净室的环境检测数据进行趋势分析和评估，根据评估结果，了解洁净室设施环境质量的稳定状况及变化趋势，决定是否有必要修订相应的警戒和纠偏限度。

>>

五、无菌检测方法

药品无菌检测的具体操作方法可以分为直接接种法和薄膜过滤法。前者指每支（或瓶）供试品按规定量分别接种至含硫乙醇酸盐流体培养基和改良马丁培养基的容器内。2010年版《中国药典》中132个品种增加了无菌检测项目。对于直接分装的原料药增加了此检测项目。

1. 直接接种法

由于直接接种法具有操作简便等优点，特别适宜无抑菌作用和无防腐作用药品的无菌检测。

（1）供试品的处理及接种

按照供试品的不同，样品通常用以下方法处理与接种。

① 混悬液等非澄清水溶液供试品　如注射液、供角膜创伤及手术用的滴眼剂或灭菌溶液。取规定量的供试品直接无菌操作接种至各管培养基中。

② 固体制剂供试品　如注射用无菌粉末、无菌冻干品或供直接分装成注射用的无菌粉末原料。取规定量的供试品，通过无菌操作直接接种至各管培养基中；或供试品中加入适宜的稀释液溶解；或者按照标签说明复溶后，取规定量无菌操作接种至各管培养基中。

③ 油剂药物类供试品　一般油剂因与液体培养基不混溶，常漂浮于培养基表面而影响菌的正常生长。因此，在检验此类药物时，可于培养基中加入表面活性剂（如吐温-80），使药物均匀分布于培养基中，以利于微生物的生长和检出。对于有的药物如普鲁卡因青霉素油剂，由于黏稠度过大，可先用灭菌植物油或灭菌液体石蜡稀释，然后取样接种到含吐温-80的培养基中，充分摇匀使药物均匀分散在培养基中。

④ 放射性药品　取规定量供试品（1瓶或1支），接种于装量为7.5ml的硫乙醇酸盐流体培养基和改良马丁培养基中。每管接种量为0.2ml。

（2）接种阳性、阴性对照

① 接种阳性对照　阳性对照试验是检查阳性菌在加入供试品的培养基中能否生长，来验证供试品有无抑菌活性物质和试验条件是否符合要求的试验。在进行药品无菌检测的同时，必须用同样的培养基做阳性对照试验。凡供试品的品种不同，按规定应分别做阳性对照试验。同一品种，不同厂家、不同批号都应做阳性对照。同一品种、相同规格如有2~3批一次检测时，做一批阳性对照即可。

阳性对照菌生长，证明无菌检测试验所使用的技术条件恰当，否则试验无效。因此无论有无抗菌活性的供试品都应做阳性对照试验。对有抗菌活性的供试品，应根据供试品特性选取阳性对照菌，《中国药典》2010 年版规定无抑菌作用及抗革兰阳性菌的供试品，选取金黄色葡萄球菌为对照菌；抗革兰阴性菌为主的供试品选取大肠埃希菌为对照菌；抗厌氧菌的供试品选取生孢梭菌为对照菌；抗真菌的供试品选取白色念珠菌作为阳性对照菌。

根据 GMP 和《中国药典》要求，接种阳性对照应该在阳性对照室中进行，以防止交叉污染。接种时应按照验证试验的结果选择阳性对照菌。其方法为：在相应的培养基中接入小于 100cfu 的阳性对照菌（菌液的制备和培养基灵敏度检查菌液的制备相同）。阳性对照管培养 48～72h 应生长状态良好。

② 接种阴性对照　样品检测的同时取稀释剂或相应溶剂作为阴性对照样品，按照样品无菌检测的方法进行检验，作为阴性对照。其方法为：取 1 支硫乙醇酸盐培养基管，加入以上所述同一容器内的供试品稀释液或 0.9％灭菌氯化钠溶液 1ml，作阴性对照。阴性对照应无菌生长，否则，应重新取样，重新检验。

知识拓展

有抑菌作用的供试品可先用中和法或稀释法使之不再具有抑菌作用，再用直接接种法。

中和法：如供试品为磺胺类药物需接种于含有对氨基苯甲酸的选择性培养基中，用对氨基苯甲酸溶液破坏抑菌性。

稀释法：有些供试品有抑菌作用或含有抑菌物质而又没有适当的中和剂，可加入较大量的培养基中，使供试品稀释至不具有抑菌作用的浓度即可。如氢化可的松注射液取 1.5ml，用 15 ml 好氧菌、厌氧菌培养基稀释成 1∶10 后，取此稀释液在好氧菌、厌氧菌培养基中每管接种 1ml，真菌培养基中接种 1ml，按常规水针剂培养。

③ 培养、观察　接种后含培养基的容器按规定的温度培养 14d。在培养期间应逐日观察并记录是否有菌生长。如在加入供试品后或在培养过程中，培养基出现混浊，培养 14d 后，则不能从外观上判断有无微生物生长，可以取该培养液适量转种至同种新鲜培养基中或划线接种于斜面培养基上，细菌培养 2d、真菌培养 3d，观察接种的同种新鲜培养基是否再出现混浊或斜面是否有菌生长；或者取培养液涂片，染色，镜检，进而判断是否有菌。

④ 结果判定　阳性对照管应生长良好，阴性对照管不得有菌生长，判定试验有效。否则，试验无效。

若硫乙醇酸盐流体培养基及改良马丁培养基均澄清，或者虽显混浊但经确证无菌生长，判断供试品符合规定；若硫乙醇酸盐流体培养基及改良马丁培养基中任何一管显混浊并确证有菌生长，判供试品不符合规定，除非能充分证明生长的微生物非供试品所含。

当满足下列至少一个条件时，判定检测结果无效：

a. 无菌检查试验所用的设备以及环境的微生物监控结果不符合无菌检查法的要求；

b. 回顾无菌试验过程，发现有可能引起微生物污染的因素；

c. 阴性对照管有菌生长；

d. 供试品容器中生长的微生物经检定后，确证微生物生长是因无菌试验中所使用的物品和（或）无菌操作技术不当引起的。

检测若经确认无效，应该重试。重试时，应重新取同量供试品，依上法重试，若无菌生长，判供试品符合规定；若有菌生长，则判供试品不符合规定。

2. 薄膜过滤法检测技术

薄膜过滤法是各国药典和《中国药典》规定的无菌检测的方法，适用于任何类型药品的无菌检测，具有适用性广、准确性高的特点。《中国药典》（2010 年版）规定：若供试品性状允许，应优先采用薄膜过滤法。薄膜过滤法可以采用封闭式薄膜过滤器或传统开放式薄膜过滤器，但应优先选用封闭式薄膜过滤器。

（1）薄膜过滤法检测技术的原理　供试品通过集菌仪的定向蠕动加压作用，实施正压过滤并在滤器内进行培养，用以检测供试品是否含菌。供试品通过进样管连续被注入集菌培养器中，利用集菌培养器内形成的正压，通过 $0.22\mu m$ 或 $0.45\mu m$ 孔径的滤膜过滤，供试品中可能存在的微生物被截留收集在滤膜上，通过冲洗滤膜除去抑菌成分。然后把所需培养基通过进样管直接注入集菌培养器中，放置于规定的温度培养，观察是否有菌生长。

（2）滤器

① 封闭式薄膜过滤器　它是由一个具有蠕动泵头的集菌仪和一套具有 3 个培养瓶的一次性使用的全封闭集菌培养器构成的过滤系统。将一次性集菌培养器（依供试品种类选择适宜的集菌培养器）放置于集菌仪的架上，而塑胶软导管放置于集菌仪的蠕动泵的管槽内，其进液管的双芯针头插入供试液或冲洗液等容器的塞上。

② 传统开放式薄膜过滤器　可以采用玻璃过滤器、不锈钢过滤器或可耐高温的塑料过滤器、磁性过滤器等。将孔径为 $0.45\mu m$ 的滤膜放在滤器底部的多孔垫板上，灭菌以后把过滤器与抽气瓶和减压抽气泵连接。

▷▷▷▷ 知识链接 ▷▷

现今较好的薄膜过滤装置为全封闭自动过滤系统。在无菌检查中，从样品过滤集菌、灌入培养基直至培养前的全部操作，均由一台仪器自动完成。由于是全封闭的无菌检测系统，避免了检测过程中的外源性污染，使检验结果更为可靠。

▷▷▷

（3）滤膜孔径大小的测试　无菌检查用的滤膜孔径不大于 $0.45\mu m$，滤膜直径为 47mm。因滤膜质量不尽一致，应对所用滤膜进行孔径大小的测试，符合规定的滤膜才能用于无菌检查。滤膜孔径大小的测试主要有气泡法、水流量法及细菌过滤法三种方法。三种方法中以气泡法和细菌过滤法较准确，可测定滤膜的最大孔径和孔径的均匀度。

① 气泡法　先将滤膜浸入水中，使之完全湿润，然后用镊子夹住两片滤膜放于气泡点测定装置或滤膜孔径测定仪上，膜上放一块与滤膜大小相同的尼龙筛网，再加上多孔板，将螺旋固定圈旋紧，在多孔板上加 3～5mm 深的水（注意排除气泡），关闭放气阀，启动空气压缩机或氮气瓶阀，使压力缓缓上升，注意观察水面，当产生第一个气泡时，记录压力表的压力，气泡点压力不应小于 $0.2MPa(2.2kgf/cm^2)$。

② 水流量法　此方法的原理是在一定的压力下，定量的水在单位时间内通过滤膜的流量与孔径及孔隙率有关。将滤膜装于除菌滤器上，开动真空泵，压力在 93kPa(700mmHg)下，抽滤已滤清的水约 500ml，计算出每 1min 的滤速。此法操作简单，但误差大。

知识拓展

《中国药典》对滤膜的滤速未明确规定，而 USP XXIII 规定在 93kPa（700mmHg）压力下，滤膜直径47mm，流速 55～75mm/min。

③ 细菌过滤法 其原理是利用细菌细胞大小稳定的特性，可将标准菌株制备的菌液，用待测滤膜过滤，如果滤液经培养无菌生长，则该滤膜孔径符合规定。常用的细菌为黏质沙雷菌［CMCC（B）41002］，将该菌的斜面培养物接种于营养肉汤培养基中，30～35℃培养18～20h，用 0.9％氯化钠溶液稀释至 10^{-3}（约相当于 7×10^5 cfu/ml）。再取此菌液 1ml 加至 50ml 0.9％ NaCl 溶液中，按薄膜过滤法过滤后，取该滤液 5ml 接种于营养肉汤培养基40ml 中，30～35℃培养 24h，应无菌生长。而将滤膜加至营养肉汤培养基中应有菌生长，即可证明该滤膜滤效合格。

④ 薄膜过滤法检测的基本操作过程 薄膜过滤法应优先选用封闭式薄膜过滤器，也可使用一般薄膜过滤器。无菌检测用的滤膜孔径不能大于 $0.45\mu m$，滤膜直径为 47mm。根据供试品及其溶剂的特性选择其材质。过滤器及滤膜使用前应采用适宜的方法灭菌。薄膜过滤法检测供试品的操作应根据不同供试品采用不同的处理方法来进行。下面就不同供试品的处理操作介绍如下。

>>>> **知识链接** >>>

选择滤膜材质时应考虑供试品及其溶剂的特性，如抑菌性供试品采用具有疏水性边缘及低吸附性的滤膜。抗生素供试品应选择低吸附的滤器及滤膜。水溶性供试液过滤前先将少量的冲洗液过滤以润湿滤膜。油类供试品，其滤膜和过滤器在使用前应充分干燥。为发挥滤膜的最大过滤效率，应注意保持供试品溶液及冲洗液覆盖整个滤膜表面。供试液经薄膜过滤后，若需要用冲洗液冲洗滤膜，每张滤膜每次冲洗量为 100ml，总冲洗量不得超过 1000ml。且总过滤量不宜太大，以避免滤膜上的微生物受损伤。

>>>

a. 水溶液供试品 取规定量，直接过滤，或混合至含适量稀释液的无菌容器内，混匀，立即过滤。如供试品具有抑菌作用或含防腐剂，需用适量的冲洗液冲洗滤膜，冲洗次数一般不得少于 3 次。所用的冲洗量、冲洗方法同方法验证试验。冲洗后，如用封闭式过滤器，分别将 100ml 硫乙醇酸盐流体培养基及改良马丁培养基加入相应的滤筒内。如果使用薄膜过滤器，则需无菌操作取出滤膜，将其剪成 3 等份，分别置于 50ml 硫乙醇酸盐流体培养基及改良马丁培养基中，把其中 1 份接种阳性对照菌做阳性对照用。

b. 可溶于水的固体制剂供试品 取规定量供试品，加适宜的稀释液溶解或按标签说明复溶，然后按照水溶液供试品项下的方法操作。

c. β-内酰胺类供试品 取规定量供试品，按水溶液或固体制剂供试品的处理方法处理后，立即过滤，用适宜的冲洗液冲洗滤膜。然后再用含适量 β-内酰胺酶的冲洗液清除残留在滤筒、滤膜上的抗生素后接种于培养基中，必要时培养基中可以加入少许的 β-内酰胺酶；或者将滤膜直接接入含适量 β-内酰胺酶的培养基中。接种培养基的方法按照水溶液供试品项下的方法进行操作。

d. 非水溶性制剂供试品 取规定量供试品，直接过滤；或混合溶于含聚山梨酯 80 或其他适宜乳化剂的稀释液中，充分混合后过滤。用含 0.1％～1％聚山梨酯 80 的冲洗液冲洗滤膜最少 3 次。滤膜在含聚山梨酯 80 或不含聚山梨酯 80 的培养基中培养。培养基接种照水溶液供试品项下的方法进行操作。

e. 可溶于十四烷酸异丙酯的膏剂和黏性油剂供试品 取规定量，混合至适量的无菌十四烷酸异丙酯中，剧烈振摇，使供试品充分溶解，如果需要可适当加热，但温度不得超过44℃，趁热迅速过滤。若无法过滤，应加入不少于 100ml 的稀释液，充分振摇萃取，静置，取下层水相作为供试液进行过滤。过滤后滤膜冲洗及培养基接种照非水溶液供试品项下的方法进行操作。

>>>> 知识链接 >>

无菌十四烷酸异丙酯的制备：采用薄膜过滤法过滤除菌。选用孔径为 $0.22\mu m$ 的脂溶性滤膜，并经 140℃干热灭菌 2h。

>>

f. 无菌气（喷）雾剂供试品　取规定量供试品，将各容器分别置于－20℃以下的冷冻室约 1h。以无菌操作迅速在容器上端钻一小孔，释放抛射剂后再无菌开启容器，然后照水溶液或非水溶性制剂供试品项下的方法进行操作。

培养及观察　同直接接种检查法。

结果判断　同直接接种检查法。

注意事项：

无菌室应符合要求并严格无菌操作；

不同药品的供试品均应做阳性菌对照试验；同一药品，不同厂家，不同批号，亦均应做阳性对照；

若有阳性菌不生长，或空白对照管有菌生长时，此次检验无效，应查找原因后重做；

若供试品在培养基中发生混浊，影响结果观察时，或接种供试品经培养出现混浊时，在培养 2～3d 后，取少量培养物再转种于相同培养基中或斜面培养基上另行培养，若有菌生长，可判定不符合规定；若无菌生长，应在培养 7d 后，再取原混浊培养物转种，再培养 2～3d，并染色、镜检证明有无菌生长；

培养期间必须逐日观察，了解培养过程中的变化；对有疑问者，延长培养时间；

配制的培养基应保存在阴凉处，一般不得超过 2 周，临用前细菌和真菌培养基分别经 30～35℃和 20～25℃培养不少于 48h 和 72h，证明无菌生长后方可使用。

知识拓展

在药品微生物无菌检测中，其检测结果受多种因素影响，以下几种因素均可对微生物无菌检测产生影响：

(1) 药品本身的抑菌性或药品中防腐剂的抑菌性；

(2) 标准菌种制备与传代、种类及生长状态是否符合规范；

(3) 培养基的促菌生长能力；

(4) 培养条件（温度、湿度及需氧或厌氧条件）；

(5) 消毒或灭菌方法；

(6) 过滤系统（滤器、滤膜性质、材质）性能；

(7) 检验方法的正确与否。

教学情境三　教学实施设计

一、工作任务设置

(1) 根据项目或工作单中要求实现的各项任务、无菌检查标准等具体情况，进行无菌检查方案、技术指标的调研。

（2）根据资讯阶段所获取的信息进行分析、讨论，并对任务如何实施作出决策。提出设计思路和初步无菌检查方案，阐述建立此方案的理由。

（3）根据设计方案并结合实际情况制订出无菌检查的工作计划以及检查与评价标准。

（4）根据计划完成无菌检查工作。

（5）根据工作计划检查无菌检查的全过程，并逐项填写检查情况，最后将相关的技术资料归档。

（6）学生和教师分别评价工作过程的优劣和工作结果的优劣，提出存在的问题与改进意见，学生对教学过程进行评价并给出评价意见和建议。

二、项目学习过程设计（六步法）

资讯──→ 计划──→ 决策──→ 实施──→ 检查──→ 评估

具体设计参见附录。

技能考核标准

<table>
<tr><td colspan="9" align="center">无菌检查技术考核标准</td></tr>
<tr><td colspan="9">小组名称_____ 序号_____</td></tr>
<tr><td colspan="9">参考资料名称_____</td></tr>
<tr><td colspan="9">实施日期_____ 无菌检查过程记录共_____页</td></tr>
<tr><th colspan="2">评价项目</th><th>评价内容</th><th>分值</th><th>教师评价</th><th>学生评价</th><th>得分</th><th>总分</th></tr>
<tr><td rowspan="13">过程评价</td><td rowspan="4">工作态度</td><td>到岗情况</td><td>2%</td><td>1%</td><td>1%</td><td></td><td></td></tr>
<tr><td>认真负责</td><td>3%</td><td>2%</td><td>1%</td><td></td><td></td></tr>
<tr><td>与人沟通</td><td>2%</td><td>1%</td><td>1%</td><td></td><td></td></tr>
<tr><td>团队协作</td><td>3%</td><td>2%</td><td>1%</td><td></td><td></td></tr>
<tr><td rowspan="3">工作方法</td><td>学习能力</td><td>3%</td><td>1%</td><td>2%</td><td></td><td></td></tr>
<tr><td>计划能力</td><td>3%</td><td>2%</td><td>1%</td><td></td><td></td></tr>
<tr><td>解决问题能力</td><td>4%</td><td>3%</td><td>1%</td><td></td><td></td></tr>
<tr><td rowspan="2">劳动保护</td><td>是否有劳动保护意识</td><td>5%</td><td>4%</td><td>1%</td><td></td><td></td></tr>
<tr><td>无菌检查过程中是否注意安全问题</td><td>5%</td><td>4%</td><td>1%</td><td></td><td></td></tr>
<tr><td rowspan="4">实践操作</td><td>产品抽样是否合理</td><td>5%</td><td>4%</td><td>1%</td><td></td><td></td></tr>
<tr><td>培养基配制过程及质量</td><td>5%</td><td>4%</td><td>1%</td><td></td><td></td></tr>
<tr><td>无菌室洁净度检查</td><td>10%</td><td>8%</td><td>2%</td><td></td><td></td></tr>
<tr><td>无菌检查操作是否正确</td><td>10%</td><td>8%</td><td>2%</td><td></td><td></td></tr>
<tr><td rowspan="3">总结性评价</td><td rowspan="2">无菌检查结果分析</td><td>无菌检查效果</td><td>10%</td><td>8%</td><td>2%</td><td></td><td></td></tr>
<tr><td>分析无菌检查结果的可信度</td><td>10%</td><td>8%</td><td>2%</td><td></td><td></td></tr>
<tr><td>无菌检查技术报告</td><td>填写是否正确、规范</td><td>20%</td><td>16%</td><td>4%</td><td></td><td></td></tr>
</table>

实训一 葡萄糖酸钙注射液的无菌检测

一、实训目标

（1）学会用直接接种法进行注射液或供注射用原料药的无菌检测的方法及操作技能。

（2）了解和熟悉薄膜过滤法进行无菌检测的操作与过程。

（3）掌握无菌检查法判断结果的标准。

（4）了解进行无菌检测的几种常用培养基。

二、实训资料

1. 检验药品

（1）检验药品　葡萄糖酸钙注射液。

（2）检验药品的来源　市场购买或送检样品。

（3）检验药品的规格、批号、包装及数量　根据药品包装确定，并记录有关情况。

2. 检测项目

葡萄糖酸钙注射液的无菌检测。

3. 质量标准

检验药品应符合注射剂项下的有关规定；按照无菌检测法检测，应符合规定。

4. 检测原理

注射剂都应按药典规定经过严格的无菌检测，证明均无菌生长才算合格。具体方法按《中国药典》2010 年版三部（附录）规定严格执行。

检测方法一般是抽取一定数量的灭菌制剂，按照装量取定量的样品，用严格的无菌操作技术分别接种于需氧菌、厌氧菌、真菌培养基中，观察有无细菌、真菌生长，以判断被检样品是否无菌、合格。

三、实训方案

1. 实训形式

四人一组，培养基制备两组合作，其余操作各组独立完成。

2. 实训设计

（1）仪器的准备及洗涤

确定仪器的种类、数量、规格 → 洗净，包扎，灭菌，备用

（2）稀释液和培养基的制备

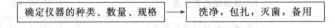

确定试药的规格、试验用量 → 制备实验用液、稀释液、培养基 → 分装，包扎，灭菌，备用

（3）方法验证

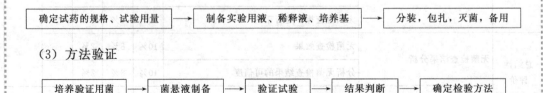

培养验证用菌 → 菌悬液制备 → 验证试验 → 结果判断 → 确定检验方法

（4）供试品的无菌检测

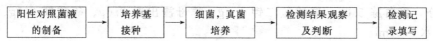

3. 实训安排

实训安排一览表

实训内容	实训内容安排
方法的验证	实训内容由教师完成
阳性对照菌液制备	实训教师完成
仪器的准备	仪器由实训教师准备，学生按单清点，清洗晾干后需灭菌的仪器按要求包扎，贴标签，灭菌
培养基的制备	可以与仪器准备同时进行，配好后按要求分装，包扎，做记号，灭菌
无菌检测操作	在无菌室中完成，严格进行无菌操作
结果观察及判断	每天记录生长情况，需要培养 14d 的情况报告

四、实训过程

1. 设备、仪器、试药与其他物品的准备

① 设备　无菌室、超净工作台、恒温培养箱、高压蒸汽灭菌锅、冰箱。

② 仪器　烧杯、量筒、试管、吸量管、漏斗、接种环、棉塞、牛皮纸、棉绳、电热套，pH 精密试纸、记号笔、小砂轮、棉球、酒精灯及火柴。

③ 试药　酪胨、氯化钠、葡萄糖、刃天青、L-胱氨酸、硫乙醇酸钠（或硫乙醇酸）、酵母浸出粉、蛋白胨、硫酸镁、磷酸氢二钾、琼脂、蒸馏水、氢氧化钠、盐酸、乙醇、碘片及碘化钾。

④ 验证用菌　金黄色葡萄球菌、铜绿假单胞菌、枯草芽孢杆菌、生孢梭菌、白色念珠菌、黑曲霉。

⑤ 供试品　规格 10ml：0.5g 的葡萄糖酸钙注射液。

2. 实训用液、培养基的制备及仪器包扎

（1）试液的制备

① 碘酒溶液　取碘片 20g、碘化钾 8g、乙醇（95%）500ml，加蒸馏水至 1000ml，溶解即可。

② 75%乙醇溶液　取 95%乙醇 78ml，加水稀释至 100ml。

③ 1.0mol/L 氢氧化钠溶液　取氢氧化钠 40g，加蒸馏水 1000ml 溶解即可。

④ 1.0mol/L 盐酸　取密度为 1.19g/cm³ 的浓盐酸 84ml，加蒸馏水至 1000ml，混匀即得。

⑤ 0.9%无菌氯化钠溶液　取氯化钠 9.0g，加水溶解使成 1000ml，121℃ 灭菌 20min。

（2）培养基的制备　两组合作，分工制备，分装好后，平均分配，相互交换。

① 硫乙醇酸盐流体培养基（用于培养好氧菌、厌氧菌）

组分　酪胨 15.0g、氯化钠 2.5g、新制备的 0.1%刃天青溶液 1.0ml、葡萄糖 5.0g、L-胱氨酸 0.5g、硫乙醇酸钠 0.5g（或硫乙醇酸 0.3ml）、酵母浸出粉 5.0g、琼脂 0.75g、水 1000ml。

制备　每两组制备 500ml，按比例取上述成分（除葡萄糖和刃天青溶液外）混合，微温溶解，调节 pH 至弱碱性，煮沸，滤清，加入葡萄糖和刃天青溶液，摇匀，调 pH 使灭菌后为 7.1±0.2，分装于 24 支试管中，每支装量 20ml，包扎，灭菌。

② 改良马丁培养基（用于真菌的培养）

组分 蛋白胨 5.0g、磷酸氢二钾 1.0g、酵母浸出粉 2.0g、硫酸镁 0.5g、葡萄糖 20.0g、水 1000ml。

制备 每两组制备 500ml，按比例取上述成分（除葡萄糖外）混合，微温溶解，调节 pH 约为 6.8，煮沸，加入葡萄糖溶解后，摇匀，滤清，调 pH 使灭菌后为 6.4±0.2，分装于 22 支试管中，每支装量 20ml，包扎、灭菌。

（3）仪器包扎 每组包扎 2ml 吸量管 3 支。培养基和包扎好的物品应贴标签，并统一灭菌，备用。

3. 方法验证

当建立药品的无菌检查法时，应进行方法验证试验，以证明所采用的方法适合于该药品的无菌检查。若药品的组分或原检验条件发生改变时，检查方法应重新验证。

供试品对每一试验菌的抑菌程度应逐一进行验证。

（1）菌液制备 分别制备金黄色葡萄球菌、铜绿假单胞菌、枯草芽孢杆菌、生孢梭菌、白色念珠菌、黑曲霉的菌（孢子）悬液，每毫升含菌（孢子）数小于 100cfu。

（2）验证试验 取适宜装量的硫乙醇酸盐流体培养基 8 管分别加入上述金黄色葡萄球菌、铜绿假单胞菌、枯草芽孢杆菌、生孢梭菌菌液 1ml 各两管；取适宜装量的改良马丁培养基 4 管，分别另加入白色念珠菌、黑曲霉菌液 1ml 各两管。其中 1 管接入规定量的供试品，另 1 管作为阳性对照。营养肉汤培养基和硫乙醇酸盐流体培养基置 30～35℃、改良马丁培养基置 23～28℃培养 3～5d。

（3）结果判定 与阳性对照比较，如含供试品各容器中的试验菌均生长良好，则说明供试品的该检验量在该检验条件下无抑菌作用或其抑菌作用可以忽略不计，可按此检测法和检测条件进行供试品的无菌检测。如含供试品的任一容器中微生物生长微弱、缓慢或不生长，则供试品的该检验量在该检验条件下有抑菌作用，可采用增加培养基的用量，或使用中和剂或灭活剂如 β-内酰胺酶、对氨基苯甲酸、聚山梨醇酯 80 等消除供试品的抑菌作用，并重新进行方法验证试验。

4. 供试品的检测

（1）菌液制备 制备每毫升含菌数小于 100cfu 的金黄色葡萄球菌菌悬液，用作阳性对照。

（2）供试品的加入和培养 取供试品 11 支，用碘酒棉球擦拭安瓿外部，待干，用砂轮在安瓿颈部划一环行线；再用 75％酒精棉球将碘酒擦净，待干，打开颈部后，按表 1-2-6 中接种的要求用无菌吸量管吸取供试品或阳性对照菌液，分别接种不同的培养基（严格进行无菌操作），混匀，硫乙醇酸盐流体培养基置 30～35℃、改良马丁培养基置 23～28℃培养 14d。

表 1-2-6 供试品接种培养一览表

项目 \ 培养基	好氧、厌氧菌培养 硫乙醇酸盐流体培养基	真菌培养 改良马丁培养基
供试品：每种培养基各 10 支	2ml	2ml
阳性对照菌	2ml（供试品）＋1ml（菌液）	—
阴性对照	—	—
培养温度	30～35℃	23～28℃
培养时间	14d	

（3）培养情况观察　培养期间应逐日观察并记录于表1-2-7是否有菌生长。如在加入供试品后或在培养过程中，培养基出现混浊，培养14d后，不能从外观上判断有无微生物生长，可取该培养液适量转至同种新鲜培养基中或划线斜面培养基上，细菌培养48h、真菌培养72h，观察接种的同种新鲜培养基是否再出现混浊或斜面是否有菌生长。或取培养液涂片，染色，镜检，判断是否有菌。

表1-2-7　接种培养时间观察表

培养天数/天		1	2	3	4	5	6	7	8	9	10	11	12	13	14
硫乙醇酸盐流体培养基	供试品														
	阴性对照														
	阳性对照														
改良马丁培养基	供试品														

结论：　□ 符合规定　　　□ 不符合规定

检验人：＿＿＿＿＿＿　复核人：＿＿＿＿＿＿

5. 结果判断

（1）经上述时间培养后，取出各管观察结果，先看对照管，再看实验管。

（2）对照管在一般情况下，需氧菌在培养24h后可有生长；厌氧菌3~5d可有生长；真菌5~7d即可生长。当有菌生长时，各管会变混浊，应进一步作涂片、染色、镜检来证实。

（3）在各试验管中，若需氧、厌氧及真菌培养各管均澄清，或虽有混浊，但证实无菌生长，可判为供试品合格；若需氧、厌氧及真菌培养，其中任何一管有混浊，并证实有菌生长，应重新取样按上述方法复试，复试时被检样品和培养基量均应加倍。若复试后仍有相同细菌生长，可确认该供试品为无菌检测不合格。若复试中有不同的细菌或真菌生长，应再做一次检测，若仍有菌生长，即可判断该批供试品为无菌检测不合格。

6. 检测记录（表1-2-8）

表1-2-8　检测记录表

无菌检测记录

品名：＿＿＿＿＿＿＿＿＿＿　　批号：＿＿＿＿＿＿＿＿＿＿

规格：＿＿＿＿＿＿＿＿＿＿　　检测日期：＿＿＿＿＿＿＿＿＿＿

检定依据：《中国药典》

检测环境：温度：＿＿＿＿＿＿＿＿　　湿度：＿＿＿＿＿＿＿＿

培养箱（Ⅰ）：＿＿＿＿＿＿＿＿　　培养箱（Ⅱ）：＿＿＿＿＿＿＿＿

培养基种类、温度及装量：

硫乙醇酸盐流体培养基（Ⅰ批号：＿＿＿＿＿＿＿＿）：培养需氧菌、厌氧菌、阳性菌及阴性对照，温度30~35℃。

改良马丁培养基（Ⅱ批号：＿＿＿＿＿＿＿＿）：培养真菌，温度23~28℃。

五、注意事项

(1) 无菌检测时，除无菌室应符合洁净级要求外，应严格掌握无菌操作技术，使用的器材、培养基需灭菌彻底；

(2) 按药典要求的接种量接种；

(3) 阳性对照菌未生长时，供试品的检验结果应判为无效；

(4) 在培养期内必须逐日观察，了解培养过程的变化，不可在培养期结束时才观察结果。

六、思考题

(1) 举例说明哪些药品制剂需做无菌检查，怎样正确判断结果？

(2) 在实训中为何要设阳性对照和阴性对照？若阳性对照出现了阴性结果是何原因？应如何处理？

学 习 小 结

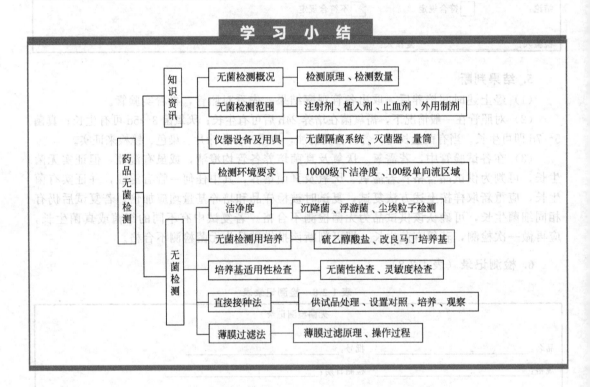

综合测试

一、填空题

1. 药品无菌检测方法可有_____、_____方法。

2. 无菌检测在洁净度_____级下的局部_____级单向流空气区域内进行。

3. 无菌检测的抽样方法基本上可以分为三种类型：_____、_____和_____。

4. 药品无菌检查时使用的稀释液是_____、培养基是

_____、_____。

    5. 药品无菌检查时硫乙醇酸盐液体培养基应置_____℃培养，培养时间_____d；改良马丁培养基应置_____℃培养，培养时间_____d。

二、选择题

    1. 每个容器中培养基的用量应符合接种的供试品的体积不得大于培养基体积的（　　）。

        A. 20%　　　　　　B. 10%　　　　　　C. 15%　　　　　　D. 5%

    2. 无抑菌作用及革兰阳性菌的供试品，选取（　　）为对照菌。

        A. 大肠埃希菌　　B. 生孢梭菌　　　C. 金黄色葡萄球菌　D. 白色念珠菌

    3. 适宜任何类型的注射剂、输液剂剂型的无菌检测方法是（　　）。

        A. 吐温-80　　　　B. 青霉素酶　　　C. 对氨基苯甲酸　　D. 薄膜过滤

    4. 无菌检查用的滤膜孔径不大于（　　）。

        A. $0.45\mu m$　　　　B. $0.40\mu m$　　　C. $0.55\mu m$　　　D. $0.35\mu m$

    5. 对于油剂药物类供试品，因与液体培养基不混溶，在检验此类药物时，可于培养基中加入（　　），使药物均匀分布于培养基中，以利于微生物的生长和检出。

        A. 吐温-80　　　　B. 氯仿　　　　　C. 乙醇　　　　　　D. 丙酮

    6. 无菌室应具有空气过滤除菌的单向流空气装置，操作区洁净度（　　）级或放置同等级别的超净工作台。

        A. 100000　　　　　B. 10000　　　　　C. 1000　　　　　　D. 100

三、简答题

    1. 什么是无菌检测技术？对无菌检测环境有何要求？

    2. 无菌检查用培养基主要有哪几类？

    3. 简述一般针剂直接接种法无菌检查是如何进行检测的？

    4. 试述无菌检测法的局限性。

四、实例分析

    药品无菌检查时，连续抽样两次，结果均有菌生长，能否再进行第三次抽样检查后才最后下结论，解释原因。

项目三
检查微生物总数

■ **项目描述：**

　　细菌数测定是检测药品卫生质量的重要指标之一。药品中的微生物总数检查是检测药物在单位质量（g）或体积（ml）内所含有的活菌数量，用以判断药品被污染的程度和标志，其内涵是多义的。细菌数越多，表明药品受到致病菌污染的机会和可能性也较大，安全性也就越差；同时细菌数测定也包括对药物的各种原料、工具设备、操作人员及工艺流程等各个环节的卫生状况的测定，它是卫生学评价的一个综合依据。

　　由于中西药制剂中的许多剂型是非密封药品，不可能绝对无菌，《中国药典》规定允许一定数量的微生物存在，即微生物总数检查是一种限度检查。

　　本学习项目微生物总数检查技术主要运用六步教学法，学生自主完成资讯内容，学习并完成检测材料和用具的准备，培养基的配制，掌握平板菌落计数法的技术方法，在教师的指导下能够完成药品微生物总数检查的技术工作；在实践中学会药品微生物总数检查技术。

■ **能力目标：**

1. 检查仪器，设备及试剂的正确准备；
2. 培养基的正确配制；
3. 掌握正确的无菌操作；
4. 培养结果的准确计数；
5. 掌握正确的菌数报告规则。

■ **知识目标：**

1. 微生物总数检查的意义；
2. 平板菌落计数法的原理；
3. 微生物总数检查需用的仪器、设备及药品；
4. 微生物总数检查结果的观察原则。

■ **职业素养：**

　　培养吃苦耐劳的职业精神，认真的学习态度和团队合作精神。

■ **教学资源：**

　　教材、参考资料、PPT、视频、工作单、考核单、评价单、评价表、实验室、网络资源、图片、题库、教学情境设计方案与实施方案。

■ **考核与评价：**

　　考核方式：

　　包括过程考核与结果考核；以过程考核为主。学生自评（10%）、教师对小组评价

（30％）、教师对学生评价（60％）、组间互评（加试）。

考核方法：

包括笔试、口试、操作、答辩等。

评价内容：

1. 基本知识及技能水平评价；
2. 方案设计能力评价；
3. 任务完成情况评价；
4. 团队合作情况评价；
5. 过程评价。

学生工作任务单

项目三：检查微生物总数
工作任务描述：
根据具体产品检查需要，通过教师提供的参考书、教学课件、音像资料、自己查阅的参考资料，学生能够在教师指导下完成具体产品的微生物总数检查任务，并在药品微生物总数检查过程中获得其技术方面的知识，掌握微生物总数检查技术的技能
具体工作任务：
1. 获得相关资料与信息 　(1)了解微生物总数检查的原理 　(2)微生物总数检查的注意事项 　(3)微生物总数检查前药品的处理方式 　(4)微生物总数检查的计数方法 　(5)菌数报告规则 　(6)平板培养法的操作规程 2. 制订检查计划 　(1)根据任务需要，进行检查仪器设备的准备 　(2)药品的预处理 　(3)培养基的配制 　(4)微生物总数检查的操作 　(5)菌落计数 3. 结果判断、工作记录、小组互评单、个人考核单、工作总结、材料归档、整理 4. 讨论、反思产品的微生物总数检查过程，通过学生自查和教师指导找出微生物总数检查过程中的不足之处

教学情境一 知识资讯

一、菌落总数介绍

1. 菌落

菌落是指细菌在固体培养基上生长繁殖而形成的能被肉眼识别的生长物，它是由数以万计相同的细菌集合而成。当样品被稀释到一定程度，与培养基混合，在一定培养条件下，每个能够生长繁殖的细菌细胞都可以在平板上形成一个可见的菌落。

2. 菌落总数

菌落总数就是指在一定条件下（如需氧情况、营养条件、pH、培养温度和时间等）每克（每毫升）样品所生长出来的细菌菌落总数。按国家标准方法规定，即在需氧情况下，37℃培养48h，能在普通营养琼脂平板上生长的细菌菌落总数。所以厌氧或微需氧菌、有特殊营养要求的以及非嗜中温的细菌，由于现有条件不能满足其生理需求，故难以繁殖生长。因此菌落总数并不表示实际中的所有细菌总数，菌落总数并不能区分其中细菌的种类，所以有时被称为杂菌数、需氧菌数等。

二、药品细菌数

药品细菌数是指规定灭菌单位的非规定灭菌药品制剂中污染活细菌的数量。通常以每克或每毫升供试品作为计量单位。霉菌和酵母菌在分类学上均属于真菌。受到霉菌或酵母菌污染的药品不仅可能导致药品变质，还可能因其产生的代谢产物及其各种毒素导致服用者产生急性或慢性的中毒病症；某些真菌毒素甚至可导致或诱发癌症。故必须对药品中霉菌和酵母菌制定染菌限量规定。药品中污染霉菌和酵母菌的数量是判定药品受到污染程度的标志之一，是进行药品卫生学综合评价的依据之一。

三、药品微生物总数检查的方法

药品微生物总数检查采用活菌计数，主要方法是平板菌落计数法。平板菌落计数法，是统计药品含菌数的有效方法。此法是将待测样品经适当稀释之后，其中的微生物充分分散成单个细胞，取一定量的稀释样液涂布到平板上，经过培养，由每个单细胞生长繁殖而形成肉眼可见的菌落，即一个单菌落应代表原样品中的一个单细胞；统计菌落数，根据其稀释倍数和取样接种量即可换算出样品中的含菌数。因而测定结果只反映在规定条件下能生长的细菌数，不可能包括在本条件下不生长的细菌。测定数只能低于实际的染菌数。此外，测定中一个细菌可能繁殖成一个菌落，而一群细菌也可能只形成一个菌落，以及污染的不均匀性等原因，极易造成测定差异，故在测定时，必须严格按卫生学检定所规定的条件操作。

该计数法的缺点是操作较繁琐，结果需要培养一段时间才能取得，而且测定结果易受多种因素的影响，但是这种计数方法最大的优点是可以获得活菌的信息，所以被广泛用于生物制品检验，以及食品、饮料和水等含菌指数或污染度的检测。

≫≫≫≫ 知识链接 ≫≫≫≫≫≫≫≫≫≫≫≫≫≫≫≫≫≫≫≫≫≫≫≫≫≫≫≫≫≫≫≫≫

由于待测样品往往不易完全分散成单个细胞，所以，长成的一个单菌落也可能来自样品中的2~3个或更多个细胞。因此平板菌落计数的结果往往偏低。为了清楚地阐述平板菌落计数的结果，现在已倾向使用菌落形成单位，而不以绝对菌落数来表示样品的活菌含量。

≫≫

四、微生物总数检查的注意要点

平板菌落计数法是一种有限制条件的计数法，其限制条件大致如下。

（1）细菌计数是以平板上生长的菌落数为基础　菌落是由一个或多个菌细胞形成的，因此，菌落数也可称为菌落形成单位数。细菌数测定与匀质方式、条件关系密切，分散充分时，菌落生长数多，反之菌落数就少，故制备供试液时力求均匀分散。

（2）受特定培养基和培养条件限制　改变其中任一培养条件，就会改变被测菌类与数量的检定结果。现行方法适用于多数需氧或兼性厌氧细菌生长，即采用营养琼脂培养基，温度为30~35℃，培养时间为48h，通气培养。

（3）有繁殖能力的菌细胞才能被认定为"活菌"　因为仅有繁殖能力的菌细胞才能形成菌落。死菌及某些受损伤的细菌或营养要求苛刻的细菌不能在规定的培养基上形成菌落，不被计数。故在测定细菌数时必须严格按规定的方法条件操作。

（4）同细菌数平板计数法一样，霉菌及酵母菌数测定也是采用平板菌落计数法，1个菌落可以由1个霉菌孢子（或菌丝片段）或1个酵母细胞形成，也可以由多个孢子、多个酵母细胞形成，所以测定结果仍是菌落形成单位数。

五、药品微生物总数检查的原则

（1）为了观察药物中所含防腐剂或抑菌成分是否有干扰，要将定量的已知阳性对照菌（数量在50～100个的范围内）加入供试药物的稀释液中，然后按检验方法进行操作，作为阳性对照。阳性对照应生长，如阳性对照不生长，则需对药物进行适当的处理后（如离心沉淀洗涤等），再进行检验。

（2）作阳性对照试验的场所应与药物检验的场所分开，以防止交叉污染。

（3）如从药物中检出大肠埃希或其他控制菌，除发出报告外，该菌株需保存1个月备查。如有疑问，可送药监部门复核。

（4）阴性（空白）对照　在进行每次检查时，应同时设阴性对照。即用稀释液1ml代替供试液注入无菌平皿或各种控制菌检查用的增菌液中进行检查。阴性对照应无菌生长，检查结果才成立。

六、设备、仪器、器皿、试剂及用具

1. 设备
无菌室、超净工作台、恒温培养箱（室）、匀浆仪、恒温水浴箱、电热干燥箱、冰箱、高压蒸汽灭菌器。

2. 仪器
菌落计数器、显微镜（1500×）、天平（感量0.1g）。

3. 器皿
锥形瓶、研钵（直径10～12cm）、培养皿（直径90mm）、量筒、试管及塞子、吸管（1ml、5ml、10ml）、载玻片、盖玻片、玻璃或搪瓷消毒缸（带盖）。

4. 试剂
稀释剂（pH 6.8无菌磷酸盐缓冲液或0.9%无菌氯化钠溶液）、聚山梨酯80、无菌司盘80、单硬脂酸甘油酯、营养琼脂培养基、玫瑰红钠琼脂培养基、酵母浸出粉胨葡萄糖琼脂培养基（YPD）。

⟩⟩⟩⟩ 知识链接 ⟩⟩⟩

样品稀释液主要是灭菌生理盐水，有的采用磷酸盐缓冲液（或0.1%蛋白胨水），后者对食品已受损伤的细菌细胞有一定的保护作用。如对含盐量较高的食品（如酱油）进行稀释，可以采用灭菌蒸馏水。

⟩⟩

5. 用具
大橡皮乳头，小橡皮乳头，无菌衣、裤、帽、口罩（也可用一次性物品替代），接种环，酒精灯（乙醇灯），酒精棉球，灭菌剪刀及镊子，灭菌称样纸及不锈钢药勺，试管架，火柴，记号笔，白瓷盘，洗手盆等。

教学情境二　微生物总数的检查

一、试验前的准备

(1) 无菌室使用前开启紫光灯和空气过滤装置，至少 30min。

(2) 将所需已灭菌或消毒的用品按无菌操作技术要求移至无菌操作室。

(3) 操作人员按要求穿戴无菌服，进入无菌操作室。

(4) 培养基　玫瑰红钠琼脂培养基，酵母浸出粉胨葡萄糖琼脂培养基。YPD 更适合于酵母菌生长，故《中国药典》规定含有王浆、蜂蜜的合剂用它测定酵母菌数。

二、样品的稀释与处理

操作前，先用酒精棉球消毒双手，再用酒精棉球擦拭供试品瓶、盒、袋等的开口处周围，待干后用无菌的手术剪刀将供试品瓶、盒、袋启封。启封后先仔细检查瓶盖内侧及瓶口周围有无生霉长螨的迹象，对肉眼可见疑似者用放大镜和显微镜观察，若证实为生霉、长螨，即可判定为不合格，无需继续检验。凡原包装已被开启者，应另行取样。药物在进行微生物总数检查前必须作一定的预处理。（按药品的种类、剂型分别进行）它包括如下几个方面。

1. 固体样品

(1) 一般固体供试品　称取固体样品时不应集中一点，宜多采几个部位。取 10g 待检药品置于无菌研钵中，加入无菌 0.9% 氯化钠溶液（或磷酸盐缓冲液）研磨成匀浆，然后移入烧瓶内加足 0.9% 氯化钠溶液后，置灭菌均质器中以 8000～10000r/min 的速度处理 1min，使之成为 10^{-1} 的均匀药悬液，再取样检验。

(2) 非水溶性供试品　取供试品 5g（5ml），加入含溶化的司盘 80 5g、单硬脂酸甘油酯 3g、聚山梨酯 80 10g 的无菌混合物的烧杯中，用无菌玻棒搅拌成团后，慢慢加入 45℃左右的 0.9% 无菌氯化钠溶液约 80ml，边加边搅拌，使供试品充分乳化，作为供试液（1:20）。

(3) 不溶于水的膜剂供试品　取规定量，剪碎，加稀释剂 100ml（必要时可增加稀释剂），浸泡，振摇，作为供试液。

(4) 肠溶胶囊（片）供试品　称取供试品 10g，置含无菌 0.9% 氯化钠溶液（或磷酸盐缓冲液，pH 6.8）100ml 的锥形瓶内，于 45℃水浴中保湿，振摇，使之自溶作为供试液。

2. 液体供试品

(1) 量取一定量待检药品，加入无菌 0.9% 氯化钠溶液（或磷酸盐缓冲液）中，充分振摇，混合后成 1:10 的取样供试液。

(2) 含王浆、蜂蜜的合剂、滴眼剂可以原液作为供试液。

(3) 油剂可以加入适量聚山梨酯 80，再照上法制备成供试液。

(4) 气雾剂可以适宜方法使抛射剂导出后，加入适量稀释剂，混匀，吸取相当于 10g 或 10ml 供试品，再稀释至 100ml，作为供试液。

3. 软膏、乳膏

称取一定量待检药品（如 10g）置于无菌研钵中，加入无菌液体石蜡（如 10ml）充分研磨均匀，再加吐温-80（30ml）研磨，最后逐渐加入无菌 0.9% 氯化钠溶液（或磷酸盐缓冲液）研磨，使之成为 1:20 的乳剂待检液。

4. 含防腐剂或抑菌成分的药物

当供试品对控制菌的检查有干扰时，需根据供试品的不同情况，适当地进行处理，以消除抑菌成分的干扰。常用的处理方法有以下几种。

（1）稀释法 将供试液接种入较大量的培养基中，使该供试液稀释至不具抑菌作用的浓度。

（2）离心沉淀集菌法 取规定量的供试液，离心（3000r/min）30min，弃去上清液，留底部集菌液约2ml，再稀释成原规定量的供试液。如有不溶性药渣，可先离心（500r/min）5min，取全部上层液，再进行集菌处理。

（3）薄膜过滤法 取规定量的供试液，置稀释剂100ml中，摇匀，以无菌操作加入装有直径约50mm、孔径不大于(0.45±0.02)μm微孔滤膜的过滤器内，减压抽干后，用稀释剂冲洗滤膜3次，每次50～100ml，取出滤膜备检。

（4）中和法 凡含磺胺、汞、砷类或防腐剂的供试品，可用相应的试剂钝化活性因子，中和毒性后制成供试液。

>>>> **知识链接** >>

需检验的药物抽取样品时应有一定数量，一般应为检验用量（2个以上最小包装单位）的3倍量，以使检验结果具有代表性。一般正常条件下，每个批号药物随机抽取2瓶（2盒）以上。检验时，每次最少分取各瓶（盒）的样品共10g或者10ml。蜜丸除应取自2个以上包装外，至少应分取4丸以上共10g。贵重或微量包装的药物，取样量可酌减。除另有规定外，口服固体制剂不得低于3g；液体制剂除采用原液者不得少于6ml，采用供试液者不得少于3ml，外用药品不得少于5g。

>>

三、编号

取无菌平皿9套，分别用记号笔标明10^{-4}、10^{-5}、10^{-6}。每个稀释度各3套。另取6支盛有4.5ml无菌水的试管，依次标示10^{-1}、10^{-2}、10^{-3}、10^{-4}、10^{-5}、10^{-6}。

四、稀释

采用10倍递增稀释法，取2～3支灭菌试管，分别加入9ml稀释剂，另取一支1ml吸管插入10^{-1}试管中来回吹吸菌悬液3次，进一步将菌体分散、混匀。吹吸菌液时不要太猛太快，吸时吸管伸入管底，吹时离开液面，以免将吸管中的过滤棉花浸湿或使试管内液体外溢。用此吸管吸取10^{-1}菌液1ml，沿管壁徐徐注入已备妥的装有9ml灭菌稀释剂的试管中，振摇试管混合均匀即成1:100的供试液。另取1ml灭菌吸管，按上项操作顺序，制10倍递增稀释液，稀释至1:1000或1:10000。放菌液时吸管尖不要碰到液面，即每一支吸管只能接触一个稀释度的菌悬液，否则稀释不精确，结果误差较大。药物稀释后，必须在1h内操作完毕，以防微生物繁殖或死亡。

>>>> **知识链接** >>

为减少样品稀释误差，在连续递次稀释时，每一稀释液应充分振摇，使其均匀，同时每一稀释度应更换一支吸管。在进行连续稀释时，应将吸管内液体沿管壁流入，勿使吸管尖端伸入稀释液内，以免吸管外部黏附的检液溶于其内。SN标准采用取10ml稀释液，注入90ml缓冲液中。

>>

五、吸样

根据供试品污染程度，分别取连续 3 级 10 倍稀释的供试液，一般取 1∶10、1∶100、1∶1000 3 级稀释液检验。每级稀释液用 1ml 灭菌吸管吸取稀释液，分别注入 2～3 个平皿各 1ml。另取 1 支 1ml 吸管吸取稀释剂各 1ml 注入 2 个平皿中，作为阴性对照，应不得有菌生长。操作时，应特别注意每次吸液前必须使稀释液充分混匀，以使菌体充分均匀分散，降低测定误差。

六、倾注培养基

事先将玫瑰红钠培养基加热溶化，冷至约 45℃时，尽快注入上述各平皿，每皿约 15ml，含王浆、蜂蜜的合剂另做一套平板，倾注酵母浸出粉胨葡萄糖琼脂培养基，置水平位置迅速旋动平皿使稀释液与培养基混匀，而又不使培养基荡出平皿或溅到平皿盖上，放置，待凝。同时将培养基倾入加有 1ml 稀释液（不含样品）的灭菌平皿内作空白对照。

由于细菌易吸附到玻璃器皿表面，所以菌液加入到培养皿后，应尽快倒入融化并已冷却至 45℃左右的培养基，立即摇匀，否则细菌将不易分散或长成的菌落连在一起，影响计数。

（1）细菌总数检查　为防止片状菌落的弥漫生长而影响计数，可在培养基中加入 0.001% 2,3,5-三苯基四唑氯化物（TTC），同时长出的菌落呈粉红色（其原理是细菌生长繁殖中产生琥珀酸脱氢酶而使 TTC 还原成红色的化合物），也便于计数。

（2）霉菌的培养基采用玫瑰红钠（马丁、虎红）培养基，玫瑰红钠即四氯四碘荧光素，能抑制细菌的生长。亦可加入适当的抗生素如青霉素、四环素、洁霉素等以控制细菌生长。

（3）酵母菌液体制剂检验采用玫瑰红钠培养基，但含蜂蜜或王浆的合剂用 YDP 琼脂进行测定。注意合剂（含蜂蜜或王浆者）和滴眼剂可用原液作第 1 级供试液倾注平皿进行测定。

（4）平板菌落计数法，所选择倒平板的稀释度是很重要的。一般以三个连续稀释度中的第二个稀释度倒平板培养后所出现的平均菌落数在 50 个左右为好，否则要适当增加或减少稀释度加以调整。

（5）倾注培养基的量规定不一，从 12～20ml 不等，一般以 15ml 较为适宜，平板过厚可影响观察，太薄又易于干裂。倾注时，培养基底部如有沉淀物，应将底部弃去，以免与菌落混淆而影响计数观察。

（6）为使菌落能在平板上均匀分布，检液加入平皿后，应尽快倾注培养基并旋转混匀，可正反两个方向旋转，检样从开始稀释到倾注最后一个平皿所用时间不宜超过 20min，以防止细菌有所死亡或繁殖。

≫≫≫≫ 知识链接 ≫≫≫≫≫≫≫≫≫≫≫≫≫≫≫≫≫≫≫≫≫≫≫≫≫≫≫

平板菌落计数法的操作除上述倾注倒平板的方式以外，还可以用涂布平板的方式进行。二者操作基本相同，所不同的是后者先将培养基融化后倒平板，待凝固后编号，并于 37℃左右的温箱中烘烤 30min，或在超净工作台上适当吹干，然后用无菌吸管吸取稀释好的菌液对号接种于不同稀释度编号的平板上，并尽快用无菌玻璃涂棒将菌液在平板上涂布均匀，平放于实验台上 20～30min，使菌液渗入培养基表层内，然后倒置于恒温箱中培养。

涂布平板用的菌悬液量一般以 0.1ml 较为适宜，如果过少菌液不易涂布开，过多则在涂布完后或在培养时菌液仍会在平板表面流动，不易形成单菌落。

≫≫≫

国内外菌落总数测定方法基本一致，从检样处理、稀释、倾注平皿到计数报告无任何明显不同，只是在某些具体要求方面稍有差别，如有的国家在样品稀释和倾注培养基，对吸管内液体的流速，稀释液的振荡幅度、时间和次数以及放置时间等均作了比较具体的规定。

七、培养

将已凝固的平板倒置，置于 25～28℃培养 72h。

八、菌落计数

到达规定培养时间，应立即计数。如果不能立即计数，应将平板放置于 0～4℃，但不得超过 24h。由于细菌种类繁多，形成的菌落大小、形状、色泽、透明度等皆因种而异，差别甚大。计数时一般在平板背面用肉眼直接点数、标记或在菌落计数器上点计，必要时借助放大镜或显微镜，以防遗漏。固体制剂在玫瑰红钠琼脂平板上点计霉菌菌落数，液体制剂在玫瑰红钠琼脂平板上同时点计霉菌菌落数及酵母菌菌落数，含王浆或蜂蜜的合剂须以玫瑰红钠平板的霉菌菌落数加上酵母浸出粉胨葡萄糖琼脂平板上的酵母菌菌落数作为供试品的霉菌和酵母菌总数。不要漏计琼脂层内和平板边缘生长的菌落，并需注意细菌菌落与药渣或培养基的沉淀物、酵母菌及霉菌菌落的区别。

1. 菌落计数原则

（1）不同稀释度的菌落数应与稀释倍数成反比（同一稀释度的两个平板的菌落数应基本接近），即稀释倍数愈高菌落数愈少，稀释倍数愈低菌落数愈多。如出现逆反现象，则应视为检验中的差错，不应作为检样计数报告的依据。

（2）当平板上有链状菌落生长时，如呈链状生长的菌落之间无任何明显界限，则应作为一个菌落计，如存在有几条不同来源的链，则每条链均应按一个菌落计算，不要把链上生长的每一个菌落分开计数。如有片状菌落生长，该平板一般不宜采用，如片状菌落不到平板一半，而另一半又分布均匀，则可以半个平板的菌落数乘 2 代表全平板的菌落数。

（3）当计数平板内的菌落数过多（即所有稀释度均大于 300 时），但分布很均匀，可取平板的一半或 1/4 计数。再乘以相应稀释倍数作为该平板的菌落数。

2. 计数方法

算出同一稀释度三个平板上的菌落平均数，并按下列公式进行计算；

每毫升中菌落形成单位(cfu)＝同一稀释度三次重复的平均菌落数×稀释倍数×5

九、菌数报告规则

一般宜选取平均平板菌落数在 30～300 的稀释级作为菌落数计算的依据。同一稀释度的 3 个重复对照的菌落数不应相差很大，否则表示试验不精确。实际工作中同一稀释度重复对照平板不能少于 3 个，这样便于数据统计，减少误差。由 10^{-4}、10^{-5}、10^{-6} 3 个稀释度计算出的每毫升液中菌落形成单位数也不应相差太大。

（1）若有 1 个稀释级的平均平板菌落数处在 30～300 时，将该稀释级的平均平板菌落数乘以稀释倍数为报告菌数。

（2）若有 2 个稀释级的平均平板菌落数处在 30～300 时，先计算 2 个稀释级菌落数的比值。

$$比值 = \frac{高稀释级的平均平板菌落数 \times 稀释倍数}{低稀释级的平均平板菌落数 \times 稀释倍数}$$

当比值≤2时，以2级的菌落数平均值为报告菌数。

当比值>2时，以低稀释级平均平板菌落数乘以稀释倍数为报告菌数。

(3) 若有3个稀释级的平均平板菌落数均处在30～300时，采用后2个稀释级计算级间比值。

当比值≤2时，以2级的菌落数的平均值为报告菌数。

当比值>2时，以低稀释级平均平板菌落数乘以稀释倍数为报告菌数。

(4) 若各稀释级平均平板菌落数均在300以上，按最高的稀释级的平均平板菌数乘以稀释倍数为报告菌数，或适当增加稀释级，重作测定后报告结果。

(5) 各稀释级的平均平板菌落数均不在30～300，如均大于300，则取最高稀释度的平均菌落数乘以稀释倍数报告。如均小于30，则以最低稀释度的平均菌落数乘以稀释倍数报告。如菌落数有的大于300，有的又小于30，但均不在30～300，则应以最接近300或30的平均菌落数乘以稀释倍数报告。

(6) 各稀释级的平均平板菌落数均小于30时，按最低稀释级的平均平板菌落数乘以稀释倍数为报告菌数。但若应用原液（或1∶10）为供试液，当1∶10（或1∶100）稀释级与原液（或1∶10）的平均平板菌落数相等或大于时，应以培养基稀释法测定，按测定结果报告菌数。

培养基稀释法：吸取供试液（原液或1∶10供试液）1ml，注入5个平皿内（每皿0.2ml，总量为1ml）。共做3份，共15个平皿；每皿倾注溶化并冷至45℃左右的营养琼脂约15ml，旋转混合，冷凝后按规定培养温度与时限培养、计数。

将每毫升注入5个平板的菌落计数结果合并为每毫升菌落数，共得3组数据。取3组数据平均值乘稀释倍数，为报告菌数。

(7) 如各稀释级的平板均无菌落生长，或仅最低稀释级的平板有菌落生长，但平均菌落数小于1时，则报告菌数为小于10个。

十、结果报告

(1) 按国家标准方法规定菌落数在1～100时，按实测数报告。

(2) 菌落数大于100时，则报告前面两位有效数字，第3位数按数字修约规则处理。

(3) 固体检样以克（g）为单位报告，液体检样以毫升（ml）为单位报告，表面涂擦则以平方厘米（cm²）报告。

十一、复试

供试品检测霉菌（酵母菌）数不合格的，应从同一批号样品中随机双倍量抽样，平行复试2次，取3次测定数据的算术平均值报告。眼科用药的霉菌和酵母菌菌落数复试报告，须以2次复试结果均不得长菌，方可判为供试品合格。

教学情境三 教学实施设计

一、工作任务设置

(1) 根据项目或工作单中要求实现的检查任务，进行微生物总数检查方案的准备。

（2）根据资讯阶段所获取的信息进行分析、讨论，并对任务如何实施作出决策。提出设计思路和微生物总数检查的初步方案。

（3）根据设计方案并结合实际情况制订出微生物总数检查的工作计划以及检查与评价标准。

（4）根据计划完成微生物总数检查的工作。

（5）根据工作计划检查微生物总数检查操作的全过程，并逐项填写检查情况，最后将相关的技术资料归档。

（6）学生和教师分别评价工作过程的优劣和工作结果的优劣，提出存在的问题与改进意见，学生对教学过程进行评价并给出评价意见和建议。

二、项目学习过程设计（六步法）

资讯── 计划── 决策── 实施── 检查── 评估

具体设计参见附录。

技能考核标准

细菌数检查技术考核标准						
小组名称＿＿＿＿＿＿＿＿ 序号＿＿＿＿＿＿＿＿						
参考资料名称＿＿＿＿＿＿＿＿						
实施日期＿＿＿＿＿＿＿＿ 无菌检查过程记录共＿＿＿＿＿＿＿＿页						
评价项目		评价内容	分值	教师评价	学生评价	得分	总分
过程评价	工作态度	到岗情况	2%	1%	1%		
		认真负责	3%	2%	1%		
		与人沟通	2%	1%	1%		
		团队协作	3%	2%	1%		
	工作方法	学习能力	3%	1%	2%		
		计划能力	3%	2%	1%		
		解决问题能力	4%	3%	1%		
	劳动保护	是否有劳动保护意识	5%	4%	1%		
		微生物总数检查过程中是否注意安全问题	5%	4%	1%		
	实践操作	检查用品的准备	5%	4%	1%		
		样品的稀释与处理	5%	4%	1%		
		吸样及培养基倾注	10%	8%	2%		
		菌落计数	10%	8%	2%		
总结性评价	检查结果分析	菌数报告是否合理	10%	8%	2%		
		过程操作是否准确	10%	8%	2%		
	检查技术报告	填写是否正确、规范	20%	16%	4%		

实训二 片剂药物的细菌数检测

一、实训目标

（1）熟练掌握片剂药物中细菌总数的检测方法及限量计算；并能正确判断检查结果。

（2）熟悉细菌总数检测的原理及实际意义。

（3）正确书写检验原始记录和报告书。

二、实训资料

1. 检验药品

（1）检验药品 片剂的口腔贴片、阴道片、阴道泡腾片、外用可溶片均可。

（2）检验药品的来源 市场购买或送检样品。

（3）检验药品的规格、批号、包装及数量 根据药品包装确定，并记录有关情况。

2. 检测项目

片剂药物的细菌数检测。

3. 质量标准

检验药品应符合片剂项下的有关规定；按照限度检测法检测，应符合规定。

4. 检测原理

药品是用于治疗人的疾病的，如果带有超过限度的菌类，就会给人体用药带来危害，甚至危及人的生命安全。片剂在出厂前应严格按照国家药典、部颁药品标准及有关规定，作全面的质量检查，合格后方可出厂。《中国药典》明确规定片剂的口腔贴片、阴道片、阴道泡腾片、外用可溶片需做微生物限度检查。

本实训采用平皿法测定细菌总数，其原理是取供试品按 10 倍稀释法制备供试液，取供试液放置于无菌培养皿中，加入营养琼脂培养基，混匀，凝固后倒置培养箱中培养，细菌繁殖形成肉眼可见的菌落，点计平板中的菌落数，以平均菌落数乘以稀释倍数即得每克供试品中所含的活菌数。

三、实训方案

1. 实训形式

四人一组，培养基制备两组合作，其余操作各组独立完成。

2. 实训设计

（1）仪器的准备及洗涤

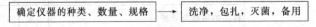

确定仪器的种类、数量、规格 → 洗净，包扎，灭菌，备用

（2）稀释液和培养基的制备

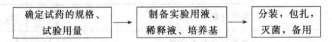

确定试药的规格、试验用量 → 制备实验用液、稀释液、培养基 → 分装，包扎，灭菌，备用

（3）阴性对照试验

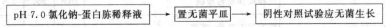

pH 7.0 氯化钠-蛋白胨稀释液 → 置无菌平皿 → 阴性对照试验应无菌生长

（4）供试品的细菌数检测

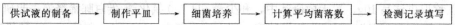

供试液的制备 → 制作平皿 → 细菌培养 → 计算平均菌落数 → 检测记录填写

3. 实训安排

实训安排一览表

实训内容	实训内容安排
仪器的准备	仪器由实训教师准备，学生按单清点，清洗晾干后需灭菌的仪器按要求包扎，贴标签，灭菌
培养基的制备	可以与仪器准备同时进行，配好后按要求分装，包扎，做记号，灭菌
无菌检测操作	在无菌室中完成，严格进行无菌操作
结果观察及判断	每天记录生长情况，需要培养 3d 的情况报告

四、实训过程

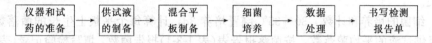

仪器和试药的准备 → 供试液的制备 → 混合平板制备 → 细菌培养 → 数据处理 → 书写检测报告单

1. 设备、仪器、试药与其他物品的准备

（1）**仪器** 恒温培养箱、高压蒸汽灭菌锅、研钵、冰箱、烧杯、锥形瓶、量筒、试管、天平、培养皿、吸量管、玻璃棒、棉塞、电热套、pH 精密试纸、记号笔、牛皮纸、称量纸、棉绳、酒精灯、火柴等。

（2）**试剂** 牛肉浸出粉、蛋白胨、氯化钠、磷酸二氢钾、磷酸氢二钠、琼脂、蒸馏水、氢氧化钠、盐酸。

（3）**供试品** 片剂。

2. 培养基的制备

两组合作，分工制备，分装好后，平均分配，相互交换。培养基和包扎好的物品应贴标签，并统一灭菌，备用。

（1）**试液的配制**

① 1.0mol/L 氢氧化钠溶液 常规方法。

② 1.0mol/L 盐酸 常规方法。

（2）**稀释液和培养基的配制**

① pH 7.0 氯化钠-蛋白胨稀释液

组分：磷酸二氢钾 3.56g，磷酸氢二钠 7.23g，氯化钠 4.30g，蛋白胨 1.0g，蒸馏水 1000ml。

取上述各成分混合，微温溶解，滤清，分装锥形瓶和试管，锥形瓶约 100ml/个（保证加入 10g 供试品后，总体积为 100ml，另外在瓶中加入若干玻璃珠），试管 9.0ml/支，包扎，灭菌。

② 营养琼脂培养基

组分：蛋白胨 10.0g，氯化钠 5.0g，牛肉浸出粉 3.0g，琼脂 14.0g，蒸馏水 1000ml。

取上述各成分混合，加热溶化，调节 pH 值使灭菌后为 7.2±0.2，分装在锥形瓶中，包扎，灭菌。

3. 供试品的检测

（1）供试品的抽样

采用随机方法抽取，抽样量为检测用量的 3～5 倍。

（2）供试液制备

① 称取供试品 10g，置无菌研钵中，和少量 pH 7.0 氯化钠-蛋白胨稀释液一起研磨，研磨过程逐渐增加稀释液，制成均匀供试液，装入锥形瓶中（100ml），制成 1：10 的供试液。

② 用无菌吸管吸取 1：10 供试液 1.0ml，加入装有 9.0ml 灭菌 pH 7.0 氯化钠-蛋白胨稀释液的试管中，摇匀，制成 1：100 供试液。同法制备 1：1000 的供试液。制备好 1：10、1：100、1：1000 梯度浓度的供试液待用。

③ 吸取每个稀释级的供试液置无菌培养皿中，每皿含供试液 1.0ml，每个稀释级制备 2 个平板。然后在每个培养皿中加入 15ml 溶化并冷却至约 45℃ 的营养琼脂培养基，摇匀，待凝固后倒置于 30～35℃ 恒温培养箱中培养。

（3）阴性对照试验　取供试液制备相同的 pH 7.0 氯化钠-蛋白胨稀释液 1.0ml，置无菌平皿，加入营养琼脂培养基，制备 2 个平板，作为阴性对照。同法培养后阴性对照不得有菌生长。

（4）细菌的培养和计数　30～35℃ 倒置培养 3d，计算每个平板上生长的菌落数，计算各稀释级供试液的平均菌落数，按菌落报告表(表 1-3-1)报告菌数，填写检验记录(表 1-3-2)。

表 1-3-1　菌落报告表

例次	各稀释级平均菌落数				细菌总数报告方式
	原液	1：10	1：100	1：1000	(cfu/g、个/ml、个/10cm²)
1		不可计	370	48	4.8×10⁴ 或 48000
2		320	21	3	2.1×10³ 或 2100
3		230	36	2	2.3×10³ 或 2300
4			0.5	0	<100
5			0	0	<100
6		0	0	0	<10
7	0	0	0		<1

表 1-3-2　检测记录表

菌数检测记录

品名：_____　批号：_____

规格：_____　检测日期：_____

检定依据：《中国药典》

检测环境：温度：_____　湿度：_____

供样单位：_____　收验日期：_____

培养温度：30～35℃　　　　　　　　培养时间：3d

稀释级	原液	10⁻¹	10⁻²	10⁻³	阴性对照
1					
2					
平均菌落					
结果	cfu/g、个/ml、个/10cm²				
结论	☐符合规定		☐不符合规定		☐复试

检验小组：　　　　　　　　　　　　校对者：

五、注意事项

（1）尽量使菌细胞分散开，使每个菌细胞生成一个菌落；

（2）为防止细菌增殖及产生菌苔，制成供试液后，应尽快稀释，注皿，一般稀释后应在 1h 内操作完成；

（3）使用吸管时，应小心沿管壁加入，不用触及管内溶液，以防吸管尖端外侧黏附的溶液混入其中；

（4）为了便于区别药品中的颗粒与菌落，可在营养琼脂培养基中加入 0.001％的 TTC（2,3,5-三苯基氯化四氮唑），如有细菌存在，培养后菌落呈红色，而药品的颗粒颜色无变化；

（5）计数菌落可用放大镜检查，以防漏数；若平板上有片状、花斑状菌落或蔓延生长成片，该平板无效；

（6）注意抑菌现象，由于防腐剂未被中和，往往使平板计数结果受影响，如低稀释度时菌落少，而高稀释度时菌落数反而增大，这时需重复检验，以确定是防腐剂影响还是操作技术误差。

实训三　片剂药物的霉菌、酵母菌数检测

一、实训目标

（1）掌握片剂药物霉菌、酵母菌等微生物杂质的检查方法及限量计算，并能正确判断检查结果。

（2）熟悉微生物限度检查法检验标准操作规程，树立检验工作标准化、规范化的意识。

（3）学会仪器、试药的选用以及试液的配制、菌种培养、对照用菌液的制备、生化试验等方法。

（4）正确书写检验原始记录和报告书。

二、实训资料

1. 检验药品

（1）检验药品　片剂的口腔贴片、阴道片、阴道泡腾片、外用可溶片均可。

（2）检验药品的来源　市场购买或送检样品。

（3）检验药品的规格、批号、包装及数量　根据药品包装确定，并记录有关情况。

2. 检测项目

片剂药物的霉菌、酵母菌数检测。

3. 质量标准

检验药品应符合片剂项下的有关规定；按照微生物限度检测法检测，应符合规定。

4. 检测原理

按照现行版《中国药典》"微生物限度检查"法，检查供试品中的"霉菌、酵母菌等

微生物杂质"。霉菌、酵母菌总数是指规定单位药品中污染活真菌的数量。霉菌、酵母菌总数是判断药品受微生物污染程度的指标之一。也是评价药品生产单位卫生状况的综合依据之一。

　　本实训采用平皿法测定霉菌、酵母菌总数，其原理是取供试品制备供试液，取供试液放置于无菌培养皿中，加入玫瑰红钠琼脂培养基，混匀，凝固后倒置培养箱中培养，真菌繁殖形成肉眼可见的菌落，点计平板中的菌落数，以平均菌落数乘以稀释倍数即得每克供试品中所含的活菌数。

三、实训方案

1. 实训形式

四人一组，培养基制备两组合作，其余操作各组独立完成。

2. 实训设计

（1）仪器的准备及洗涤

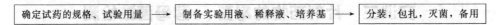

确定仪器的种类、数量、规格 → 洗净，包扎，灭菌，备用

（2）稀释液和培养基的制备

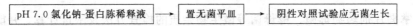

确定试药的规格、试验用量 → 制备实验用液、稀释液、培养基 → 分装，包扎，灭菌，备用

（3）阴性对照试验

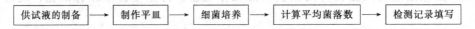

pH 7.0 氯化钠-蛋白胨稀释液 → 置无菌平皿 → 阴性对照试验应无菌生长

（4）供试品的细菌数检测

供试液的制备 → 制作平皿 → 细菌培养 → 计算平均菌落数 → 检测记录填写

3. 实训安排

实训安排一览表

实训内容	实训内容安排
仪器的准备	仪器由实训教师准备，学生按单清点，清洗晾干后需灭菌的仪器按要求包扎，贴标签，灭菌
培养基的制备	可以与仪器准备同时进行，配好后按要求分装，包扎，做记号，灭菌
无菌检测操作	在无菌室中完成，严格进行无菌操作
结果观察及判断	每天记录生长情况，需要培养5d的情况报告

四、实训过程

1. 设备、仪器、试药与其他物品的准备

（1）仪器　无菌室、超净工作台、恒温培养箱、高压蒸汽灭菌锅、冰箱、电热干燥箱（250～300℃）、振荡水浴锅、匀浆杯、电子天平、匀浆仪。

（2）用具　烧杯、量筒、试管、橡胶乳头、接种环、手术镊、手术剪、酒精灯、pH精密试纸、记号笔、75%的酒精棉球、试管、研钵、250ml锥形瓶、吸管、量筒、棉塞、消毒液缸、灭菌培养皿。

(3) 试药　0.9%无菌氯化钠溶液、蛋白胨、葡萄糖、玫瑰红钠、硫酸镁、磷酸二氢钾、磷酸氢二钠、琼脂、蒸馏水、氢氧化钠、盐酸。

(4) 供试品　片剂成品。

(5) 其他物品　无菌衣帽、口罩、手套。

2. 培养基的制备

(1) 试液的配制

① 1.0mol/L 氢氧化钠溶液　常规方法。

② 1.0mol/L 盐酸　常规方法。

(2) 稀释液和培养基的配制

① 0.9%无菌氯化钠溶液　取氯化钠 9.0g，加水溶解使成 1000ml，121℃灭菌 20min。

② pH 7.0 氯化钠-蛋白胨稀释液

组分：磷酸二氢钾 3.56g，磷酸氢二钠 7.23g，氯化钠 4.30g，蛋白胨 1.0g，蒸馏水 1000ml。

取上述各成分混合，微温溶解，滤清，分装锥形瓶和试管，锥形瓶约 100ml/个（保证加入 10g 供试品后，总体积为 100ml，另外在瓶中加入若干玻璃珠），试管 9.0ml/支，包扎，灭菌。

③ 玫瑰红钠琼脂培养基

组分：蛋白胨 5.0g，葡萄糖 10.0g，磷酸二氢钾 1.0g，硫酸镁 0.5g，玫瑰红钠（或 0.133%玫瑰红钠液）0.0133g，琼脂 14.0g，蒸馏水 1000ml。

除葡萄糖、玫瑰红钠外，取上述成分，混合，微温溶解后，滤过，加入葡萄糖、玫瑰红钠，分装，灭菌。

3. 供试品的检测

(1) 供试品的抽样　采用随机方法抽取，抽样量为检测用量的 3～5 倍。

(2) 供试液制备

① 取两个最小包装单位，以 75%的酒精棉球对外包装进行消毒，待干后用灭菌的手术镊或剪将供试品启封。分别从两个最小包装单位中共称取供试品 10g，乳钵研磨等方法分散均匀，制成 1:10 供试液。

② 用无菌吸管吸取 1:10 供试液 1.0ml，加入装有 9.0ml 灭菌 pH 7.0 氯化钠-蛋白胨稀释液的试管中，摇匀，制成 1:100 供试液。同法制备 1:1000 的供试液。制备好 1:10、1:100、1:1000 梯度浓度的供试液待用。

③ 吸取每个稀释级的供试液置无菌培养皿中，每皿含供试液 1.0ml，每个稀释级制备 2 个平板。然后在每个培养皿中加入 15ml 溶化并冷却至约 45℃的营养琼脂培养基，以顺时针或反时针方向快速旋转培养皿混匀，注意，混匀时切勿将培养基溅到皿边及皿盖上，置操作台上待凝。待凝固后倒置于 23～28℃恒温培养箱中培养。

(3) 阴性对照试验　取供试液制备相同的 pH 7.0 氯化钠-蛋白胨稀释液 1.0ml，置无菌平皿，加入营养琼脂培养基，制备 2 个平板，作为阴性对照。同法培养后阴性对照不得有菌生长。

(4) 霉菌、酵母菌的培养和计数　23～28℃倒置培养 5d，计算每个平板上生长的菌落数，计算各稀释级供试液的平均菌落数，按菌数报告规则报告菌数，填写检验记录。

(5) 菌数报告规则

① 霉菌、酵母菌数选取平均菌落数在 30～100 的稀释级作为报告菌数的依据。

如只有 1 个稀释级，平均菌落数在 30～300(30～100)，则将该稀释级的菌落数乘以稀释倍数报告。

② 如有 2 个相邻稀释级，平均菌落数在 30～300(30～100) 时，则按比值计算。

$$比值 = \frac{高稀释级的平均平板菌落数 \times 稀释倍数}{低稀释级的平均平板菌落数 \times 稀释倍数}$$

当比值≤2 时，则以 2 个稀释级的平均菌落数均值报告。当比值>2 时，则以低稀释级的平均菌落数乘以稀释倍数报告。

③ 如有 3 个稀释级，平均菌落数均在 30～300(30～100) 时，则以后 2 个稀释级计算级间比值报告。

④ 如各稀释级平均菌落数均在 300(100) 以上，则按最高稀释级平均菌落数乘以稀释倍数报告；如各稀释级平均菌落数均在 30 以下，则按最低稀释级平均菌落数乘以稀释倍数报告。

⑤ 如各稀释级平均菌落数均不在 30～300(30～100)，则以最接近 30 或 300(100) 的稀释级平均菌落数乘以稀释倍数报告。

⑥ 如各稀释级的平均菌落数均无菌落生长或最低稀释级平均菌落数小于 1 时，应报告菌数为<10 个/g 或 ml。如供试品原液平板均未生长霉菌及酵母菌，报告未检出霉菌及酵母菌/ml。

⑦ 当各稀释级平均菌数均小于 30 时，如高稀释级平均菌落数大于或等于低稀释级平均菌落数时，应以培养基稀释法重新测定，按测定结果报告菌数，填写表 1-3-3。

表 1-3-3 检测记录表

菌数检测记录					
品名：_____		批号：_____			
规格：_____		检测日期：_____			
检定依据：《中国药典》					
检测环境：温度：_____		湿度：_____			
供样单位：_____		收验日期：_____			
培养温度：30～35℃		培养时间：3d			
稀释级	原液	10⁻¹	10⁻²	10⁻³	阴性对照
1					
2					
平均菌落					
结果		cfu/g、个/ml、个/10cm²			
结论	□符合规定		□不符合规定		□复试
检验小组：		校对者：			

五、注意事项

（1）供试品检验全过程必须符合无菌技术要求；使用灭菌用具时，不能接触可能污染的任何器物，灭菌吸管不得用口吹吸；

（2）从供试品稀释至倾注琼脂培养基操作应在 1h 内完成，避免由于时间过长导致菌细胞繁殖或死亡；

（3）供试液稀释及注皿时应取均匀的供试液，以免造成实验误差；

（4）霉菌点计需在 48h 作初步点计（点计霉菌菌落时，动作宜轻，勿反复翻转平板或造成震动，使早期形成的孢子散落在平板的其他部位，又萌生新的霉菌菌落，导致计数误差）；

（5）对有疑义的供试品以 YPD 作酵母菌计数时，可培养至 1 周再点计菌落数。

学 习 小 结

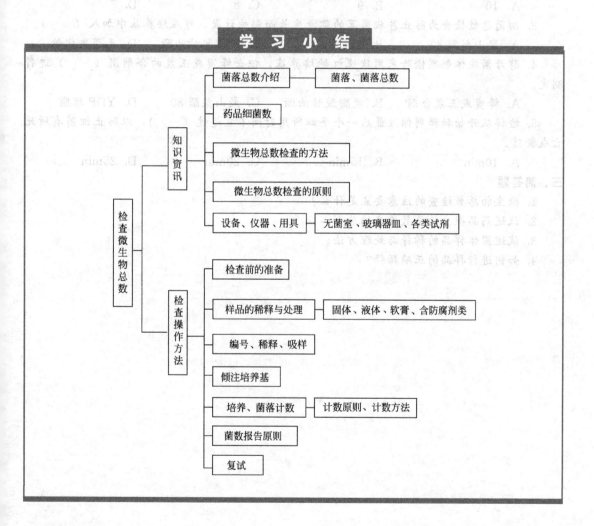

综合测试

一、填空题

1. 菌落总数就是指在一定条件下（如需氧情况、营养条件、pH、培养温度和时间等）

_____样品所生长出来的细菌菌落总数。

2. 药品微生物总数检查采用活菌计数，主要方法是_____。

3. 《中国药典》规定用含有_____、_____的合剂测定酵母菌数。

4. 不同稀释度的菌落数应与稀释倍数成_____。

5. 一般宜选取平均平板菌落数在_____之间的稀释级，作为菌落数计算的依据。

6. 按国家标准方法规定菌落数在_____时，按实测数报告。

二、选择题

1. 无菌室使用前开启紫光灯和空气过滤装置至少（   ）。

A. 35min   B. 40min   C. 30min   D. 20min

2. 吸样时，根据供试品污染程度，分别取连续3级（   ）倍稀释的供试液。

A. 10   B. 9   C. 8   D. 7

3. 细菌总数检查为防止片状菌落的弥漫生长而影响计数，可在培养基中加入（   ）。

A. 聚山梨酯80   B. TTC   C. 硬脂酸甘油酯   D. 无菌氯化钠

4. 酵母菌液体制剂检验采用玫瑰红钠培养基，但含蜂蜜或王浆的合剂用（   ）进行测定。

A. 蜂蜜或王浆合剂   B. 硬脂酸甘油酯   C. 聚山梨酯80   D. YDP琼脂

5. 检样从开始稀释到倾注最后一个平皿所用时间不宜超过（   ），以防止细菌有所死亡或繁殖。

A. 10min   B. 15min   C. 20min   D. 25min

三、简答题

1. 微生物总数检查的注意要点是什么？

2. 试述药品微生物总数检查的原则。

3. 试述固体样品的稀释与处理方法。

4. 如何进行样品的正确稀释？

项目四

检查各种控制（致病）菌

■ 项目描述：

非规定灭菌制剂不但要控制微生物的数量，同时不允许含有致病菌。致病菌种类繁多，在实际工作中不可能逐一检测，只能结合药品生产实践中污染的可能性、潜在的危害性、检测方法的稳定性和可操作性，通过长期的考察研究，选择几种致病菌或指示菌作为控制菌，通过对控制菌的检测评价药品的卫生质量，保证用药的安全性。2010 年版《中国药典》规定：药品检测的控制菌包括大肠埃希菌、大肠菌群、沙门菌、铜绿假单胞菌、金黄色葡萄球菌、梭菌和白色念珠菌七种。对某一制剂这七种菌不必全部检测，需检测的种类与药品的剂型、给药途径、原料来源和医疗目的等有关。

控制菌检测的药品主要包括口服液体制剂、酊剂、中药丸剂、栓剂、软膏剂、膜剂、散剂、鼻用制剂、洗剂、灌肠剂、部分特殊部位使用的片剂和含中药原粉、豆豉、神曲、动物组织的各种口服制剂。对一般胶囊剂、颗粒剂、片剂等，2010 年版《中国药典》不强制要求做控制菌检测，由药品生产单位自行控制、抽查，结果必须符合规定。

本学习项目各种控制（致病）菌检测技术主要运用六步教学法，学生自主完成资讯内容，学习并完成检测材料和用具的准备，供试溶液的配制，掌握各种控制（致病）菌的检测方法，在教师的指导下能够完成药品各种控制（致病）菌检测技术工作；在实践中学会药品各种控制（致病）菌检测技术。

■ 能力目标：

1. 各种培养基的正确配制；
2. 样品的正确抽样；
3. 控制菌检查方法的正确验证；
4. 增菌培养的正确操作；
5. 革兰染色、镜检的正确操作；
6. 能够对检测结果作出正确判断。

■ 知识目标：

1. 各种控制菌检测的意义；
2. 各种培养基的配方；
3. 各种控制菌检查需用的仪器、设备及药品；
4. 了解各种控制菌的检测方法及原理；
5. 熟悉控制菌检测的范围。

■ 职业素养：

培养吃苦耐劳的职业精神，认真的学习态度和团队合作精神。

■ **教学资源：**

教材、参考资料、PPT、视频、工作单、考核单、评价单、评价表、实验室、网络资源、图片、题库、教学情境设计方案与实施方案。

■ **考核与评价**

考核方式：

包括过程考核与结果考核；以过程考核为主。学生自评（10%）、教师对小组评价（30%）、教师对学生评价（60%）、组间互评（加试）。

考核方法：

包括笔试、口试、操作、答辩等。

评价内容：

1. 基本知识及技能水平评价；
2. 方案设计能力评价；
3. 任务完成情况评价；
4. 团队合作情况评价；
5. 过程评价。

学生工作任务单

项目四：各种控制（致病）菌的检查
工作任务描述： 　　根据具体产品检查需要，通过教师提供的参考书、教学课件、音像资料、自己查阅的参考资料，学生能够在教师指导下完成具体产品的控制菌检查任务，并在药品控制菌检查过程中获得各种控制菌检查技术方面的知识，掌握各种控制菌检查技术技能
具体工作任务： 　1. 获得相关资料与信息 　（1）了解各种控制菌检查的意义 　（2）常见控制菌的生活学活性 　（3）常见控制菌的检查原理 　（4）掌握样品如何抽样及保存方法 　（5）了解各种控制菌的检测程序 　（6）各种控制菌检查结果的正确判断 　（7）掌握各种控制菌检查的技术技能 　2. 制订检查计划 　（1）根据任务需要，进行仪器、设备、试液及培养基的准备 　（2）根据任务需要，确定相应的检测流程 　（3）各种控制菌检查操作 　（4）结果判断 　3. 结果判断、工作记录、小组互评单、个人考核单、工作总结，材料归档、整理 　4. 讨论、反思产品的各种控制菌检查过程，通过学生自查和教师指导找出各种控制菌检查过程中的不足之处

教学情境一　知识资讯

一、各种控制菌检测的意义

1. 确定药物是否污染或其污染程度，控制药品的质量

通过药品的微生物限度检测，可了解药品是否受污染及其污染程度，查明污染的来源，

并采取适当的方法进行控制，以保证药品的质量。

2. 保证用药的有效性和安全性

药品安全性一方面是指本身化学成分、含量是否安全，另一方面指药物是否受微生物的污染。微生物的种类繁多，营养成分复杂，污染药品后可能分解药品的有效成分，导致疗效降低或丧失，同时微生物的毒性代谢产物和部分病原微生物还可对患者造成不良反应或继发性感染，甚至危及患者生命，所以对非规定灭菌制剂的微生物限度检查是保证其质量和用药安全有效的重要措施之一。

3. 是衡量药品生产全过程卫生水平的根据之一

药品生产的各个环节如原辅料、水、空气、车间设备、包装材料、操作人员等都可能带来微生物污染，生产企业应针对生产过程的各个环节制订相应的措施，加强卫生管理，保证药品生产的环境卫生、物料卫生、工艺卫生、厂房卫生和人员卫生，防止污染各种控制菌，检测结果可以反映生产企业的卫生管理水平。管理水平高的微生物污染的概率小，反之则大。

二、各种控制菌检测的特殊性

1. 活体性和不稳定性

各种控制菌检查对象是具有生长繁殖能力的活细胞，其生长繁殖受到多方因素的影响。因此，样品在正式检验前必须在适宜的环境下保藏，使其保持原污染状态，防止第二次污染和污染微生物的繁殖或死亡。虽然微生物具有不稳定性，但在稳定的保藏条件和保藏时间下，污染数量处于一种动态平衡，总体的污染水平仍可通过标准化的检验方法得以正确评价。

2. 分布的不均匀性

药品生产的各个环节都可能带来微生物污染，这种污染，数量可多可少，种类可有可无，在药物中的分布也不尽相同。同一批产品的不同包装中可能出现有的被污染，有的不被污染，被污染的微生物数量和种类也可能存在差异。因此，控制菌检测的样品必须具有代表性，其抽样方法、抽样量、检查用量和检查量均有一定的要求。

3. 多数处于受损伤状态

污染的微生物在药品生产过程中受到原料处理、加工、加热等过程影响，易造成机械损伤，同时具有抑菌活性的药物也会使污染菌处于受损抑制状态。在检测时应避免造成污染微生物的损伤，需提供适宜微生物生长繁殖、利于受损菌体复苏的培养条件，以提高检出率。

三、抽样、保存及检验量

1. 抽样

由于微生物污染具有不均匀性，抽样和检测要有一定数量，以保证检测有代表性。一般采用随机抽样方法，抽样量应为检验用量（2个以上基本包装单位）的3倍量（以备复试）。抽样时，凡发现有异常或可疑的供试品，应选取有疑问的供试品，但机械损伤、明显破裂的包装不得作为供试品。

凡能从药品、瓶口（外盖内侧及瓶口周围）外观看出长螨、发霉、虫蛀及变质的药品，可直接判为不合格品，无需再抽样检验。

2. 保存

供试品在检验之前，应保存在阴凉干燥处，勿冷藏或冷冻，以防供试品内污染菌因保存条件不妥引起致死、损伤或繁殖。供试品在检验之前，应保持原包装状态，严禁开启。包装已开启的样品不得作为供试品。

3. 检验量

（1）检测用量 所有剂型的供试品需取自 2 个以上的包装单位，大蜜丸、膜剂除需取自 2 个以上的包装单位外，应取自 4 丸（片）以上。

（2）检测量 固体及半固体（黏稠性供试品）制剂检验量为 10g，液体制剂检验量为 10ml。膜剂除另有规定外，中药膜剂为 $30\sim50cm^2$，化学及生化膜剂为 $100cm^2$。贵重药品、微量包装药品的检验量可以酌减。但除另有规定外，口服固体制剂不得低于 3g，液体制剂采用原液者不得少于 6ml，采用供试液者不得少于 3ml，外用药品不得少于 5g。要求检测沙门菌的供试品其检测量应增加到 20g 或 20ml。

四、试剂与试液

1. 消毒液

0.1%苯扎溴铵溶液；5%石炭酸溶液（配好后装入玻璃消毒缸内，消毒带菌吸管），亦可选用其他适宜消毒液；75%乙醇溶液；碘酊或碘伏溶液。

2. 稀释剂

0.9%无菌氯化钠溶液；无菌聚山梨酯 80-氯化钠溶液；无菌磷酸盐缓冲液（pH 7.2）。

3. 试液

二盐酸二甲基对苯二胺试液；无菌对氨基苯甲酸试液；亚硫酸钠（钾）试液；玫瑰红钠试液；无菌枸橼酸钠-氯化钠试液；草酸铵试液；亮绿试液；氢氧化钾试液；盐酸试液；α-萘酚乙醇试液；氰化钾试液；0.1% 2,3,5-三苯基氯化氮唑试液；靛基质试液。

4. 指示液

中性红指示液；甲基红指示液；亚甲蓝指示液；溴甲酚紫指示液；溴麝香草酚蓝指示液；酸性品红指示液；曙红钠指示液。

5. 染色液

结晶紫染液；革兰碘液；沙黄（番红）染液。

五、培养基

胆盐乳糖培养基（BL）；麦康凯琼脂培养基（MacC）；曙红亚甲蓝琼脂培养基（EMB）；4-甲基伞形葡糖苷酸（MUG）培养基；三糖铁琼脂培养基（TSI）；四硫磺酸钠亮绿培养基（TTB）；沙门、志贺菌属琼脂培养基（SS）；胆盐硫乳琼脂培养基（DHL）；甘露醇氯化钠琼脂培养基；蛋白胨水培养基；磷酸盐葡萄糖胨水培养基；枸橼酸盐培养基；糖、醇发酵培养基；脲（尿素）琼脂培养基；氰化钾培养基；赖氨酸脱羧酶试验培养基；绿脓菌素测定用培养基（PDP 琼脂培养基）；明胶培养基；硝酸盐胨水培养基（pH 7.4）；亚碲酸钠肉汤培养基；血琼脂培养基。

六、对照用菌液的配制

取相应菌株的营养琼脂培养基斜面新鲜培养物 1 白金耳，接种至营养肉汤培养基内培养

18～20h后，稀释至1：10⁶，对照菌加入至为50～100个。

七、控制菌检查方法的验证

应进行控制菌检查方法的验证，以确认所采用的方法适合于该药品的控制菌检查。若药品的组分或原检验条件发生改变可能影响检验结果时，检查方法应重新验证。

验证时，依各品种项下微生物限度标准中规定检查的控制菌选择相应验证的菌株（表1-4-1），验证大肠菌群检查法时，应采用大肠埃希菌作为菌株。验证试验按供试液的制备和控制菌检查法的规定及下列要求进行。

表 1-4-1　控制菌阳性对照菌株

控制菌	阳性对照菌株
大肠埃希菌	大肠埃希菌[CMCC(B) 44102]
大肠菌群	大肠埃希菌[CMCC(B) 44102]
沙门菌	乙型副伤害沙门菌[CMCC(B) 50094]
铜绿假单胞菌	铜绿假单胞菌[CMCC(B) 10104]
金黄色葡萄球菌	金黄色葡萄球菌[CMCC(B) 26003]
梭菌	生孢梭菌[CMCC(B) 64941]
白色念珠菌	白色念珠菌[CMCC(F) 98001]

1. 菌种

对试验菌种的要求同细菌、真菌及酵母菌计数方法的验证。

2. 菌液制备

接种大肠埃希菌、金黄色葡萄球菌、乙型副伤寒沙门菌、铜绿假单胞菌的新鲜培养物至营养肉汤培养基或营养琼脂培养基中，生孢梭菌的新鲜培养物接种至硫乙醇酸盐流体培养基中，培养18～24h。用0.9%的无菌氯化钠溶液制成每毫升含菌数为10～100cfu的菌悬液。

3. 验证方法

（1）试验组　取规定量供试液及10～100cfu试验菌加入增菌培养基中，依相应控制菌检查法进行检查。当采用薄膜过滤法，取规定量供试液，过滤，冲洗，试验菌应加在最后一次冲洗液中，过滤后，注入增菌培养基或取出滤膜接入增菌培养基中。

（2）阴性菌对照组　设立阴性菌对照组是为了验证该控制菌检查方法的专属性。方法同试验组，验证大肠埃希菌、大肠菌群、沙门菌检查法时的阴性对照菌采用金黄色葡萄球菌；验证铜绿假单胞菌、金黄色葡萄球菌、梭菌检查法时的阴性对照菌采用大肠埃希菌。阴性对照菌不得检出。

（3）结果判断　阴性菌对照组不得检出阴性对照菌。若试验组检出试验菌，按此供试液制备法和控制菌检查法进行供试品的该控制菌检查；若试验组未检出试验菌，应采用培养基稀释法、离心沉淀集菌法、薄膜过滤法、中和法等方法或联合使用这些方法消除供试品的抑菌活性，并重新进行方法验证。验证试验也可与供试品的控制菌检查同时进行。

教学情境二　大肠埃希菌的检测

大肠埃希菌又称大肠杆菌，属肠杆菌科埃希菌属，是埃希菌属的代表，是人和温血动物肠道内栖居菌，在肠道中可合成B族维生素和维生素K，是人和许多动物体内的正常菌群。当宿主免疫力下降或者侵入肠外组织、器官，可引起肠外感染，侵入血液，可引起败血症。而有些菌株致病性强可直接引起肠道感染。大肠埃希菌可随人和动物的粪便排出体外，污染环境，常作为判断食品、药品、水等是否受粪便污染的指示菌。这些物品中一旦检出大肠埃希菌，表明已受粪便污染，可能存在其他肠道致病菌（如伤寒、痢疾等）和寄生虫卵。

2010 年版《中国药典》规定鼻及呼吸道给药和某些口服给药的制剂，每 1g、1ml 或 10cm² 不得检出大肠埃希菌。

一、检测程序

大肠埃希菌检测程序见图 1-4-1。

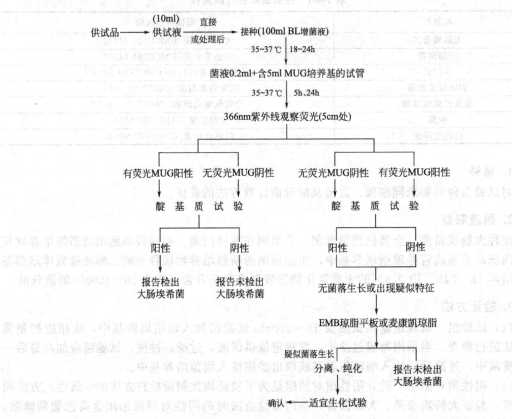

图 1-4-1 大肠埃希菌检测程序

二、增菌培养

取胆盐乳糖培养基 3 瓶，每瓶 100ml，2 瓶分别加入 10ml 供试液（相当于供试品 1g、1cm、10cm²），直接或处理后接种至胆盐乳糖培养基中，其中 1 瓶加入对照菌 50～100 个做阳性对照，第 3 瓶加入与供试液等量的稀释液做阴性对照。(36±1)℃培养 18～24h，必要时可延长至 48h。

>>>> **知 识 链 接** >>

增菌培养的目的是抑制不需要的细菌生长，而有利于需检菌的生长。胆盐乳糖培养基中的胆盐具有抑制革兰阳性菌生长的作用，利于待检菌的生长繁殖。

>>

三、MUG 检测

取上述 3 瓶增菌培养物各 0.2ml，分别接种至含 5ml MUG 培养基的试管内，(36±1)℃培养 18～24h。将培养 MUG 培养管于 5h、24h 置于 366nm 紫外线下观察是否产生荧光，如荧光很微弱，不能准确判断时，应该延长培养至 48h 再观察结果。同时用未接种的 MUG 培养基作本底对照。管内培养物有荧光为 MUG 阳性，无荧光为 MUG 阴性。观察后，沿培养管的管壁加入数滴靛基质试液，液面呈玫瑰红色，为靛基质阳性；呈试剂本色，为靛基质阴性。本底对照应为 MUG 阴性和靛基质阴性。

观察 MUG 培养管是否有荧光时应仔细观察比较，或者将各管调换位置（阴性管居中），适当倾斜试管，阳性对照管荧光强烈，影响供试品管与阴性对照管的观察时，应移去阳性对照管。

当阴性对照无菌生长，阳性对照检出阳性菌，供试品的 MUG 和靛基质均为阳性，判检出大肠埃希菌；MUG 和靛基质均为阴性，判未检出大肠埃希菌；当 MUG 阳性、靛基质阴性或 MUG 阴性、靛基质阳性时，需进一步做以下确证试验。

配制 MUG 培养基时务必校正 pH，灭菌后 pH 不得超过 7.4，如果 pH 偏高，MUG 分解，本身则显荧光。分装 MUG 培养基的试管应挑选，试管、蛋白胨不得显荧光。

>>>> **知识链接** >>>

MUG（4-甲基伞形葡糖苷酸）能被含有 β-葡萄糖苷酸酶的大肠埃希菌分解，在紫外线灯下分解产物呈现荧光，此反应专属性较好，敏感性强，易于观察，可以不必从混合液中分离单个菌落，是检测大肠埃希菌的快速方法。因大部分大肠埃希菌的靛基质试验为阳性，因此将 MUG 试验和靛基质试验相结合能提高大肠埃希菌的检出率。

>>>

四、麦康凯琼脂或曙红亚甲蓝琼脂分离培养

将胆盐乳糖培养基的增菌培养液轻轻摇动，以接种环蘸取 1～2 环培养液划线接种至麦康凯琼脂或曙红亚甲蓝琼脂平板，(36±1)℃倒置培养 18～24h。曙红亚甲蓝琼脂中含有乳糖、曙红和亚甲基蓝，大肠埃希菌能分解乳糖产酸，使曙红和亚甲基蓝结合成紫黑色具有金属光泽的络合物，使大肠埃希菌落呈紫黑色具有金属光泽。麦康凯琼脂培养基中含有乳糖、胆盐和中性红等，若有大肠埃希菌则可分解乳糖产酸，使菌落呈桃红色。检测平板，若平板上无菌落生长，或生长的菌落与表 1-4-2 所列的菌落形态特征不符，判供试品未检出大肠埃希菌；否则，进一步做纯化培养。

表 1-4-2　大肠埃希菌菌落形态特征

培养基	菌 落 特 征
曙红亚甲蓝琼脂	呈紫黑色、浅紫色、蓝紫色或粉红色,菌落中心呈深紫色或无明显暗色中心,圆形,稍凸起,边缘整齐,表面光滑,湿润,常有金属光泽
麦康凯琼脂	鲜桃红色或微红色,菌落中心呈深桃红色,圆形,扁平,边缘整齐,表面光滑,湿润

五、纯培养

挑取疑似大肠埃希菌菌落接种于营养琼脂斜面培养基斜面，(36±1)℃培养 18～24h。

如平板上无单个可疑菌落，但有可疑菌团（紫黑色，或有金属光泽），应蘸取可疑菌团培养物少许，或重新取增菌培养液划线接种于 EMB 琼脂平板，（36±1）℃培养 18～24h，再挑选单个疑似菌落，纯培养，留待下一步检测以判断结果。

六、革兰染色、镜检

(1) 以接种环蘸取无菌水于洁净载玻片上，取上述疑似菌落的营养琼脂斜面新鲜培养物少许，制成均匀涂片，自然或微温干燥，再通过火焰 2～3 次（载玻片不烫手）固定。

(2) 滴加结晶紫染液，染色 1min，水洗。

(3) 滴加碘液，媒染 1min，水洗后，以滤纸吸干余水。

(4) 滴加 95％乙醇，脱色 20～30s，水洗。

(5) 滴加沙黄染液，复染 1min，待干后，镜检。

观察染色性及形态，革兰阳性菌呈蓝紫色；革兰阴性菌呈红色。若为革兰阴性短杆菌，需继续做生化反应试验。

七、生化反应试验

鉴别大肠埃希菌的常用生化反应试验有乳糖发酵试验、靛基质试验（I）、甲基红试验（M）、乙酰甲基甲醇生成试验（V-P）和枸橼酸盐利用试验（C），后四个生化反应试验简称为 IMViC 试验。做 IMViC 试验时要挑选 2～3 个以上菌落分别做，挑选菌落越多，挑选阳性菌的概率越高，如仅挑选一个菌落做 IMViC 试验鉴别，则容易漏检。在 IMViC 试验中，蘸取菌苔后按 C 盐、I、M、Vi 次序接种，勿将培养基带入 C 盐斜面上，以免产生阳性结果，同时培养时间改为 2～4d。

1. 乳糖发酵试验

取可疑菌落或斜面培养物接种于乳糖培养管，置于（36±1）℃培养 18～24h 后观察。大肠埃希菌应发酵乳糖并产酸产气。产酸的，指示剂为酸性品红的培养基显红色；指示剂为香草酚蓝的培养基显黄色。产气的，小导管内有气泡。

>>>> **知 识 链 接** >>>

为了避免迟缓发酵乳糖造成假阴性，可选用 5％乳糖发酵管，绝大多数迟缓发酵乳糖的细菌可于 24h 内出现阳性反应。

>>

2. 靛基质试验（I）

取可疑菌落或斜面培养物接种于蛋白胨培养基中，培养 24h，沿管壁加入靛基质试液数滴，液面呈玫瑰红色为阳性，呈试剂本色为阴性。

3. 甲基红试验（M）

取可疑菌落或斜面培养物接种于磷酸盐葡萄糖胨水培养基中，培养（48±2）h，于管内加入甲基红指示液数滴，立即观察，呈鲜红色或橘红色为阳性，呈黄色为阴性。

4. 乙酰甲基甲醇生成试验（V-P）

取可疑菌落或斜面培养物接种于磷酸盐葡萄糖胨水培养基中，培养（48±2）h，在每 2ml 营养液中加入 α-萘酚乙醇试液 1ml，混匀，再加 40％氢氧化钾溶液 0.4ml，充分振摇，在 4h 内出现红色为阳性，无红色反应为阴性。

5. 枸橼酸盐利用试验（C）

取可疑菌落或斜面培养物，接种于枸橼酸盐培养基的斜面上，培养 48～72h，斜面培养基有菌落生长，培养基由绿色变为蓝色时为阳性，培养基颜色无变化为阴性。

大肠埃希菌生化反应特征见表 1-4-3。

表 1-4-3 大肠埃希菌生化反应特征

项目	乳糖发酵试验	I	M	V-P	C
特征	产酸产气	＋或－	＋	－	－

八、结果判断

（1）若 MUG 阳性、靛基质阴性，IMViC 试验为－＋－－，革兰阴性短杆菌，判供试品中检出大肠埃希菌。

（2）若 MUG 阴性、靛基质阳性，IMViC 试验为＋＋－－，革兰阴性短杆菌，亦判供试品中检出大肠埃希菌。

（3）与（1）、（2）不符的其他情况判供试品中未检出大肠埃希菌。

>>>> **知识链接** >>

检测大肠埃希菌及其他控制菌，按一次检出结果为准，不准抽样复检。检出的大肠埃希菌及其他控制菌培养物须保留 1 个月，备查。

>>

教学情境三 大肠菌群的检测

大肠菌群是指 37℃生长时能发酵乳糖，在 24h 内产酸产气的革兰阴性无芽孢杆菌。大肠菌群不是分类学上的命名，而是卫生学领域的名称，包括埃希菌属、肠杆菌属、枸橼酸菌属、克雷伯菌属等，基本包括了正常人、畜肠道内的全部需氧及兼性厌氧的革兰阴性杆菌。大肠菌群分布很广，人畜粪便对外界环境的污染是大肠菌群在自然界存在的主要原因。以大肠菌群作为粪便污染指示菌比大肠埃希菌具有更广泛的卫生学意义。因此，国际上以大肠菌群作为药品、食物、饮水等粪便污染指示菌，对卫生质量的要求更严格。大肠菌群数的高低，表明了被粪便污染的程度，也反映了对人体健康危害性的大小。2010 年版《中国药典》规定以中药原粉、豆豉、神曲为原料的口服药物需检测大肠菌群，其数目不得高于限度标准。

一、增菌培养

取乳糖胆盐发酵培养管（装量不少于 10ml）3 支，分别接种 1：10 供试液 1ml（含供试品 0.1g 或 0.1ml），1：100 供试液 1ml（含供试品 0.01g 或 0.01ml）和 1：1000 供试液 1ml（含供试品 0.001g 或 0.001ml），另取 1 支胆盐乳糖发酵培养基管加入稀释剂 1ml 作为阴性对照，培养 18～24h。

若无菌生长，或有菌生长但不产酸产气为阴性，判未检出大肠菌群；若产酸产气，为疑似，需进一步分离培养。

▷▷▷▷ 知识链接 ▷▷

　　加供试液的双料乳糖胆盐发酵管，由于有的药渣颜色深或沉淀物多，干扰结果的观察，应仔细观察管底部或试管壁、培养液表面有无气泡。针尖的气泡也是产气。

▷▷

二、分离培养

　　取产酸产气发酵管中的培养物，分别划线接种于曙红亚甲蓝琼脂培养基或麦康凯琼脂培养基的平板上，倒置培养18～24h。若平板上无菌落生长，或生长的菌落特征与表1-4-4不符合，或疑似菌落经革兰染色、镜检证实为非革兰阴性无芽孢杆菌，判该管未检出大肠菌群，否则继续做确认试验。

表1-4-4　大肠菌群菌落形态特征

培养基	菌落形态
曙红亚甲蓝琼脂	紫黑色、紫红色、红色或粉红色,圆形,扁平或稍凸起,边缘整齐,表面光滑,湿润
麦康凯琼脂	鲜桃红色或粉红色,圆形,扁平或稍凸起,边缘整齐,表面光滑,湿润

三、确证试验

　　从上述平板中挑取疑似菌落4～5个，分别接种于乳糖发酵管中，培养24～48h。若不产酸产气，判该胆盐乳酸发酵管未检出大肠菌群；若产酸产气，判检出大肠菌群。并对照表1-4-5，报告1g或1ml供试品中的大肠菌群数。

表1-4-5　可能的大肠菌群数表

各供试品量的检出结果			可能的大肠菌群数 N/(个/g 或 ml)
0.1g 或 0.1ml	0.01g 或 0.01ml	0.001g 或 0.001ml	
＋	＋	＋	＞10^3
＋	＋	－	$10^2 < N < 10^3$
＋	－	－	$10 < N < 10^2$
－	－	－	＜10

　　注：＋代表检出大肠菌群；－代表未检出大肠菌群。

教学情境四　沙门菌的检测

　　沙门菌是肠杆菌科的重要致病菌，包括伤寒、副伤寒、肠炎、鼠伤寒等多种沙门菌，约有2500多个血清型。主要存在于人和动物的肠道内，可随粪便或带菌者接触污染药品原辅料、制药用水、制药设备、半成品、成品，尤其是动物脏器为原料的药物，被污染的概率最高，服用后有引起人类伤寒、副伤寒、急性肠炎及败血症等疾病的危险。2010年版《中国药典》规定以动物来源（包括提取物）的口服制剂，每10g或10ml不得检出沙门菌。

一、检测程序

　　沙门菌检测程序见图1-4-2。

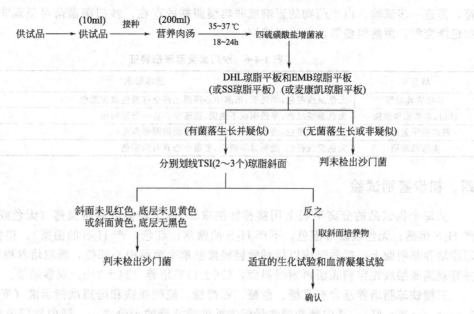

图 1-4-2 沙门菌检测程序

二、增菌培养

取营养肉汤培养基 3 瓶，每瓶 200ml，2 瓶分别接种 1∶10 的供试品 10ml，其中 1 瓶加入对照菌液 0.1ml（含菌 50～100 个）做阳性对照，第 3 瓶加入稀释剂 10ml 做阴性对照，用适宜的方法混匀，(36±1)℃培养 18～24h 后观察。摇动阴性对照瓶后应清澈透明，无菌生长，否则试验无效。

取 1ml 培养物转种于含 10ml 四硫磺酸钠亮绿培养基的试管中，(36±1)℃培养 18～24h。阳性对照管应呈现混浊。

>>>> **知识链接** >>>

(1) 四硫磺酸钠对大肠埃希菌有抑制作用，而有利于沙门菌的生长。

(2) 由于细菌在药品生产过程中或检验的前期处理中会受到一定的损伤，增菌培养的目的是使供试品中受损的细菌得以修复，恢复生长繁殖能力，使菌体数量增加，提高检出率。

>>>

三、分离培养

轻轻摇动供试品和阳性对照增菌培养液，以接种环分别蘸取 1～2 环培养液划线接种于胆盐硫乳琼脂（或沙门、志贺菌属琼脂）培养基和麦康凯琼脂（或曙红亚甲蓝琼脂）培养基的平板，(36±1)℃倒置培养 18～24h。

以上四种培养基均为分离沙门菌等肠道致病菌的常用选择性培养基，其成分中除含有抑制非肠道致病菌的物质外，还含有指示系统，用于区分沙门菌等肠道致病菌与非致病菌。沙门菌不分解培养基中的乳糖，菌落一般不着色或略带培养基浅色；大多数沙门菌产生 H_2S，在含 H_2S 指示系统的胆盐硫乳琼脂（或沙门、志贺菌属琼脂）的平板上形成中心或整个呈黑色的特征性菌落。观察上述平板，若平板上无菌落生长，或生长菌落的特征与表 1-4-6 所描述的不符，判供试品未检出沙门菌。若平板上的菌落特征与表 1-4-6 所描述的相似或相符，需进一步试验。由于药物的影响或非典型菌株的存在，沙门菌菌落可呈现非典型形态，如色泽变深，菌落粗糙等，应注意辨别。

表 1-4-6　沙门菌菌落形态特征

培养基	菌落形态
胆盐硫乳琼脂	无色至浅橙色，半透明，菌落中心带黑色或全部黑色或无黑色
沙门、志贺菌属琼脂	无色至淡红色，半透明或不透明，菌落中心有时带黑褐色
曙红亚甲蓝琼脂	无色至浅绿色，透明或半透明，光滑湿润的圆形菌落
麦康凯琼脂	无色至浅橙色，透明或半透明，菌落中心有时为暗色

四、初步鉴别试验

从每个供试品的分离平板上用接种针挑取 2～3 个疑似或相符菌落（无色或微带橙色，产 H_2S 菌落；无色或微带橙色，不产 H_2S 的菌落；红色，产 H_2S 的菌落），接种于三糖铁琼脂培养基斜面上，接种时应以接种针轻轻接触单个菌落中心部位，蘸取培养物划线于斜面并穿刺到底层或先穿刺底层再划线斜面，（36±1）℃培养（24±2）h。观察结果。

三糖铁琼脂培养基含有乳糖、蔗糖、葡萄糖、硫酸亚铁和酚磺酞指示液（变色范围 pH 6.8～8.4→黄～红），其中葡萄糖含量仅为乳糖或蔗糖的十分之一。疑似沙门菌在三糖铁琼脂培养基斜面上的反应为：①绝大部分沙门菌仅能分解葡萄糖而不分解乳糖和蔗糖，产生的酸较少，斜面部分因细菌分解蛋白胨产生氨使培养基呈碱性，呈红色；②培养基底层由于氧分压低，保留了酸性而显黄色；③同时沙门菌能分解三糖铁琼脂培养基中硫代硫酸钠产生 H_2S，它与硫酸亚铁反应生成黑色的 FeS 沉淀物，该反应需在较为厌氧的环境下进行，故只在培养基的底层能观察到黑色反应。

>>>> 知识链接 >>>

多数沙门菌在三糖铁琼脂上产生气体，使底层琼脂出现气泡或使琼脂断裂，但也有不产生气体的菌种。

>>

结果判断：若三糖铁琼脂培养基中出现斜面未见红色、底层未见黄色；或斜面黄色、底层无黑色，判供试品未检出沙门菌。其他现象判为疑似沙门菌反应，应取上述斜面培养物进行进一步的确证试验。

五、革兰染色、镜检

取疑似培养物进行革兰染色。沙门菌应为革兰阴性杆菌。

六、生化试验

1. 靛基质试验

用接种环蘸取少许培养物接种到蛋白胨水培养基，培养 24～48h，沿管壁加入靛基质试液数滴，轻轻摇动试管，液面呈玫瑰红色为阳性反应；呈试剂本色为阴性反应。沙门菌应为阴性反应。

2. 尿素酶试验

用接种环蘸取疑似菌斜面培养物接种于尿琼脂培养基斜面上，培养 24h。产生尿素酶的细菌分解尿素产生氨，使培养基 pH 值上升，斜面呈红色为阳性反应，否则为阴性反应。沙门菌应为阴性反应。

3. 氰化钾试验

取培养 20~24h 的疑似菌株营养肉汤培养液，分别用白金耳蘸取 1 环，接种至氰化钾培养基及对照培养基（不含氰化钾的相同培养基），立刻以橡胶塞塞紧，培养 24~48h。氰化钾能抑制某些细菌的呼吸作用，从而导致细菌死亡，培养基澄清、无菌生长为阴性反应；培养基混浊、有菌生长为阳性反应。沙门菌应为阴性反应。

4. 赖氨酸脱羧酶试验

用接种环蘸取疑似菌斜面培养物分别接种于赖氨酸脱羧酶培养基及对照培养基（不含赖氨酸脱羧酶的相同培养基），培养 24~48h。具有赖氨酸脱羧酶的细菌能催化培养基中的赖氨酸发生脱羧反应生成胺和 CO_2，使培养基的 pH 值上升，使溴甲酚紫指示剂（变色范围 pH 5.2~6.8→黄~紫）呈紫色或紫红色，即为阳性反应；黄色为阴性反应。沙门菌应为阳性反应。

5. 动力检查

用接种环蘸取疑似菌斜面培养物，穿刺接种于半固体营养琼脂培养基中。培养 24h 后观察，细菌沿穿刺外周扩散生长，为动力检查阳性；仅沿穿刺线生长的，周围培养基清晰的为无鞭毛菌，动力检查阴性。沙门菌动力检查应为阳性。

>>>> **知识链接** >>

沙门菌除鸡雏沙门菌及无动力的变种外，均具有周身鞭毛，能运动。

>>

6. 血清学凝集试验

在洁净载玻片一端，以白金耳蘸取沙门菌属 A~F "O" 多价血清 2~3 环，抹成长约 1.5cm，宽约 0.5cm 的长条，再挑取三糖铁琼脂培养基斜面的培养物少许，与血清混合，玻片前后倾斜数次，在暗背景下观察，3min 内，如出现凝集现象，应以 0.9% 氯化钠溶液与同株培养物作对照试验，无凝集现象时判为血清凝集阴性。有时有反应迟缓时，需将玻片与湿棉球置平皿内，约过 20min，再观察。未出现凝集时，应取斜面培养物，置含少量 0.9% 氯化钠溶液的试管中，制成浓菌悬液，在 100℃ 水浴中保温 30min，待冷，再作凝集试验。如出现凝集，应判为阳性，否则为阴性。

沙门菌反应特征见表 1-4-7。

表 1-4-7　沙门菌反应特征

项目	三糖铁琼脂培养基	革兰染色	生化试验					血清学凝集试验
			靛基质试验	尿素酶试验	氰化钾试验	赖氨酸脱羧酶试验	动力检查	
反应特征	斜面红色、底层黄色或黑色；或斜面黄色、底层黑色	阴性杆菌	—	—	—	+	+	+

七、结果判断

（1）供试品培养物为革兰阴性杆菌，三糖铁琼脂反应及生化反应符合沙门菌属反应，血清学凝集试验阳性，报告 10g 或 10ml 供试品检出沙门菌。

（2）供试品培养物的三糖铁琼脂反应不符合，或者生化反应不符合沙门菌属反应及血清学凝集试验阴性，报告 10g 或 10ml 供试品未检出沙门菌。

（3）供试品培养物的三糖铁琼脂反应符合，生化反应符合沙门菌属反应，血清学凝集试验阴性，或生化反应不符合沙门菌属反应，血清学凝集试验阳性，则需继续鉴定或保留菌种，送交有关单位进一步鉴定，再作报告。

沙门菌检查结果判定见表 1-4-8。

表 1-4-8　沙门菌检查结果判定

序号	血清凝集试验（A～F"O"血清）			生化试验	结果
	凝集反应	100℃30min 凝集反应	0.9％氯化钠溶液对照		
1	阳性		阴性	符合	检出沙门菌
2	阴性	阳性	阴性	符合	检出沙门菌
3	阴性	阴性		不符合	未检出沙门菌

教学情境五　铜绿假单胞菌的检测

铜绿假单胞菌是革兰阴性无芽孢杆菌，属于假单胞菌属，能产生绿色的水溶性色素，俗称绿脓杆菌，可在生产的各个环节污染药品。铜绿假单胞菌是常见的化脓性感染菌，在烧伤、烫伤、眼科及其他外科疾患中引起继发性感染，使患者的病情加重，是医院内感染最广泛、最严重的致病菌之一。由于铜绿假单胞菌对许多抗菌药物具有天然或后天获得的耐药性，给临床治疗带来很大困难。2010 年版《中国药典》规定局部给药的外用制剂，每 1g、1ml 或 10cm² 不得检出铜绿假单胞菌。

一、铜绿假单胞菌的检测程序

铜绿假单胞菌的检测程序见图 1-4-3。

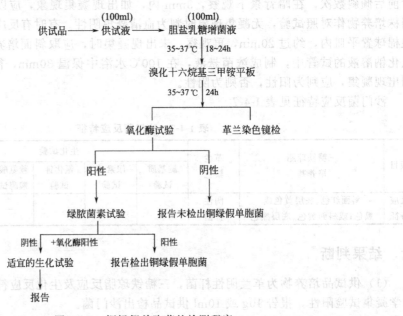

图 1-4-3　铜绿假单胞菌的检测程序

二、增菌培养

取胆盐乳糖培养基 3 瓶，每瓶 100ml，2 瓶分别加入 1∶10 供试液 10ml（相当于供试品 1g、1ml 或 10cm²），其中 1 瓶加入对照菌 50～100 个作为阳性对照。第 3 瓶加入与供试液等量的稀释剂做阴性对照。36℃±1℃培养 18～24h。阳性对照应生长良好，阴性对照菌应无菌生长。

三、分离培养

轻轻摇动增菌培养物，以接种环取 1～2 环培养物（有菌膜则优先挑取）划线接种于溴化十六烷基三甲铵琼脂培养基的平板上，（36±1）℃培养 18～24h。如平板上无菌落生长或生长的菌落与表 1-4-9 菌落形态特征不符，判供试品未检出铜绿假单胞菌。否则需做进一步检查。

表 1-4-9　铜绿假单胞菌菌落形态特征

培养基	菌落形态
溴化十六烷基三甲铵琼脂	扁平、圆形或无定形、边缘不整齐，扩散生长，光滑湿润，灰白色，菌落周围有蓝绿色素扩散，在菌落相邻处常有融合现象。菌落还有粗糙型和黏液型等

四、纯培养

以接种针挑取 2～3 个相符或疑似菌落，分别接种于营养琼脂培养基斜面上，培养 18～24h。取出进行革兰染色、镜检，并做氧化酶试验。

五、革兰染色、镜检

革兰染色与大肠埃希菌检验法相同。铜绿假单胞菌应为革兰阴性、无芽孢杆菌，单个，成对或呈短链排列。

六、生化试验

1. 氧化酶试验

取洁净滤纸片置于平皿内，用无菌玻璃棒挑取纯培养物涂于滤纸片上，再滴加新配制的 1⅟₁₀₀二盐酸二甲基对苯二胺试液，在 30s 内培养物呈粉红色，并逐渐变为紫红色即为氧化酶试验阳性。若培养物不变色或仅显粉色为阴性反应。

若证实疑似菌为非革兰阴性无芽孢杆菌或氧化酶试验阴性，均判供试品未检出铜绿假单胞菌。否则，应进行绿脓菌素试验。

>>>> **知识链接** >>

氧化酶试验注意事项

（1）试验菌落必须新鲜，陈旧培养物反映不可靠。

（2）试验避免与铁、镍等金属接触，不可用普通接种针（环）（白金材料除外）挑取菌落，否则容易出现假阳性，宜用玻璃棒和木棒。

（3）试剂宜新鲜配制，放置过久，二盐酸二甲基对苯二胺氧化变色不可用。

（4）反应需在有氧条件下进行，勿滴加试剂过多，以免浸泡物使之与空气隔绝，造成假阴性反应。

（5）麦康凯琼脂、沙门、志贺菌属琼脂培养基等含糖培养基上的菌落，不适于做氧化酶试验，因为糖分解产酸，抑制氧化酶活性。

>>>

2. 绿脓菌素试验

取疑似菌纯培养物接种于绿脓菌素测定用培养基（PDP）斜面上，（36±1）℃培养24h。观察斜面有无色素，如有色素，在PDP琼脂斜面内加三氯甲烷3～5ml，搅碎培养基并充分振荡，三氯甲烷能萃取铜绿假单胞菌产生绿色色素，静置片刻，将三氯甲烷层移至另一试管中，加入1mol/L盐酸试液约1ml，振摇后，静置片刻，如在盐酸溶液层内出现粉红色，即为绿脓菌素试验阳性，否则为阴性。试验同时应做阴性对照。如培养基斜面无色素产生，应于室温培养1～2d再按上法试验。

若疑似菌为革兰阴性杆菌、氧化酶试验阳性及绿脓菌素试验阳性，判供试品检出铜绿假单胞菌。若上述疑似菌为革兰阴性杆菌、氧化酶试验阳性及绿脓菌素试验阴性，应继续进行适宜的生化试验。

3. 硝酸盐还原产气试验

以接种环蘸取营养琼脂培养基斜面培养物，接种于硝酸盐胨水培养基中，（36±1）℃培养24h。如在培养基的杜氏管内产生气泡为阳性反应，不产生气泡为阴性反应。铜绿假单胞菌能将硝酸盐还原成亚硝酸盐，并将亚硝酸盐分解产生氮气，杜氏管内产生气泡，应为阳性反应。

4. 42℃生长试验

以接种环蘸取营养琼脂培养基斜面培养物于0.9％无菌氯化钠溶液中，制成菌悬液，将菌悬液划线接种于营养琼脂培养基斜面上，立即置于（41±1）℃水浴中，培养24～48h（应将整个斜面浸没在水浴中），斜面有菌苔生长者为阳性反应，否则为阴性反应。铜绿假单胞菌应为阳性反应。

5. 明胶液化试验

以接种环蘸取营养琼脂培养基斜面培养物，穿刺接种于明胶培养基中培养，（36±1）℃培养24h，取出置0～4℃冰箱内放置10～30min。培养基呈溶液状即为阳性反应，呈凝固状为阴性反应。

>>>> **知识链接** >>>

铜绿假单胞菌能分泌明胶酶分解明胶，使其失去凝固能力而液化，使半固体的明胶培养基成为流动的液体，为阳性反应。

>>

铜绿假单孢菌反应特征见表1-4-10。

表1-4-10　铜绿假单孢菌反应特征

项目	革兰染色	生化试验				
		氧化酶试验	绿脓菌素试验	硝酸盐还原产气试验	42℃生长试验	明胶液化试验
反应特征	阴性、无芽孢杆菌	＋	＋	＋	＋	＋

七、结果判断

（1）供试品培养物为革兰阴性杆菌，氧化酶试验及绿脓菌素试验均为阳性者，报告1g、1ml或10cm² 供试品检出铜绿假单胞菌。

（2）供试品培养物为革兰阴性杆菌，氧化酶试验为阳性，绿脓菌素试验为阴性者，其硝酸盐还原产气试验、42℃生长试验及明胶液化试验皆为阳性者，报告1g、1ml或10cm² 供试品检出铜绿假单胞菌。

（3）其余凡是与（1）、（2）结果不符合者，报告 1g、1ml 或 10cm² 供试品未检出铜绿假单胞菌。

教学情境六　金黄色葡萄球菌的检测

葡萄球菌属细菌是最常见的化脓性球菌，金黄色葡萄球菌是葡萄球菌属中致病性最强的一种，也是人类食物中毒症中常见的病原菌之一。广泛分布在土壤、水、空气及物品上，人和动物的皮肤及与外界相通的腔道也常有本菌存在。它可产生多种毒素和酶，能引起局部及全身化脓性炎症、急性胃肠炎，严重时可发展为败血症和脓毒血症，是人类化脓性感染中的重要病原菌。2010 年版《中国药典》规定局部给药的外用制剂，每 1g、1ml 或 10cm² 不得检出金黄色葡萄球菌。

一、金黄色葡萄球菌的检测程序

金黄色葡萄球菌检测程序见图 1-4-4。

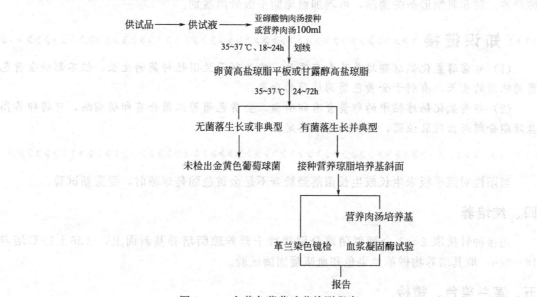

图 1-4-4　金黄色葡萄球菌检测程序

二、增菌培养

取营养肉汤（或亚碲酸钠肉汤）培养基 3 瓶，每瓶 100ml，2 瓶分别加入供试液 10ml（相当于供试品 1g、1ml 或 10cm²），其中 1 瓶加入 50～100 个对照菌作为阳性对照，第 3 瓶加入与供试液等量的 0.9% 无菌氯化钠溶液或磷酸盐缓冲液（pH 7.2）作为阴性对照，置于 (36±1)℃ 培养 18～24h，必要时可延长至 48h。阴性对照应无菌生长。

>>>> **知识链接** >>>

当金黄色葡萄球菌生长时可将亚碲酸盐还原为黑色，使溶液增加碱性，亚碲酸盐还可与蛋白胨中含硫氨基酸结合，形成亚碲酸与硫的复合物，有抗细菌硫源代谢作用，因而可抑制其他细菌生长繁殖，有利于金黄色葡萄球菌的生长繁殖。

>>

三、分离培养

将供试品增菌培养液及阳性对照增菌液轻轻摇动,以接种环蘸取 1～2 环培养液,划线接种于卵黄氯化钠琼脂平板或甘露醇氯化钠琼脂平板上,(36±1)℃培养 24～72h。当阳性对照平板呈典型菌落生长时,供试品分离平板无菌落生长,或有菌落生长但不同于表 1-4-11 所列特征,可报告为 1g 或 1ml 供试品未检出金黄色葡萄球菌。

表 1-4-11 金黄色葡萄球菌菌落形态特征

培养基	菌落形态
卵黄氯化钠琼脂	金黄色,圆形凸起,边缘整齐,光滑湿润,外围有分解卵磷脂后产生的乳浊圈,菌落直径 1～2mm
甘露醇氯化钠琼脂	金黄色,圆形凸起,边缘整齐,光滑湿润,外围有黄色环,菌落直径 0.7～1 mm
血琼脂	金黄色,圆形凸起,边缘整齐,光滑湿润,外周有溶解红细胞后产生的透明溶血环,菌落直径 2～4mm

当供试品分离平板生长菌落有与表 1-4-11 所列特征相似的典型形态,应挑取该菌落作纯培养,对非典型形态的菌落,可增加血琼脂平板分离鉴别。

>>>> 知识链接 >>>

(1) 甘露醇氯化钠琼脂培养基含有高盐,能抑制革兰阴性杆菌的生长,但不影响金黄色葡萄球菌的生长,有利于金黄色葡萄球菌的分离。

(2) 卵黄氯化钠琼脂中的卵黄含有卵磷脂,金黄色葡萄球菌含有卵磷脂酶,可将卵黄高盐琼脂分解而出现乳浊圈,可帮助分离鉴定。

>>>

当阳性对照平板未生长或生长菌落经检查不是金黄色葡萄球菌时,要重新试验。

四、纯培养

用接种针挑取 2～3 个疑似菌落分别接种于营养琼脂培养基斜面上,(36±1)℃培养 18～24h,取其培养物做革兰染色和血浆凝固酶试验。

五、革兰染色、镜检

革兰染色与大肠埃希菌检查法相同。

金黄色葡萄球菌为革兰阳性球菌,无芽孢,一般不产生荚膜。排列呈不规则的葡萄状,也可呈单个、成双或短链状排列。

六、血浆凝固酶试验

取 3 支灭菌小试管,各加入血浆和 0.9%无菌氯化钠溶液混合液 (1:1) 0.5ml。3 支管中,1 支加入可疑菌株的营养肉汤培养物 0.5ml (做供试品管),1 支加金黄色葡萄球菌菌液 0.5ml (做阳性对照),1 支加 0.9%无菌氯化钠溶液或营养肉汤 0.5ml (做阴性对照),三管同时置于 (36±1)℃培养,3h 后开始观察,以后每隔适当时间逐次观察直至 24h。检查时将试管轻轻倾斜,仔细观察,而且观察时不要摇动试管,因凝固初期凝块易破坏,引起假阴性试验。管内血浆流动自如的为阴性反应,血浆凝固的为阳性反应。阴性管应呈阴性反应;阳性管应呈阳性反应,否则重新试验。

七、结果判断

供试品培养物为非革兰阳性球菌，或血浆凝固酶试验为阴性者，报告 1g、1ml 或 10cm² 供试品未检出金黄色葡萄球菌。供试品培养物为革兰阳性球菌，血浆凝固酶试验为阳性者，报告 1g、1ml 或 10cm² 供试品检出金黄色葡萄球菌。

教学情境七 梭菌的检测

梭菌属为革兰阳性杆菌，能形成芽孢，且芽孢多大于菌体的宽度，细菌膨胀成梭形，故名梭状芽孢杆菌，大多数为专性厌氧菌。梭菌属在自然界分布广泛，主要存在于土壤、水及人和家畜的肠道内，可随粪便污染土壤和水源。该菌属中主要病原菌有产气荚膜梭菌、破伤风梭菌、肉毒梭菌和艰难梭菌，这些菌均能产生强烈的外毒素使人和动物致病。因此，2010年版《中国药典》规定阴道、尿道给药的中药制剂每 1g、1ml 或 10cm² 不得检出梭菌。

一、梭菌的检测程序

梭菌的检测程序见图 1-4-5。

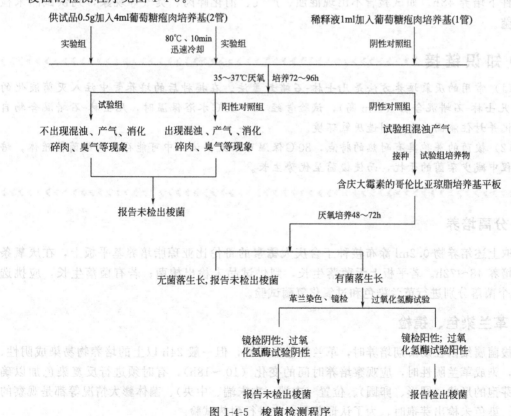

图 1-4-5 梭菌检测程序

>>>> **知识链接** >>

　　检测人员应在半个月前注射破伤风类毒素进行免疫，以后每隔 6～12 个月重复注射 1 次加强免疫。操作时勿损伤皮肤，若有损伤，应立即注射破伤风抗毒素。

>>

二、样品的预处理

1. 散剂

除去包装，直接称取规定量的样品即可。

2. 胶囊

除去包装，连壳一起称取规定量样品。

3. 软膏剂或栓剂

称取样品 10g，按规定适宜方法乳化，乳化后慢慢加入预热至 45℃ 的 0.9% 无菌氯化钠-蛋白胨溶液，制成 1 : 20 供试液。量取各 10ml 于 3 支灭菌离心管内，以 3000r/min 离心 30min，弃去上层液，保留底部约 2ml 残液。

三、增菌培养

　　取供试液 10ml（相当于供试品 1g、1ml 或 10cm²）2 份，1 份置于 80℃ 保温 10min 后迅速冷却。上述 2 份供试液直接或处理后分别接种至梭菌增菌培养基中，各培养管在厌氧条件下培养 48h。如试验管不出现混浊、产气、消化碎肉、臭气等现象，判供试品未检出梭菌。

>>>> **知识链接** >>

　　(1) 常用的厌氧培养方法是凡士林-石蜡封盖法。在接种后的培养管中注入灭菌液化的 1 : 1 凡士林-石蜡混合物（1cm 高），试验管经 75～80℃ 水浴保温时，凡士林-石蜡混合物自动溶化并封住液面，即可创造厌氧环境。

　　(2) 梭菌的芽孢具有耐热的特点，80℃ 保温可杀灭供试品中可能存在的细菌繁殖体，培养过程中减少杂菌的干扰，而使梭菌呈优势生长。

>>

四、分离培养

　　取上述培养物 0.2ml 涂布接种于含庆大霉素的哥伦比亚琼脂培养基平板上，在厌氧条件下培养 48～72h。若平板上无菌落生长，判供试品未检出梭菌；若有菌落生长，应挑选 2～3 个菌落分别进行革兰染色和过氧化氢酶试验。

五、革兰染色、镜检

　　梭菌属细菌在幼龄期培养时，革兰染色呈阳性，但一般 24h 以上的培养物易染成阴性，因此，染成革兰阴性时，应观察培养时间的变化（10～18h），有时须进行反复染色加以确定。芽孢的形状（圆形、卵圆）、位置（末端、次末端、中央）、菌体膨大情况等都是观察的重点。染色未检出芽孢时，为了认证芽孢，应进行耐热试验。

耐热试验：

将30～35℃培养7～10d的平板培养物接种1%淀粉GAM肉汤或1%淀粉疱肉培养基中制成大约1mg／ml浓度的菌悬液，置70℃急速冷却，以37℃厌氧培养3d。如果培养3d以上细菌能够生长时，可断定为有芽孢。

六、过氧化氢酶试验

取上述平板上的菌落，置洁净玻片上，滴加3%过氧化氢溶液，菌落表面有气泡产生，为过氧化氢酶试验阳性反应，否则为阴性反应。梭菌应为阴性反应。

七、结果判断

革兰染色结果为革兰阳性菌，有或无卵圆形至球形的芽孢，且过氧化氢酶试验为阳性反应，判供试品检出梭菌。其余情况判供试品未检出梭菌。

教学情境八　白色念珠菌的检测

白色念珠菌又称白色假丝酵母菌，是一种呈卵圆形的真菌，革兰染色阳性，但着色不均匀，有芽生孢子，能形成厚膜孢子和假菌丝。白色念珠菌广泛分布于自然界，如土壤、植物、乳制品及正常人口腔、上呼吸道及阴道，一般在正常机体中数量少，不引起疾病，当机体免疫力下降或菌群失调，则本菌大量繁殖侵入皮肤、黏膜、内脏等组织细胞引起呼吸系统、消化系统和泌尿生殖系统的疾病。因此，2010年版《中国药典》规定阴道、尿道给药的制剂每1g、1ml或10cm^{2}不得检出白色念珠菌。

一、增菌培养

取供试液10ml（相当于供试品1g、1ml或10cm^2）直接或处理后接种至沙氏葡萄糖液体培养基中，培养48～72h。

二、分离培养

取增菌培养液划线接种于沙氏葡萄糖琼脂培养基平板上，培养24～48h，必要时延长至72h。平板上无菌落生长或生长的菌落与表1-4-12菌落特征不符，判供试品未检出白色念珠菌。否则需进一步做下列试验。

表1-4-12　白色念珠菌菌落形态特征

培养基	菌落形态
沙氏葡萄糖琼脂	乳白色,偶见淡黄色、表面光滑,有浓酵母气味,培养时间稍久则菌落增大,颜色变深,质地变硬或有皱褶

三、显色培养

取2～3个相符或疑似菌落分别接种到念珠菌显色培养基平板上，培养24～48h（必要时延长至72h），若平板上无绿色或翠绿色菌落生长，判供试品未检出白色念珠菌。若有即为疑似菌落，需进一步做以下试验。

四、纯培养、染色、镜检

挑取疑似菌落接种于1%聚山梨酯80-玉米琼脂培养基上，培养24～48h。取培养物进行革兰染色，白色念珠菌为革兰阳性，有假菌丝，假菌丝末端或侧缘形成厚膜孢子。

五、芽管试验

挑取纯培养物，接种于加有血清的载玻片上，盖上盖玻片，置于湿润的平皿内，35～37℃培养1～3h，显微镜下观察。白色念珠菌孢子可长出短小芽管。

六、结果判断

如上述疑似菌为非革兰阳性菌，显微镜下未见厚膜孢子、假菌丝、芽管，判供试品未检出白色念珠菌。

教学情境九　拓展资讯

一、各种控制菌的生物学特性

1. 大肠埃希菌

(1) 形态与染色　革兰染色阴性短杆菌，长2～3μm，宽0.6μm，单个或成双，大多数周身具鞭毛，无芽孢并有菌毛，少数可形成荚膜或微荚膜。

(2) 培养与生化反应　需氧或兼性厌氧菌，最适温度37℃，最适pH值7.6，普通培养基生长良好，形成凸起、光滑、湿润、乳白色、边缘整齐的菌落。生化反应能力强，能分解多种糖。

(3) 抵抗力　在自然界生存能力强，在水中、土壤中可存活数月；在潮湿、阴暗而温暖的环境中可生存1个月。在60℃条件下，15～20min大部分死亡。对漂白粉和氯气敏感，水中含$2×10^{-7}$的游离氯便可杀死大肠埃希菌。对土霉素、丁胺卡那霉素、头孢菌素均敏感；对磺胺、链霉素、金霉素、氯霉素等有不同程度耐药性；对青霉素不敏感，耐药菌株对新霉素、庆大霉素、卡那霉素仍较敏感。

2. 沙门菌

(1) 形态与染色　革兰染色阴性短杆菌，大小在(1～3)μm×(0.4～0.9)μm，无荚膜，有周身鞭毛，大多数有菌毛。

(2) 培养与生化反应　需氧或兼性厌氧菌，最适温度37℃，最适pH值7.6～7.8，营养要求不高，基本培养基生长良好，形成光滑湿润、无色半透明的菌落，因其不分解乳糖，可与分解乳糖的细菌带色菌落相区别。在培养基中加入硫代硫酸钠、葡萄糖、血清、甘油等有助于菌种生长。分解葡萄糖、麦芽糖、甘露醇，产酸不产气；不分解乳糖、蔗糖；靛基质试验－；尿素酶试验－；氰化钾试验－；赖氨酸脱羧酶试验＋；硫化氢反应＋或－；动力检查＋。

(3) 抵抗力　对热、消毒药和外界不良因素的抵抗力与大肠埃希菌相似。在水中能存活数周至数月；在粪便中存活1～2个月。60℃ 10～20min被杀死，在5%石炭酸、0.2%升汞溶液中5min被杀死。对氯霉素、土霉素敏感。胆盐和煌绿对沙门菌的抑制作用较大肠埃希菌小得多，故可用于该菌分离。

3. 铜绿假单胞菌

(1) 形态与染色 革兰染色阴性无芽孢杆菌，大小在$(0.5\sim0.8)\mu m\times(1.5\sim3.0)\mu m$，无荚膜，有 $1\sim3$ 根鞭毛，运动活泼。

(2) 培养与生化反应 专性需氧菌，最适温度 $37℃$，$4℃$ 以下不生长，在硝酸盐培养基中可厌氧生长，$41℃$ 仍能生长，在含硝酸盐及亚硝酸盐培养基中 $41℃$ 能发育生长是铜绿假单胞菌的特点之一。营养要求不高，基础培养基生长良好，形成湿润、扁平、边缘不整齐、较大的菌落，并具有生姜味。本菌能产生绿脓色素与荧光素。在血平板上大多数菌株能形成溶血环。本菌在麦康凯、SS 平板上也能生长，$35℃$ 培养 $18\sim24h$，在麦康凯平板上形成细小半透明的菌落，$48h$ 后菌落中心呈棕绿色；在 SS 平板上可形成不发酵乳糖的菌落（无色半透明或不透明），培养稍久后菌落中心也呈棕绿色。生化反应能分解葡萄糖产酸不产气，不分解乳糖、麦芽糖、甘露醇、蔗糖，靛基质试验－；不产生 H_2S；尿素酶试验＋；氧化酶试验＋；硝酸盐还原产气试验＋；枸橼酸利用试验＋；明胶液化试验＋。

(3) 抵抗力 对热抵抗力不强，$56℃$、$30min$ 可被杀死。1% 石炭酸、0.2% 来苏尔溶液处理 $5min$ 可将其杀死。对青霉素、链霉素等不敏感，对庆大霉素、多黏菌素 B 中度敏感，但易产生耐药性。本菌对溴化十六烷基三甲铵有抗性，故可用于该菌分离。此外，本菌在陈旧培养物中极易死亡，保存时须注意。

4. 金黄色葡萄球菌

(1) 形态与染色 呈球形，直径 $0.5\sim1.5\mu m$，可呈不规则葡萄串状排列，无鞭毛、芽孢，大多无荚膜。革兰阳性，但衰老、死亡的菌体常变成革兰阴性。

(2) 培养与生化反应 需氧或兼性厌氧菌，最适温度 $37℃$，最适 pH 7.4，基础培养基生长良好，形成湿润、隆起、边缘整齐、表面光滑不透明的菌落，本菌可产生脂溶性金黄色色素，色素只局限于菌落内，不渗入培养基中。在氧气充足、$20\sim25℃$ 环境中最易形成色素。本菌含有卵磷脂酶，可将卵磷脂分解而出现乳浊圈。分解葡萄糖、麦芽糖、乳糖、蔗糖产酸不产气；V-P＋；靛基质试验－；尿素酶试验＋；硝酸盐还原产气试验＋；明胶液化试验＋；甘露醇＋；血浆凝固酶试验＋；耐热性 DNA 酶试验＋。

(3) 抵抗力 耐盐性强，在无芽孢菌中抵抗力最强，在干燥的脓汁或血液中能生存数月；$80℃30min$ 可被杀死。消毒药以石炭酸效果最好，$3\%\sim5\%$ 石炭酸 $3\sim5min$ 即可杀死该菌，70% 乙醇在数分钟内杀死该菌。对青霉素敏感，但有抗性菌株，且日渐增多。对磺胺敏感性较低；对庆大霉素、先锋霉素较敏感；对红霉素、链霉素敏感；而对氯霉素敏感性较差。

5. 梭菌

(1) 形态与染色 属于厌氧或微需氧的粗大芽孢杆菌。本菌属通常为革兰染色阳性，至少在生长的早期呈阳性，通常以周鞭毛运动，少数不运动。菌体一般较粗大，长 $3.0\sim8.0\mu m$，宽 $0.4\sim1.2\mu m$。繁殖体呈杆状或稍弯曲，两端钝圆或平直，单独存在或呈短链排列。形成的芽孢比菌体宽，在菌体的中央或近端，少数菌种的芽孢在菌体顶端如鼓槌状，但多数芽孢使菌体中部膨大呈梭形。

(2) 培养与生化反应 大多数为专性厌氧，但耐氧性变化很大，有几种可在空气中生长，但不形成芽孢。大多数在 pH $6.5\sim7$、$30\sim37℃$ 生长最快，最适生长范围在 $15\sim69℃$。能代谢糖类、醇类、氨基酸、嘌呤、类固醇或其他有机物。

(3) 抵抗力 多数菌对磺胺药、青霉素、土霉素等较为敏感，但对新霉素、卡那霉素和多黏菌素等不甚敏感。

二、粪便污染指示菌

大肠菌群作为粪便污染指示菌，通过对指示菌的检查可了解供试品是否受粪便污染，以此评价供试品的卫生质量。常用的粪便污染指示菌见表 1-4-13。

表 1-4-13　常见的粪便污染指示菌

常用指示菌种类	总大肠菌群（即大肠菌群）	耐热大肠菌群	粪大肠菌群	大肠埃希菌
使用范围	饮用水、药品、食品	饮用水、食品	食品、化妆品	饮用水、药品、食品

三、曙红亚甲蓝琼脂或麦康凯琼脂平板划线分离培养原理

因麦康凯琼脂中含有乳糖、胆盐和中性红等，如为大肠埃希菌可分解乳糖产酸，使 pH 下降，使培养基中的指示剂显红色，因此菌落呈桃红色或中心桃红，圆形，扁平，光滑湿润。不分解乳糖的菌落呈粉红色或不着色（无色）。曙红亚甲蓝琼脂中含有乳糖、伊红及美蓝等，大肠埃希菌生长后，分解乳糖产酸，使 pH 下降，伊红与美蓝结合成紫黑色化合物，故其菌落形成紫黑色或中心紫黑色，圆形，稍凸起，边缘整齐，表面光滑并具有金属光泽的菌落，不分解乳糖的不着色（无色）或呈粉红色。

四、血浆的制备

以无菌注射器吸取灭菌的含 5％枸橼酸钠的 0.9％氯化钠溶液 1ml，用无菌操作采取家兔（或羊、人）血 9ml，轻轻混匀数分钟。待血液不凝固时，徐徐放入灭菌离心管中，离心，分离血浆，用灭菌吸管取血浆移至灭菌试管中，置于冰箱内备用。临用前必须用已知血浆凝固酶试验阳性的金黄色葡萄球菌测试，证明血浆合格后，方可用于试验。

实训四　金黄色葡萄球菌的检测

一、实训目标

（1）掌握金黄色葡萄球菌检测的操作与过程。
（2）能利用生物学特性进行金黄色葡萄球菌的鉴别。
（3）正确书写检验原始记录和报告书。

二、实训资料

1. 检验药品

（1）检验药品　局部给药的外用制剂。
（2）检验药品的来源　市场购买或送检样品。
（3）检验药品的规格、批号、包装及数量　根据药品包装确定，并记录有关情况。

2. 检测项目

局部给药的外用制剂的金黄色葡萄球菌的检测。

3. 质量标准

检验药品应符合注射剂项下的有关规定；按照控制菌检测法检测，应符合规定。

4. 检测原理

金黄色葡萄球菌在外界分布很广,抵抗力也较强,它可产生多种毒素和酶,能引起局部及全身化脓性炎症、急性胃肠炎,严重时可发展为败血症和脓毒血症,是人类化脓性感染中的重要病原菌。因此局部给药的外用制剂进行金黄色葡萄球菌检测具有重要意义。2010 年版《中国药典》规定局部给药的外用制剂,每 1g、1ml 或 $10cm^2$ 不得检出金黄色葡萄球菌。

金黄色葡萄球菌能产生凝固酶,使血浆凝固,多数致病菌株能产生溶血毒素,使血琼脂平板菌落周围出现溶血环,在试管中出现溶血反应。这些是鉴定致病性金黄色葡萄球菌的重要指标。

三、实训方案

1. 实训形式

四人一组,培养基制备两组合作,其余操作各组独立完成。

2. 实训设计

(1) 仪器的准备及洗涤

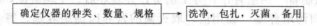

(2) 稀释液和培养基的制备

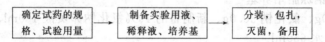

(3) 金黄色葡萄球菌的检测

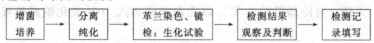

3. 实训安排

实训安排一览表

实训内容	实训内容安排
仪器的准备	仪器由实训教师准备,学生按单清点,清洗晾干后需灭菌的仪器按要求包扎,贴标签,灭菌
培养基的制备	可以与仪器准备同时进行,配好后按要求分装,包扎,做记号,灭菌
无菌检测操作	在无菌室中完成,严格进行无菌操作
结果观察及判断	每天记录生长情况

四、实训过程

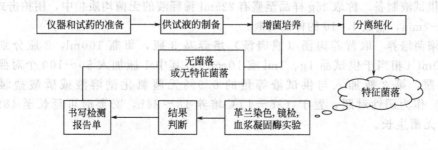

1. 设备、仪器、试药与其他物品的准备

（1）设备　无菌室、显微镜、离心机、超净工作台、恒温培养箱、高压蒸汽灭菌锅、冰箱。

（2）仪器　烧杯、量筒、无菌试管、无菌吸管、漏斗、接种环、棉塞、牛皮纸、棉绳、电热套、pH精密试纸、记号笔、小砂轮、棉球、L形涂布棒、无菌平皿、酒精灯及火柴、均质器、载玻片。

（3）试药　金黄色葡萄球菌菌液、蛋白胨、牛肉浸出粉、氯化钠、琼脂、蒸馏水、甘露醇、酚磺酞、亚碲酸钠、营养肉汤培养基、鸡蛋、氢氧化钠、盐酸、兔血浆。

（4）供试品　局部给药的外用制剂。

2. 实训用液、培养基的制备及仪器包扎

（1）试液的制备

① 10%氯化钠卵黄液　取新鲜鸡蛋1个，以无菌操作取出卵黄，放入10%无菌氯化钠溶液100ml中，充分振摇，即得。

② 酚磺酞指示液　取酚磺酞1.0g，加1mol/L氢氧化钠溶液2.82ml，使溶解，再加水至100ml，可得。

（2）培养基的制备　两组合作，分工制备，分装好后，平均分配，相互交换。

① 亚碲酸钠肉汤培养基　临用前，取灭菌的营养肉汤培养基，每100ml中加入新配制的1%亚碲酸钠试液0.2ml，混匀，即得。

② 卵黄氯化钠琼脂培养基

组分　胨6.0g、氯化钠30.0g、新制备的10%氯化钠卵黄液100ml、琼脂14.0g、牛肉浸出粉1.8g、水650ml。

制备　除10%氯化钠卵黄液外，取上述成分，混合，微温溶解，调节pH使灭菌后为7.6±0.1，灭菌，待冷却至约60℃，以无菌操作加入10%氯化钠卵黄液，充分振摇，倾注平皿。

③ 甘露醇氯化钠琼脂培养基

组分　胨10.0g、牛肉浸出粉1.0g、甘露醇10.0g、氯化钠75.0g、酚磺酞指示液2.5ml、琼脂14.0g、水1000ml。

制备　除甘露醇、酚磺酞指示液及琼脂外，取上述成分，混合，微温溶解，调节pH使灭菌后为7.4±0.2，加入琼脂，加热溶解后，滤过、分装、灭菌，冷却至60℃，倾注平皿。

（3）仪器包扎

培养基和包扎好的物品应贴标签，并统一灭菌，备用。

3. 供试品的检测

（1）供试液制备　称取25g样品至盛有225ml稀释液的无菌均质袋中，用拍击式均质器拍打1~2min，制成1:10的样品匀液。

（2）增菌培养　取营养肉汤（或肉汤）培养基3瓶，每瓶100ml，2瓶分别加入供试液10ml（相当于供试品1g、1ml或10cm²），其中1瓶加入50~100个对照菌作为阳性对照，第3瓶加入与供试液等量的0.9%无菌氯化钠溶液或磷酸盐缓冲液（pH 7.2）作为阴性对照，置于（36±1）℃培养18~24h，必要时可延长至48h。阴性对照应无菌生长。

（3）分离培养　将供试品增菌培养液及阳性对照增菌液轻轻摇动，以接种环蘸取1～2环培养液，划线接种于卵黄氯化钠琼脂平板或甘露醇氯化钠琼脂平板上，（36±1）℃培养24～72h。当阳性对照平板呈典型菌落生长时，供试品分离平板无菌落生长，或有菌落生长但不同于表1-4-11所列特征，可报告为1g或1ml供试品未检出金黄色葡萄球菌。

当供试品分离平板生长菌落有与表1-4-11所列特征相似的典型形态，应挑取该菌落作纯培养，对非典型形态的菌落，可增加血琼脂平板分离鉴别。

当阳性对照平板未生长或生长菌落经检查不是金黄色葡萄球菌时，要重新试验。

（4）纯培养　用接种针挑取2～3个疑似菌落分别接种于营养琼脂培养基斜面上，（36±1）℃培养18～24h，取其培养物做革兰染色和血浆凝固酶试验。

（5）革兰染色、镜检　革兰染色与大肠埃希菌检查法相同。

金黄色葡萄球菌为革兰阳性球菌，无芽孢，一般不产生荚膜。排列呈不规则的葡萄状，也可呈单个、成双或短链状排列。

（6）血浆凝固酶试验　取3支灭菌小试管，各加入血浆和0.9％无菌氯化钠溶液混合液（1∶1）0.5ml。3支管中，1支加入可疑菌株的营养肉汤培养物0.5ml（做供试品管），1支加金黄色葡萄球菌菌液0.5ml（做阳性对照），1支加0.9％无菌氯化钠溶液或营养肉汤0.5ml（做阴性对照），三管同时置于（36±1）℃培养，3h后开始观察，以后每隔适当时间逐次观察直至24h。检查时将试管轻轻倾斜，仔细观察，而且观察时不要摇动试管，因凝固初期凝块易破坏，引起假阴性试验。管内血浆流动自如的为阴性反应，血浆凝固的为阳性反应。阴性管应呈阴性反应；阳性管应呈阳性反应。否则重新试验。

（7）结果判断　供试品培养物为非革兰阳性球菌，或血浆凝固酶试验为阴性者，报告1g、1ml或10cm²供试品未检出金黄色葡萄球菌。供试品培养物为革兰阳性球菌，血浆凝固酶试验为阳性者，报告1g、1ml或10cm²供试品检出金黄色葡萄球菌。

无菌检测记录表见表1-4-14。

表1-4-14　无菌检测记录表

无菌检测记录
品名：＿＿＿＿＿＿＿＿　　　批号：＿＿＿＿＿＿＿＿
规格：＿＿＿＿＿＿＿＿　　　检测日期：＿＿＿＿＿＿＿＿
检定依据：《中国药典》
检测环境:温度：＿＿＿＿＿＿　　　湿度：＿＿＿＿＿＿
供样单位：＿＿＿＿＿＿＿＿　　　收验日期：＿＿＿＿＿＿＿＿
结论：　☐符合规定　　　☐不符合规定　　　☐复试
检验小组：＿＿＿＿＿＿　　　校对者：＿＿＿＿＿＿

学 习 小 结

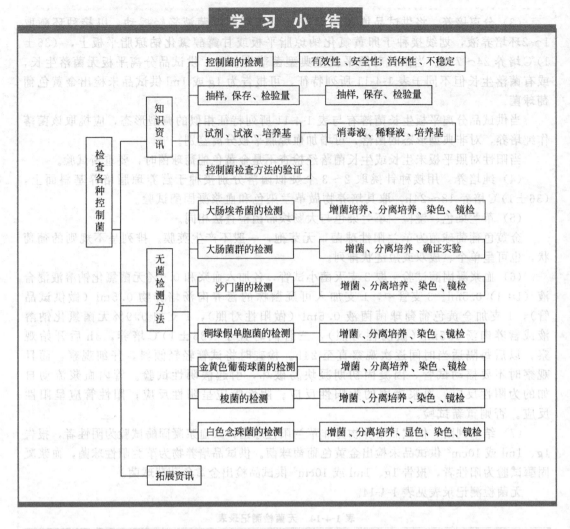

综合测试

一、填空题

1. 药品安全性一方面是指本身_____、含量是否安全，另一方面指药物是否受_____的污染。

2. 由于微生物污染具有不均匀性，抽样和检测要有一定数量，以保证检测有代表性。一般采用_____方法，抽样量应为检验用量（2 个以上基本包装单位）的_____倍量（以备复试）。

3. 固体及半固体（黏稠性供试品）制剂检验量为_____，液体制剂检验量为_____。膜剂除另有规定外，中药膜剂为 $30 \sim 50cm^2$，化学及生化膜剂为 $100cm^2$。

4. 大肠菌群是指_____℃生长时能发酵乳糖，在 24h 内能够产酸产气的_____无芽孢杆菌。

5. 沙门菌靛基质试验中，液面呈玫瑰红色为阳性反应；呈试剂本色为阴性反应。沙门菌应为_____反应。

6. _____是常见的化脓性感染菌，在烧伤、烫伤、眼科及其他外科疾患中引起继发性感染，使患者的病情加重，是医院内感染最广泛、最严重的致病菌之一。

7. 革兰染色阴性短杆菌，长 $2\sim3\mu m$，宽 $0.6\mu m$，单个或成双，大多数周身具＿＿＿＿＿＿＿＿＿＿＿＿＿＿＿＿＿，无芽孢并有菌毛，少数可形成＿＿＿＿＿＿＿＿＿＿。

二、选择题

1. 控制菌的无菌检查时，除另有规定外，口服固体制剂不得低于3g，液体制剂采用原液者不得少于（　　），采用供试液者不得少于3ml，外用药品不得少于5g。

    A. 6ml　　　　　　　B. 5ml　　　　　　　C. 4ml　　　　　　　D. 3ml

2. 下列试剂中都属于染色液的是（　　）。

    A. 革兰碘液；沙黄（番红）染液；靛基质试液

    B. 结晶紫染液；革兰碘液；靛基质试液

    C. 亮绿试液；革兰碘液；沙黄（番红）染液

    D. 结晶紫染液；革兰碘液；沙黄（番红）染液

3. 下面哪种控制菌常作为判断食品、药品、水等是否受粪便污染的指示菌（　　）。

    A. 沙门菌　　　　B. 铜绿假单胞菌　　　C. 大肠埃希菌　　　D. 金黄色葡萄球菌

4. 甘露醇氯化钠琼脂培养基含有（　　），能抑制革兰阴性杆菌的生长，但不影响金黄色葡萄球菌的生长，有利于金黄色葡萄球菌的分离。

    A. 高氮　　　　　　B. 高盐　　　　　　C. 甘露醇　　　　　D. 高碳

5. 2010 年版《中国药典》规定以动物来源（包括提取物）的口服制剂，每（　　）不得检出沙门菌。

    A. 10g 或 10ml　　B. 1g 或 10ml　　　C. 10g 或 1ml　　　D. 1g 或 1ml

三、简答题

1. 简述各种控制菌检测的特殊性。

2. 控制菌检测的检验量是如何规定的？

3. 简述大肠埃希菌的检测程序。

4. 简述沙门菌检测时的增菌培养方法？

5. 曙红亚甲蓝琼脂或麦康凯琼脂平板划线分离培养的原理是什么？

项目五

检查螨类

■ 项目描述：

药品可因其原料、生产过程或包装、运输、贮存、销售等条件不良受到螨的污染。螨属于节肢动物门，蛛形纲，蜱螨目。种类繁多，分布甚广。其生活习性各异，分为自由生活和寄生生活两种类型。在土壤、池沼、江河和湖海里，动、植物体上，贮藏食品和药品中，都可能有它们的存在。

螨可蛀蚀损坏药品，使药品变质失效，并可直接危害人体健康或传播疾病。能引起皮炎及消化系统、泌尿系统、呼吸系统疾病。因此，药品特别是中成药，必须进行活螨检查。

本学习项目药品活螨检测技术主要运用六步教学法，学生自主完成资讯内容，学习并能自主完成检测设备、仪器及药品的准备，掌握活螨检测的各种方法，然后在教师的指导下能够完成药品活螨检测技术工作；在实践中学会药品活螨的检测技术。

■ 能力目标：

1. 掌握各剂型的活螨检查法；
2. 活螨检查的正确操作；
3. 活螨检查结果的正确报告。

■ 知识目标：

1. 活螨检查意义及规范；
2. 活螨检查常用的仪器、设备及药品；
3. 掌握活螨检查的常用方法。

■ 职业素养：

培养认真的学习态度、团队合作精神和严谨负责的职业精神。

■ 教学资源：

教材、参考资料、PPT、视频、工作单、考核单、评价单、评价表、实验室、网络资源、图片、题库、教学情境设计方案与实施方案。

■ 考核与评价

考核方式：

包括过程考核与结果考核，以过程考核为主。学生自评（10%）、教师对小组评价（30%）、教师对学生评价（60%）、组间互评（加试）。

考核方法：

包括笔试、口试、操作、答辩等。

评价内容：
1. 基本知识及技能水平评价；
2. 方案设计能力评价；
3. 任务完成情况评价；
4. 团队合作情况评价；
5. 过程评价。

学生工作任务单

项目五：检查螨类
工作任务描述： 　　根据具体产品检查需要，通过教师提供的参考书、教学课件、音像资料、自己查阅的参考资料，学生能够在教师指导下完成具体产品的活螨检查任务，并在药品活螨检查过程中获得活螨检查技术方面的知识，掌握活螨检查技术技能
具体工作任务： 　1. 获得相关资料与信息 　　(1)了解活螨检查的意义 　　(2)活螨检查的范围 　　(3)活螨检查数量及检查量 　　(4)掌握活螨检查的抽样方法 　　(5)了解活螨检查的常用设备及使用方法 　　(6)掌握活螨检查的常用方法及技术技能 　2. 制订检查计划 　　(1)根据任务需要，依据产品确定合适的活螨检查方法 　　(2)活螨检查操作 　3. 提交产品、工作记录、小组互评单、个人考核单、工作总结，材料归档、整理 　4. 讨论、反思产品的活螨检查过程，通过学生自查和教师指导找出活螨检查过程中的不足之处

教学情境一　知识资讯

　　螨属于节肢动物门，蛛形纲，蜱螨目。种类繁多，分布甚广。其生活习性各异，分为自由生活和寄生生活两种类型。在土壤、池沼、江河和湖海里，动、植物体上，贮藏食品和药品中，都可能有它们的存在。

　　药品可因其原料、生产过程或包装、运输、贮存、销售等条件不良，受到螨的污染。螨可蛀蚀损坏药品，使药品变质失效，并可直接危害人体健康或传播疾病。能引起皮炎及消化系统、泌尿系统、呼吸系统疾病。因此，药品特别是中成药，必须进行活螨检查。

一、螨的形态特征

　　螨是一类小动物，属于节肢动物门，蛛形纲，蜱螨亚纲，蜱螨目。螨类种类繁多，分布广，全球有 30 万～50 万种，仅次于昆虫纲，危害植物及其产品的螨类被称为植食性螨类。大多数栽培植物在生长过程中都会遭受螨类的危害，这些螨类大多密集群居于植物的叶片背面刺吸危害，使得果树、棉花、蔬菜和观赏植物等大量减产，损失严重。农业害螨主要有叶螨、麦圆叶爪螨、细须螨、跗线螨和瘿螨等类群。它们多数用一对口针刺入植物的叶、嫩茎、叶梢、花蕾、花萼、果实、块根、块茎等组织，吸取细胞汁液，破坏叶片气孔、海绵组织和栅栏组织，并分泌有毒、有害物质，阻碍植物生长发育，从而造成如下主要危害症状：使叶片褪绿、发黄、发红、焦枯或形成虫瘿；危害芽使之畸形；使叶片、果皮呈锈色；使叶片呈毛毡状；造成裂果。严重时可使植物落叶、落花、落果，甚至大面积植株枯死，造成产量和品质大幅度下降。此外，许多害螨还能传播植物病毒病害（如瘿螨）和真菌病害（如穗螨）。

>>>> **知识链接** >>>

　　杀螨剂是指用于防治蛛形纲中有害螨类的农药，防治植食性螨的农用杀螨剂通常是指只杀螨不杀昆虫或以杀螨为主的药剂，虽然许多杀虫剂兼有杀螨活性但不能称为杀螨剂。主要农用杀螨剂以线粒体电子传递抑制剂（METI）类居多，其中包括哒螨酮、唑螨酯、嘧螨醚、喹螨醚、吡螨胺等。

>>

　　螨类在形态、习性及栖息场所等方面具有多样性和复杂性。主要表现在其个体小、分布广、适应性强、繁殖迅速、生活史短、越冬场所变化大；其种群结构复杂，在一个群体中可以存在所有生长阶段的螨，包括卵、若螨、幼螨和成螨等；其对不良环境适应性强，容易对药剂产生耐药性等。所有这些都决定了螨类的控制比较困难。

　　螨的体形微小，多在1mm以下，一般呈卵形或椭圆形，头胸腹三部分合并成一束状，无明显界限。幼螨足3对，若螨足4对，成螨足多数为四对。足通常由六节组成。口器向前方突出形似头状，整肢常呈镜状，带有齿，须肢5节或少于5节，一般呈爪或钳状，偶尔为长形。眼有或无，一般位于躯体两侧、对称表面被有坚硬的几丁质，保护其内部器官和支持肌肉固定，躯体上有刚毛，它的形状、数目以及彼此间长短比例和排列部位因种类而异，故在分类上有重要意义。螨与蜘蛛、昆虫主要形态的鉴别：螨类与蜘蛛、昆虫（如书虱）相比，其外形比较近似，因此，必须注意它们之间的主要区别（表1-5-1）。

表 1-5-1　螨与蜘蛛、昆虫主要形态鉴别表

特征	成螨（如腐食酪螨）	蜘蛛	昆虫（如书虱）
分类	蛛形纲、蜱螨目	蛛形纲、蜘蛛目	昆虫纲、啮虫目
足	4 对	4 对	3 对
触角	无	无	1 对
体段	头、胸、腹无界限	分头胸部和腹部	分头、胸、腹三部分

　　螨的生活习性各有不同，为自由生活或寄生生活，常在土壤、农作物、贮藏食品和药品中繁殖生长。发育过程包括：卵→6足幼螨→8足若螨→成虫几个阶段，30℃左右易繁殖。干燥低温下可变为休眠体。

　　螨可蛀蚀损坏药品，使药品失效变质，并可直接危害人体健康或者传播疾病。例如，中药蜜丸中发现的腐食酪螨，对人体具有致病力。一是引起皮炎，二是引起消化系统、泌尿系统及呼吸系统疾病。因此，口服药品不得检出活螨。

二、主要的叶螨科害螨

　　叶螨总科下设5科：叶螨科、杜克螨科、盲叶螨科、异毛螨科和细须螨科。

　　叶螨总科的共同特征是颚体的螯肢特化为口针鞘和1对口针。其中，前四个科的须肢粗壮，跗节上有5～7根刚毛，并与胫节爪形成拇爪复合体。细须螨科的须肢细小，无胫节爪，跗节上最多只有3根刚毛，且体形扁平，与前4科有明显区别。盲叶螨科和异毛螨科共有2属、3种，仅发现于美国和意大利，我国尚未发现有分布。

　　叶螨科：体形微小。一般雌成螨体长0.4～0.6mm。多为红色或红褐色，部分种类褐色、黄绿色或绿色。同一种叶螨，往往雌螨红色，雄螨黄绿色，多数幼螨体黄绿色。还有一些螨类，在发生季节体为红褐色或紫褐色，而越冬期间则变为鲜红色。叶螨的颚体由螯肢、

须肢和喙组成。其中螯肢特化为细长的 1 对口针和口针鞘。须肢由 6 节组成。胫节上有大型的爪，悬罩在跗节上方，两者构成拇爪复合体。跗节上有 7 根刚毛，其中两根特化成端感器和背感器。

叶螨有发达的气管系统，从口针鞘中央洼陷处有 1 对气门，并由此向两边各发出 1 条弯向侧方的气门沟，气门沟末端部分的构造极不相同，是分类的重要依据。成螨和若螨有足 4 对，而幼螨只有 3 对。足的结构与须肢相同，可分为基节、转节、股节、膝节、胫节和跗节。跗节端部的步行器常由 1 对爪和 1 对爪间突构成。其中，基节与体节之间无可活动关节；爪为爪状，具黏毛或退化成短条状，各生 1 对黏毛。爪间突的形状及其黏毛或刺毛数目，以及各足环节上的刚毛数和跗足节 I 有无双毛等特征，在分类学都有重要意义。

叶螨的表皮柔软，一般有纤细的纹路，少数形成网状纹。背面有前足体背毛 3～4 对。苔螨属的第 1、2 对前足体背毛着生在 4 个檐形突上，悬罩在喙上方，第 3、4 对位于前足体前侧缘。后半体一般有背毛 9～12 对，其中包括肩毛 1 对，背中毛 3 对，背侧毛 3～5 对，骶毛 2 对和臀毛 1 对。有些种类臀毛缺如，甚至骶毛缺如。叶螨的背毛有刚毛状和叶状（掌状）两种基本类型。有的背毛具有细微的绒毛，有的有锯齿，有的缺刻很深呈羽状。毛的长短、粗细相差悬殊，从上一列刚毛到下一列刚毛的距离称"列间距"。背毛有时着生在结节上，后者基部的表皮呈环状，称为"毛窝"。叶螨有性二型现象，雄螨小于雌螨，呈菱形，足较细长。阳茎的大小、形状各异，这是区别近缘种的重要依据。

细须螨科：体形微小而扁平。成螨体长 0.2～0.3mm，背面观呈卵形、倒梨形或菌形，雌、雄大小相似。体一般呈深红色，部分种类黄褐色或苍白色。体呈红色的种类，其前足体的前部和足的颜色往往较淡，呈橙黄色。体壁骨化程度较强，背面通常形成网状花纹。有的种类表皮上有颗粒状或瘤状突起，背面中侧部有时有纵沟或纵行纹路，这些都是种类鉴定的依据。

螯肢特化成口针和口针鞘。须肢构造简单、纤细，由 0～5 节可动环节和 1 节不能动的基节组成。胫节无爪，跗节上有一根小棍状感毛和 0～2 根短刚毛。在前足体的前缘往往有喙盾。喙盾向前突出于颚体上方，这是一对薄膜状的凸起，上面不生刚毛。

细须螨前足体有背毛 3 对；后半体有肩毛 1 对，背中毛 3 对，背侧毛 5～7 对，有时有亚背侧毛 2～4 对。背毛是细须螨分类的重要特征。足较短，一般稍长于体长的 1/2。由于表皮环状收缩，使细须螨的每一环节似乎又再分为 2 节。跗节的环状收缩特别显著，可将其划分为基跗节和端跗节两部分。跗节顶端有 1 对爪和 1 个爪间突。爪由爪状部分和两侧的黏毛组成。有的爪间突退化成三角形，两侧各有一列黏毛，左右对称。雌雄成螨的体形和大小无明显差异。但在用显微镜观察玻片标本时，雌螨的后半体通常完整，而雄螨则有横缝将其分为后足体和末体两部分；雌螨有生殖板和殖前板，雄螨盾板缺如。

叶螨是最大的植食性害螨类群，与农林和城市绿化的关系十分密切，常年造成巨大经济损失。这里将介绍二斑叶螨、朱砂叶螨、截形叶螨、山楂叶螨、苹果全爪螨、柑橘全爪螨和麦岩螨。

1. 二斑叶螨

（1）形态特征

① 雌成螨 背面观呈卵圆形。体长 4.8～5.0mm，宽 3.0～3.3mm，夏、秋活动时期，体色通常呈绿色或黄绿色，深秋时橙红色个体逐渐增多，为越冬滞育雌螨。前足体肩区两侧各有黑斑 1 个，其外侧三裂，内侧接近体躯中部，极少有向末体延伸者。背面表皮的纹路纤细，在第 3 对背中毛和内骶毛之间纵行，形成明显的菱形纹。背毛 12 对，刚毛状；缺臀毛。腹面有腹毛 16 对。气门沟不分支，顶端向内后方弯曲成膝状。须肢跗节的端感器显著，足

Ⅰ跗节前后双毛的后毛微小。各足环节上的刚毛数为：转节Ⅰ～Ⅳ各一根；股节Ⅰ～Ⅳ分别为10、6、4、4根；膝节Ⅰ～Ⅳ分别为5、5、4、4根；胫节Ⅰ～Ⅳ分别为10、7、6、7根；跗节Ⅰ～Ⅳ分别为18、16、10、11根。爪间突分裂成几乎相同的3对刺毛，无背刺毛。

② 雄成螨　背面观略呈菱形，比雌螨大。体长365～416mm，宽192～220mm。体淡黄色或黄绿色。须肢跗节的端感器细长，背感器稍短于端感器。背毛13对，最后1对是从腹面移向背面的肛后毛。各足环节上的刚毛数为：股节Ⅰ～Ⅳ分别为10、6、4、4根；膝节Ⅰ～Ⅳ分别为5、5、4、4根；胫节Ⅰ～Ⅳ分别为13、7、6、7根；跗节Ⅰ～Ⅳ分别为20、16、10、11根。阳茎的端锤十分微小，两侧的突起尖利，长度几乎相等。

③ 卵　圆形。初产乳白色，后变淡黄色。孵化前可透过卵壳见到两个红色眼点。

④ 幼螨　体半球形，淡黄红或黄绿色，足3对。

⑤ 若螨　体椭圆形，足4对。夏型体黄绿色，背毛两侧有暗色斑；越冬型体背两侧暗斑逐渐消失，体呈橙黄色或橘红色。

（2）重要寄主与为害症状　曾报道该螨的寄主有200多种，分属45个科，是一种多食性害螨。可为害苹果、梨、山楂、桃、杏、茄子、辣椒、黄瓜、豇豆、薯类、大豆、花生、芝麻、棉花、麻类等果树、蔬菜、大田作物及杂草。由于该种同朱砂叶螨易混淆，对于过去的寄主种类，有待进一步明确。成螨和若螨多在植物叶片背面刺吸为害，也可为害花萼、嫩茎、果柄和果实。受害后多种棉花品种呈现暗红色斑点。严重时，成片的棉花似火烧而叶片脱落，故俗称该螨为"火龙"。

2. 朱砂叶螨

（1）形态特征

① 雌成螨　背面观卵圆形。体长417～559mm，宽256～333mm。体红色，仅在眼的前方呈淡黄色。无季节性变化，全年都是红色，不滞育。体躯两侧有黑斑2对，前面1对较大；后面1对位于末体两侧。其他特征与二斑叶螨相似。本种与二斑叶螨的主要区别是体色不同。

② 雄成螨　背面观呈菱形，较雌螨小。体长375～417mm，宽208～232mm，红色或淡红色。阳茎的构造与二斑叶螨极为相似。二者的主要区别在于朱砂叶螨阳茎的远侧突较尖利，近侧突较圆钝。而二斑叶螨阳茎的两个侧突均较尖利。此外，体色也不同。

③ 卵　圆形。初产时微红，渐变为锈红色至深红色。

（2）重要寄主与为害症状　为多食性害螨。寄主很多，如棉花、玉米、高粱、豆类、麻类、薯类、瓜类、茄子、辣椒、芝麻、烟草等作物、蔬菜、果树及杂草。寄主种类和为害症状与二斑叶螨相似。

3. 截形叶螨

（1）形态特征

① 雌成螨　背面观呈卵圆形。体长506～559mm，宽315～357mm。活动时体红色。背面表皮的纹路纤细，在第3对背中毛和内骶毛之间纵行，形成明显的菱形纹。背毛12对，缺臀毛。腹面有肛后毛2对。气门沟不分支，顶端向后内方弯曲呈膝状。须肢跗节的端感器圆柱状，背感器呈小棍状。足Ⅰ跗节有双毛2对，后双毛位于近侧刚毛前方。足Ⅱ跗节有刚毛15对，其余各足环节上的刚毛数同二斑叶螨。爪退化呈条状，爪间突分裂成几乎相等的3对刺毛。

② 雄成螨　背面观略呈菱形，较雌螨小。体长437～480mm，宽210～270mm。体黄色。各足环节上的刚毛数同二斑叶螨。阳茎端锤十分微小，端部背缘平截（种名由此而来），近侧突较圆钝，远侧突尖利。

③ 卵　圆球形，有光泽。初产时无色，半透明，以后渐加深至橙红色。

（2）寄主与为害症状　食性广泛。主要寄主有玉米、小麦、高粱、谷子、棉花、豆类、蔬菜、杂草、花卉、林木等。成螨、若螨以口针穿刺植物组织，吸取营养。初害时玉米呈现针头状大小褪绿的黄白斑点，斑点逐渐连成片。严重时叶片发黄焦枯，玉米籽粒秕瘦，减产甚至绝收。

4. 山楂叶螨

（1）形态特征

① 雌成螨　背面观椭圆形。体长553～598mm，宽345～390mm。春、秋活动时期的体呈红色，越冬雌成螨为朱红色。背面表皮的纹路纤细，在第3对背中毛和内骶毛之间横向，因此不呈菱形纹。背毛12对，缺臀毛。肛后毛2对。气门沟顶端的膝状弯曲部分分裂成许多短的分支，并且不规则地相互缠结在一起。须肢跗节的端感器粗壮，呈圆锥形，长约5.5mm，基部宽约7.1mm。背感器长约4.8mm。刺状毛长约9.5mm。足Ⅰ跗节前后2对双毛的近侧毛长度相等。跗节Ⅱ有刚毛15根，胫节Ⅱ有刚毛6根，其余各节的刚毛数与二斑叶螨同。爪间突分裂成3对几乎相同的刺毛，无背刺毛。

② 雄成螨　背面观呈菱形。体长416～451mm，宽202～245mm。体淡黄、黄、黄绿或黄褐色。背毛12对。肛后毛移向背面。须肢跗节的端感器大大缩小，长度和宽度约为雌螨的1/2。背感器和刺状毛的长度约与雌螨相等。足Ⅰ胫节有刚毛13对，跗节有刚毛19根；各足其余各环节上的刚毛数与雌螨相同。阳茎端锤的远侧突起很长，粗壮，伸向上方，末端尖利；近侧突起很短，尖利。

③ 卵　卵圆形，半透明。初孵时黄红色，卵化前橙红色，悬挂在蛛丝上。

（2）寄主与为害症状　为多食性害螨。寄主植物有山楂、苹果、梨、木瓜、桃、李、杏、梅、蔷薇、月季、棉、番茄等。成螨、若螨主要在叶片背面为害。初期为褪绿斑点，后期扩大为褪绿斑块。严重时整叶枯黄，造成落叶、落花、落果，严重减产，甚至造成秋季第二次开花，也影响了来年的产量。

5. 苹果全爪螨

（1）形态特征

① 雌成螨　背面观阔卵圆形，体长391mm，宽268mm，红褐色。背毛13对，粗刚毛状，有粗茸毛，着生在粗结节上。前足体背毛3对；肩毛1对；后半体背中毛3对；背侧毛3对；内骶毛1对，外骶毛1对；臀毛1对。外骶毛约为内骶毛的2/3；臀毛明显短于外骶毛。生殖盖两侧纹路纵行，中间横向；其前方纹路纵行。气门沟末端膨大成不规则的小球状。须肢跗节的端感器顶部膨大，长4.5mm，宽5mm。背感器小棍状，长3mm。刺状毛长6～7mm。各足环节上的刚毛数与柑橘全爪螨同。爪退化，各生有黏毛1对。爪间突爪状，腹面有刺毛簇。

② 雄成螨　体呈菱形，长328mm，宽161mm，红褐色。气门沟末端小球状。须肢跗节端感器微小，长3mm，宽1.5mm。背感器长3mm。刺状毛长5～6mm，各足环节上的刚毛数与柑橘全爪螨同。阳茎无端锤，钩部弯向背面，长约与柄部背缘相等。

③ 卵　近圆形，两端略微扁化。夏卵橘红色，冬卵深红色，卵壳表面有放射状细凹陷。卵顶有一根刚毛状小柄，似洋葱状。

（2）寄主与为害症状　为多食性害螨。主要为害苹果、沙果、梨、李、扁桃、樱桃等，成螨、若螨多在叶片正面活动，主要刺吸为害林木、果树的叶片，呈现褪绿斑点。严重时造成干枯落叶。早期为害严重时，常使刚萌发的叶芽枯死或提早枯萎。

6. 柑橘全爪螨

（1）形态特征

①　雌成螨　背面观呈椭圆形，体长 464mm，宽 330mm，红色。背毛 13 对，粗刚毛状，有粗茸毛，着生在粗结节上。前足体背毛 3 对；肩毛 1 对，背中毛 3 对；背侧毛 3 对；内骶毛 1 对，外骶毛 1 对；臀毛 1 对。外骶毛小于内骶毛的 1/2；外骶毛略长于臀毛，也有几乎相等的。生殖盖纹路前半部纵行和斜行，后半部横向，形成三角形纹。气门沟末端小球状。须肢跗节的端感器顶部膨大，长 5mm，宽 4.5mm。背感器长 3mm。刺状毛长 5～6mm。各足环节上的刚毛数为：转节Ⅰ～Ⅳ各 1 根；股节Ⅰ～Ⅳ分别为 8、6、3、1 根；膝节Ⅰ～Ⅳ分别为 5、5、3、3 根；胫节Ⅰ～Ⅳ分别为 8、5、5、5 根；跗节Ⅰ～Ⅳ分别为 17、14、10、10 根。跗节Ⅰ有近侧毛 4 根（其中感毛 1 根），2 对双毛集中在前端，腹面有刚毛 2 根；跗节Ⅱ有近侧毛 4 根（其中感毛 1 根），双毛腹面只有刚毛 1 根；胫节Ⅰ、跗节Ⅲ和Ⅳ各有感毛 1 根。爪退化，各生黏毛 1 对。爪间突爪状，腹面有刺毛 3 对，其长显著大于爪状部分。

②　雄成螨　体呈菱形，长 402mm，宽 206mm，红色或棕色。背毛 13 对。须肢跗节的端感器微小，长 3mm，宽 1.8mm。背感器长 3.5mm。刺状毛长 6mm。跗节Ⅰ有 6 根刚毛（感毛 3 根）；胫节Ⅰ有刚毛 11 根（感毛 4 根）。其余各足环节上的刚毛数与雌螨同。阳茎无端锤，沟部与柄部背缘的长度基本相等。

③　卵　圆球形，略扁平。卵顶中央有 1 根刚毛状卵柄，其上端通常有 10～20 条蛛丝呈放射状向四面伸展，末端粘于叶面。初产卵鲜红色。

（2）寄主与为害症状　寄主植物主要有柑橘、柠檬、柚、枳壳、桃、樱桃、樱花、玉兰、月季、天竺葵、美人蕉等。其叶片、嫩枝、幼果、花蕾都能被害，但以叶片受害最重。被害部位先褪绿色，后呈现灰白色斑点，叶片失去光泽，被害果呈灰白色。严重时造成大量落花、落叶、落果，嫩梢枯死，特别是苗圃和幼树受害更严重。

7. 麦岩螨

（1）形态特征

①　雌成螨　背面观阔椭圆形，体长 618～847mm，宽 453～603mm，紫红色或褐绿色。背中央有 1 个红斑。背毛 13 对，粗刺状，有粗茸毛，不着生在粗结节上；背毛长度小于列间距的 1/2；前足体背毛第 1 对长约为第 2 对的 2 倍，第 1 对背中毛、骶毛和臀毛稍长于其余的后半体背毛。气门沟末端膨大呈粗圆柱状，有时突出于躯体前缘。须肢跗节上有 7 根刚毛，刚毛状。足Ⅰ特别发达，足Ⅱ和Ⅲ小于体长的 1/2，足Ⅳ大于体长的 1/2。各足环节上的刚毛数为：转节Ⅰ～Ⅳ各 1 根；股节Ⅰ～Ⅳ分别为 9、6、4、4 根；膝节Ⅰ～Ⅳ分别为 5、5、6、6 根；胫节Ⅰ～Ⅳ分别为 14、9、7、9；跗节Ⅰ～Ⅳ分别为 23、17、15、15 根。跗节Ⅰ有双毛 2 对。跗节Ⅱ有双毛 1 对，前毛是 1 根刚毛状的感毛，后毛十分微小；跗节Ⅲ和Ⅳ各有双毛 1 对，前毛刚毛状，后毛羽状，后毛长大于前毛的 2/3。爪呈条状，各生黏毛 2 根。爪间突爪状，腹面有 2 列黏毛。

②　雄成螨　略小于雌螨，长 450mm，宽 270mm，梨形。其余特征类似雌螨。阳茎较直，由 3 片组成，两侧片的基部与中片愈合，中片与两侧片的端部均相分离，并逐渐向端部尖削，呈针刺状。

③　卵　有越夏卵（又称滞育卵）和非越夏卵（又称临时卵）2 种。越夏卵白色，圆柱形，端部扩张成倒草帽状，卵顶有星状辐射条纹，卵壳表面有白色蜡质；非越夏卵球形，红色，卵表有纵列条纹数十条。

（2）寄主与为害症状　主要为害小麦和大麦。也为害棉、大豆、葱、花椒、桃、苹果等作物和果树。成螨、若螨和幼螨以刺吸式口器为害叶片后呈现黄白色斑点，叶色发黄。为害严重时麦苗枯死或不能抽穗。受害麦苗抗寒能力显著下降。

一、仪器、设备及用具

显微镜、放大镜（5～10倍）、实体显微镜、解剖针、发丝针、小毛笔、载玻片、盖玻片、酒精灯、培养皿或小搪瓷盘（内衬黑色纸片）、扁形称量瓶（高3cm、宽6cm）、30％甘油溶液（简称甘油溶液）、封固液。

解剖针（或用一段长约10cm、直径约为0.1cm的金属棒，将其一端磨尖）；其尖端宜尖细且粗糙，否则不易挑取体表光滑的螨体。

发丝针：是一根长约10cm的小金属棒，将其一端磨细尖，另取长约1.5cm的头发一根，以其长度的一半紧贴在金属棒的尖端上，用细线将其缠紧，然后粘上加拿大树胶或油漆，即得。适用于挑取行走缓慢且体表刚毛较多的螨体。

小毛笔，即绘图毛笔。适用于挑取活动快的螨类，笔锋宜尖细，以免螨体夹在笔毛之间。

饱和食盐：市售食盐（或氯化钠），配成约36％的水溶液，煮沸，过滤，备用。

二、螨类封固液常用配方

配方（一）

水合氯醛 70g	阿拉伯胶粉 8g
冰醋酸 3ml	甘油 5ml
麝香草酚 1g	蒸馏水 10ml

制法：先将阿拉伯胶粉、水合氯醛及蒸馏水置乳钵中，充分研磨，使完全溶解。然后加入冰醋酸、甘油和麝香草酚，再充分混合。后用双层纱布过滤，静置一周后，取其上层澄清液于棕色滴瓶内备用。

配方（二）

水合氯醛 200g	阿拉伯胶粉 30g
甘油 20g	蒸馏水 50ml

制法：将阿拉伯胶粉放在烧杯内，加入蒸馏水，随加随搅拌，直至阿拉伯胶粉溶解，置水浴中加温至40～50℃，再加水合氯醛，搅拌溶解后，加入甘油混匀，减压过滤，装入棕色滴瓶内备用。

上述两种配方效果均好，可根据实际情况选用。

三、活螨的检查方法

1. 直接法

取供试品先用肉眼观察，有无疑似活螨的白点或其他颜色的点状物，再用5～10倍放大镜或实体显微镜检视。有螨者，用解剖针或发丝针或小毛笔挑取活螨放在滴有一滴甘油溶液的载玻片上，置显微镜下观察。

2. 漂浮法

取供试品放在盛有饱和食盐水的扁形称量瓶或适宜的容器内，加饱和食盐水至容器的2/3处，搅拌均匀，置10倍放大镜或实体显微镜下检查，或继续加饱和食盐水至瓶口处（为防止盐水和样品溢出污染桌面，宜将上述容器放在装有适量甘油溶液的培养皿中），用洁净的载玻片盖在瓶口，使载玻片与液面接触，蘸取液面上的漂浮物，迅即反转载玻片，置显微镜下检查。

3. 分离法

也称烤螨法。取供试品放在附有孔径大小适宜的筛网的普通玻璃漏斗里，利用活螨避光、怕热的习性，在漏斗的广口上面放一个 60～100W 的灯泡，距离药品约 6cm 处，照射 1～2h。活螨可沿着漏斗内的底部细颈内壁向下爬，用小烧杯装半杯甘油溶液，放在漏斗的下口处，收集爬出的活螨。

在上述三种方法中，以前两种方法操作简便、效果好、检出率高，故多采用。而后一种方法操作较繁琐、费时、效率低，较少采用。

四、各剂型药品的活螨检查方法

供试品取样量：一般供试品每批抽检两瓶。以单剂量、一日剂量包装的样品，每批抽取两盒（每盒检查 3～4 个最小包装单位）；贵重或微量包装的供试品，取样量可酌减。必要时，可再次抽样，或选取有疑问的样品进行检查。

1. 大蜜丸

将药丸外壳（蜡壳或纸壳等）置酒精灯小火焰上转动，适当烧灼（杀灭外壳可能污染的活螨）后，小心打开。

（1）表面完好的药丸，可用消毒的或在火焰上烧灼后放冷的解剖针刺入药丸，手持解剖针，在放大镜或实体显微镜下检查。同时注意检查丸壳的内壁或包丸的油纸有无活螨。

（2）有虫粉现象的药丸，可用放大镜或实体显微镜直接检查，也可用漂浮法检查。

2. 小蜜丸、水丸和片剂

（1）表面完好的丸，可将供试品放在预先衬有洁净黑纸片的培养皿或小搪瓷盘中，用直接法检查。如未检出螨时，认为检出螨时，认为有必要时，也可再用漂浮法或烤螨法检查。

（2）有虫粉现象的丸、片，可用直接法或漂浮法检查。同时注意检查药瓶口内壁与内盖有无活螨。

3. 散剂、冲剂和胶囊剂等

先直接检查药品内盖及塑料薄膜袋的内侧有无活螨。后将药品放在衬有洁净黑纸的培养皿或搪瓷盘里，使成薄层，直接检查。必要时可再用漂浮法检查。并注意检查药瓶口内壁是否有螨。

4. 块状冲剂

直接检查供试品的包装蜡纸、玻璃纸或塑料薄膜及药块表面有无活螨。有虫粉现象者，除用直接法检查外，可再用漂浮法检查。

5. 液体制剂及半固体制剂

先用 75％乙醇将药瓶的外盖螺口周围消毒，再小心旋开外盖，用直接法检查药瓶外盖的内侧及瓶口内外的周围与内盖有无活螨。

6. 除上述以外的其他剂型

可视具体情况参照上述有关方法检查。

五、活螨卵（如腐食酪螨卵）的检验

螨卵极小，一般在 0.1mm 以下，呈乳白色，椭圆形或卵圆形。需用 10～20 倍放大镜或显微镜方可查见螨卵，常见于活螨的周围，但在未检出活螨的样品中，亦有检出螨卵者。一般在供试品中已经检出活螨的，不再进行螨卵的检查；对可疑供试品，如未检活螨时，可注意检查活螨卵。

采用直接法或漂浮法检查。凡用上述两种方法检查，发现有可疑螨卵时，用发丝针小心挑取。取一块凹形载玻片，在凹窝中央滴入 2 滴甘油水，将挑取物放入甘油中，置显微镜下检查。为确证挑取物是否为活螨卵，可将上述载玻片置培养皿中，加盖，于 22～30℃培养 3～8d，每天上、下午定时用低倍显微镜观察，如在甘油水液中孵出幼螨，则判断为检出活螨卵。

六、检验结果报告

凡供试品按上述有关剂型下规定检查发现活螨者，作检出活螨报告。在供试品中未检出活螨，但检出活螨卵时，可按检出活螨处理。

为保留阳性结果备查，可将检出的螨按下法处理保存：将活螨挑放在预先滴有 1 滴 75% 乳酸溶液的载玻片上，加上盖玻片；手持载玻片，在酒精灯小火焰上来回移动，缓缓加热片刻，使其适当透化，即可镜检；鉴定后的螨体，可取下放入 70%酒精中保存，或适当处理。

七、注意事项

（1）螨在春夏和秋冬相交季节繁殖旺盛，爬行活跃，易于检出，在寒冬时则活动微弱甚至不动。鉴别时，可在灯光下检查，光和热的刺激促使其活动，利于检查。

（2）活螨多为略带白色、晶亮的囊状小体，以暗色背景相衬，十分明显，故检查时一定要注意与背景的反差，白色的背景常常掩盖螨的发现。

（3）漂浮法检螨用的称量瓶，以高 3cm、口径 6cm 为宜，由于液面较宽，便于直接用放大镜或实体显微镜检查。用载玻片蘸取检样时，接触面积大，检出率高。亦可用其他适当容器代替。

（4）每次检查后的供试品、器具和用具，特别是阳性供试品，应即时用焚烧、加热等法处理，杀灭活螨，以免污染操作环境及人体。

（5）为保留阳性结果备查，可将检出的活螨制成临时观察标本和长期保存标本。

1. 临时观察标本

挑取检出的活螨，放在预先滴有 1 滴 75%乳酸溶液的载玻片上，加盖玻片，置于酒精灯小火焰上来回移动，缓缓加热片刻，使其适当透化，即可镜检。鉴定后的螨体，亦可放入 50%～70%的乙醇溶液中保存，或作适当处理。

2. 长期保存标本

用具：先将载玻片、盖玻片洗净擦干备用。对于过大的盖玻片，亦可用小砂轮分割成四开小方块使用。

清洗螨体上的杂物：由于螨体上的许多刚毛和突出物往往黏附着一些微粒状杂物。在制片时，宜用解剖针或发丝针或小毛笔，挑取螨体放在滴有一滴清水的载玻片上，轻轻搅动，洗去杂物。

螨体封存：取 1～2 滴螨类封固液放在载玻片中央偏右的位置，挑取洗去杂物的螨体1～2 只，放在螨类封固液中，在低倍显微镜下用发丝针拨正螨体的姿态、位置（背面、腹面）后，如封固液中出现气泡，可用烧热的解剖针插入气泡，即可消除。然后加上盖玻片。将载玻片置酒精灯的小火焰上来回移动，缓缓加热，促使螨体附肢伸展，切勿沸腾，以免产生气泡，甚至螨体爆裂。撤离火焰后，用红色的玻璃铅笔在载玻片的背面圈出螨体的位置，便于镜检时寻找。然后在载玻片的左端贴上标签。

干燥：制成的玻片标本必须干燥，一般将玻片标本放在 50～60℃的温箱内干燥约一周或放在玻璃干燥器内使之失水干燥。也可在室温下放置一个月左右，令其自然干燥。

封固：标本干燥后，在盖玻片周围用指甲油或加拿大树胶或油漆封固，以便长期保存。

知识拓展

中药材在贮藏过程中易被虫蛀。虫蛀后，有的药材形成孔洞，产生蛀粉；有的甚者被完全蛀成粉状，失去药用价值。因此，在药材贮藏过程中搞好虫害防治是保证药材质量的重要环节。下面就中药仓贮害虫的物理、化学、生物防治方法作一介绍。

1. 药材仓贮害虫的物理防治方法

(1) 入库前严格检查　仓库应彻底清扫、消毒和封严，严禁外界虫源侵入，还应注意将虫蛀或带虫卵的药材挑出处理，严禁将虫源带入仓库。入库药材要干燥。

(2) 高温暴晒法　对于一些太阳暴晒不易变色、不走油的药材可以用太阳暴晒的方法防虫。在空气温度低的情况下，利用太阳光的高热和紫外线效能，不但可以使药材干燥，而且能将害虫晒死。

(3) 低温冷藏法　对于一些量少的贵重药材，可以利用低温将害虫或虫卵杀死，温度越低，所需时间越短。在冬季，如果库房的通风设备良好，亦可不必将药材搬出库外，选干燥天气，将库房的所有门窗打开，使空气对流，以达到冷冻目的。

(4) 干沙埋藏法　干燥的沙子不易吸潮，又无营养物质，不仅能防治害虫潜伏，而且也能使霉菌无法蔓延。此法不失为防虫防霉的简便方法。例如：党参、淮牛膝、山药、泽泻、白芷、板蓝根等适用此法。所用沙子不必太细但必须充分干燥，一般在水泥晒场上暴晒一天即可。

2. 药材仓贮害虫的化学防治法

(1) 毒饵诱杀虫法　选择害虫喜爱的麦麸、米糠、油饼等做诱料，加入适量的杀虫药剂制成毒饵，用以诱杀害虫。将诱料加热炒香，或加入少量的香葱共炒，再加入浓度为 0.1% 的除虫菊酯或 0.5%~1% 的敌百虫水溶液，使诱料吸附后晾干即成。将毒饵用纸摊开，放在药材堆空隙之间，过几天清除虫体一次。此法持续时间长，杀虫效果较好。

(2) 除虫菊杀虫法　除虫菊为多年生草本植物，90% 的有效成分含于白色花中。除虫菊杀虫的优点是能直接将药液喷洒于药材上或其包装上，使害虫中毒快。此法操作安全，无残毒污染，但不持久。

(3) 化学药品熏蒸杀虫法　利用化学药品处理药材必须首先考虑到药剂对害虫有效而不影响药材质量且对人体安全。常用的杀虫剂主要有以下几种。

① 氯化苦　通常采用喷雾法或蒸发法密闭熏蒸 2~3 昼夜，用量为 25g/m³。本品对人体有剧毒，对上呼吸道有刺激性，有强烈的催泪性，使用者应戴防护面具。

② 磷化铝　利用本品吸潮后产生磷化氢的性质，可进行仓库密闭熏蒸杀虫。

③ 溴甲烷　常用作仓库杀虫剂，密闭熏蒸用量 13.5~27g/m³，熏蒸时间 16~24h。本品对人有毒，注意保护。

④ 二氧化硫　本品用后能使药材退色，且残留硫黄气体，故现在少用。

⑤ 其他　用硫黄熏蒸，对螨类最为适用，用量 250g/m³，或用硫黄加 10% 乳酸熏蒸。

3. 药材仓贮害虫的生物防治法

采用化学药剂防治害虫，有的药剂会带来残毒，有的药材质量下降，甚至失去药效，故采用生物防治法较为理想。如可将农田以虫治虫的技术应用到仓贮害虫防治中。药材仓贮害虫的天敌主要有姬蜂、米象小蜂、拟蝎、食虫蝽象等。

教学情境三 教学实施设计

一、工作任务设置

（1）根据项目或工作单中要求实现的各项任务、活螨检查标准等具体情况，进行活螨检查方案、技术指标的调研。

（2）根据资讯阶段所获取的信息进行分析、讨论，并对任务如何实施作出决策。提出设计思路和初步活螨检查方案，阐述建立此方案的理由。

（3）根据设计方案并结合实际情况制订出活螨检查的工作计划以及检查与评价标准。

（4）根据计划完成活螨检查工作。

（5）根据工作计划检查活螨检查的全过程，并逐项填写检查情况，最后将相关的技术资料归档。

（6）学生和教师分别评价工作过程的优劣和工作结果的优劣，提出存在的问题与改进意见，学生对教学过程进行评价并给出评价意见和建议。

二、项目学习过程设计（六步法）

资讯——→ 计划——→ 决策——→ 实施——→ 检查——→ 评估

具体设计参见附录。

技能考核标准

		活螨检查技术考核标准					

小组名称＿＿＿＿＿＿＿＿＿　　序号＿＿＿＿＿＿＿＿＿

参考资料名称＿＿＿＿＿＿＿＿＿

实施日期＿＿＿＿＿＿＿＿＿活螨检查过程记录共＿＿＿＿＿＿＿＿＿页

评价项目		评价内容	分值	教师评价	学生评价	得分	总分
过程评价	工作态度	到岗情况	2%	1%	1%		
		认真负责	3%	2%	1%		
		与人沟通	2%	1%	1%		
		团队协作	3%	2%	1%		
	工作方法	学习能力	3%	1%	2%		
		计划能力	3%	2%	1%		
		解决问题能力	4%	3%	1%		
	劳动保护	是否有劳动保护意识	5%	4%	1%		
		活螨检查过程中是否注意安全问题	5%	4%	1%		
	实践操作	产品抽样是否合理	5%	4%	1%		
		活螨检查操作是否正确	5%	4%	1%		
		活螨检查效果	10%	8%	2%		
		分析活螨检查结果的可信度	10%	8%	2%		
总结性评价	活螨检查结果分析	填写是否正确、规范	20%	16%	4%		
	活螨检查技术报告	报告书写项目完整、规范	20%	16%	4%		

实训五 丸剂的活螨检查

一、实训目标

（1）学生能够阐述活螨检查的基本方法。

（2）学生能够独立完成直接法和漂浮法检查活螨的操作过程。

二、实训原理

螨是一类分布很广的微小动物，有文献记载近年来在药品及其原料，尤其在中成药和中药材里，已发现的螨类有 20 余种。患者服用有螨的药物后，不仅影响疗效，还有可能引起螨病，如过敏性哮喘、肺螨病、肠螨病等。此外，螨还带有多种病原体，可传播一些细菌性和病毒性疾病。对螨最普通的杀灭和消毒办法是干烤 100℃、30min，80℃、1h 或煮沸 100℃、10min 以及用 70％酒精、环氧乙烷气体等。药品卫生标准中，对口服制剂规定不得检出活螨，但对直接口服的中药材未作规定。中药材一般没有制剂那样良好的包装，易被螨污染。尤其对牛黄、三七粉、麝香、水牛角浓缩粉、紫河车、雷丸等一类冲服的中药材及烊化服用的胶类药材检查活螨是必要的。

三、实训资料

1. 药品

六味地黄丸（小蜜丸）。

2. 仪器、设备及用具

（1）显微镜。

（2）放大镜（5～10 倍）、实体显微镜。

（3）解剖针、发丝针、小毛笔，要求同前。

（4）载玻片、盖玻片。

（5）酒精灯。

（6）培养皿或小搪瓷盘（内衬黑色纸片）。

（7）扁形称量瓶（高 3cm、口径 6cm）。

（8）30％甘油溶液（简称甘油溶液）。

（9）饱和食盐 市售食盐（或氯化钠），配成约 36％的水溶液，煮沸，过滤，备用。

（10）封固液。

封固液的配方等请参见"教学情境二 活螨检测技术方法"相关内容。

四、实训过程

实训过程的具体内容参见"教学情境二 活螨检测技术方法"的"三～七"的相关内容。

五、思考题

1. 简述螨虫检查的意义与方法。

2. 丸剂进行螨虫检查时，如何制备样品？

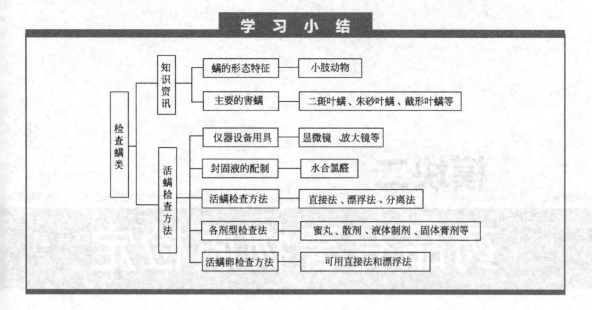

综合测试

一、填空题

1. 螨虫的生活习性各有不同,为自由生活或寄生生活,常在_____、_____、_____、_____中繁殖生长。

2. 螨发育过程包括:_____、_____、_____、_____几个阶段,30℃左右易繁殖。干燥低温下可变为_____。

3. 中药蜜丸中发现的腐食酪螨,对人体具有致病力。一是引起_____,二是引起_____、_____、_____系统疾病。因此,口服药品不得检出活螨。

4. 螨类是一种_____动物,对于_____类型药品进行检查时,螨类常用的检查方法有_____、_____、_____。

二、选择题

1. 螨的体形微小,多在( )以下,一般呈卵形或椭圆形,头胸腹三部分合并成一束状,无明显界限。

A. 1cm   B. 1mm   C. 1nm   D. 10mm

2. 螨躯体上有( ),它的形状、数目以及彼此间长短比例和排列部位因种类而异,故在分类上有重要意义。

A. 菌毛   B. 鞭毛   C. 刚毛   D. 足

三、简答题

1. 简述螨的形态结构特征。

2. 简述不同剂型药品活螨的检查方法。

3. 简述活螨卵的检验方法。

4. 活螨检查结果如何报告?

模块二

药品有害物质检定

项目一

检查药品的热原

■ 项目描述：

    热原检查是药品生物测定的重要项目与内容，是保证药品质控质量的重要检查内容。对药品生产企业、医院制剂部门的文明生产、现代化管理及保证药品的卫生质量，保证人民的健康起着重要的促进作用。

    本项目热原检查法介绍了家兔法的检查程序。家兔升温法是一种传统的热原检查方法，它是将一定剂量的供试品静脉注入家兔体内，在规定时间内观测家兔体温升高的情况，以判定供试品中所含热原的限度是否符合规定的方法。

    学习本项目药品的热原检查主要运用六步教学法，学生自主完成资讯内容，学习并能自主进行供试家兔的挑选，仪器、用具、试剂的准备，用具的清洗及热原质的去除，供试品溶液的制备，肛门温度计的校正等工作。然后在教师的指导下能够完成药品的热原检查工作；在实践中学会药品热原检查技术的标准操作规程及检测工作程序等内容，为完成药物检测实际工作奠定最基本的生物学的方法知识与技能基础。

■ 能力目标：

1. 家兔的正确选择；
2. 用具热原质的正确去除；
3. 供试溶液的制备；
4. 肛门温度计的正确校正；
5. 供试品溶液的耳静脉注射；
6. 检查结果的正确判断；
7. 能够按照药品质量标准及标准操作规程要求，运用家兔法进行相关药品的热原检测。

■ 知识目标：

1. 热原的来源及作用机制；
2. 热原检查常用的仪器、设备及药品；
3. 家兔检查法的操作流程；
4. 了解造成家兔降温的原因；
5. 熟悉现行《中国药典》关于药品热原测定技术方面的基本内容；
6. 了解国外生物测定技术的发展概况。

■ 职业素养：

培养吃苦耐劳的职业精神、耐心细致的工作态度和团队合作精神。

■ 教学资源：

教材、参考资料、PPT、视频、工作单、考核单、评价单、评价表、实验室、网络资源、图片、题库、教学情境设计方案与实施方案。

■ 考核与评价

考核方式：

包括过程考核与结果考核；以过程考核为主。学生自评（10%）、教师对小组评价（30%）、教师对学生评价（60%）、组间互评（加试）。

考核方法：

包括笔试、口试、操作、答辩等。

评价内容：

1. 基本知识及技能水平评价；
2. 方案设计能力评价；
3. 任务完成情况评价；
4. 团队合作情况评价；
5. 过程评价。

学生工作任务单

项目一：药品的热原检查
工作任务描述： 　　根据药品热原检查需要，通过教师提供的参考书、教学课件、音像资料、自己查阅的参考资料，学生能够在教师指导下完成家兔法的药品热原检查任务，并在家兔法药品热原检查过程中获得热原检查技术方面的知识，掌握热原检查技术技能
具体工作任务： 　1. 获得相关资料与信息 　　(1)了解热原检查的意义 　　(2)热原物质有哪些 　　(3)国内热原检查用家兔主要有哪几个品种 　　(4)家兔的热原检查前准备工作有哪些 　　(5)热原检查品种及剂量 　　(6)掌握测量家兔体温的正确方法 　　(7)当出现降温现象时如何处理 　　(8)掌握家兔法热原检查的技术技能 　2. 制订检查计划 　　(1)根据任务需要，正确选择供试用家兔 　　(2)家兔的试前准备、仪器设备的清洗灭菌 　　(3)供试液的配制 　　(4)肛门温度计的校正 　　(5)热原检查操作 　3. 提交产品、工作记录、小组互评单、个人考核单、工作总结，材料归档、整理 　4. 讨论、反思产品的无菌检查过程，通过学生自查和教师指导找出家兔法热原检查过程中的不足之处

教学情境一　知识资讯

一、热原

1. 热原的来源

　　热原是微生物的代谢产物，即能引起恒温动物和人体体温异常升高的致热物质。热原普遍存在于自来水、天然水和其他不洁水中。许多药物也存在热原，如葡萄糖、氯化钠、乳酸钠、水解蛋白、枸橼酸钠、血液制品、右旋糖酐等生物制品及适于微生物生长的药品中。

2. 热原的分类及性质

（1）分类　热原包括细菌性热原、内源性高分子热原、内源性低分子热原及化学热原等。这些物质进入血液后被单核细胞、巨噬细胞吞噬而产生内源性致热原（内热原），它作用于下丘脑体温调节中枢，结果使机体体温上升。这些物质除内毒素外，其余在制药过程中被滤除或在高压灭菌中被破坏、死亡，如病毒、细菌等。只有内毒素在制药过程中才具有影响药物质量的重要作用，也是引起机体发热的主要原因。

（2）热原性质

① 耐热性　热原的耐热性能良好，60℃加热1h不被分解破坏，100℃不降解，但180℃、3～4h，200℃、60min或250℃、30～45min可使热原彻底破坏。因此耐热物品如玻璃制品、金属制品、生产过程中所用的容器和其他用具以及注射时使用的注射器等，均可采用此法破坏热原。

② 滤过性　热原体积很小，小于等于0.05μm，能通过滤菌器而进入滤液中，但不能通过半透膜及石棉滤板。

③ 溶解性　热原能溶于水，本身不会挥发，但能随水蒸气雾滴进入蒸馏水中，造成污染，故重蒸馏水不含热原。

④ 稳定性　可被强酸、强碱及氧化剂破坏。热原在溶液中带有一定的电荷，因而可被某些离子交换树脂吸附。

⑤ 抗原性　热原的多糖体部分有抗原性，反复接触热原，生物体很快便会产生耐受性。故家兔检查法规定了使用次数、间隔时间等。

二、热原反应

注入人体的注射剂中含有热原量达1μg/kg就可引起不良反应，发热反应通常在注入1h后出现，可使人体产生发冷、寒战、发热、出汗、恶心、呕吐等症状，有时体温可升至40℃以上，严重者甚至昏迷、虚脱，如不及时抢救，可危及生命。该现象称为"热原反应"。

三、家兔法热原检查的原理

《中国药典》2010年版规定的热原检查法系将一定剂量的供试品，静脉注入家兔体内，在规定时间内，观察家兔体温升高的情况，以判定供试品中所含热原的限度是否符合规定。家兔注射一定量的热原后，一般15～30min体温开始上升，70～120min达到最高峰。如果注射规定量的供试品后，家兔没有升温或升温不高，说明供试品内热原含量较少，没有超出许可范围；反之，如果注射供试品后，家兔的升温比较明显，即超出了规定的范围，说明供试品内热原量较大，用于临床后会产生不良反应，这样的药品是不能用于临床的。检查结果的准确性和一致性取决于试验动物的状况、实验室条件和操作的规范性。

四、热原检查用仪器、用具及试剂

1. 仪器

分析天平（万分之一）、热原测试仪、电热干燥箱（自动控温装置，最高温度应达300℃）、超净工作台、恒温水浴（38℃）、肛门温度计或测温仪。

2. 用具

时钟、煮锅、金属饭盒、金属吸管筒、台秤、兔固定器、注射器（2ml、5ml、10ml、20ml、30ml）、注射针头（6号、7号）、吸管（1ml、2ml、5ml、10ml）、称量瓶（30mm×

60mm）和广口瓶（100ml、250ml）。

3. 试剂

75％酒精、甘油（或凡士林）、2％碳酸氢钠溶液、注射用水、氯化钠注射液。

五、热原检查操作要求

（1）热原质检查前1～2个月，供试验用家兔尽可能处于同一温度环境中。

（2）热原实验室内外应保持安静，避免强烈直射的日光或灯光及其他刺激。室温17～28℃，在全部试验过程中，室温变化不得大于3℃。空气中氨含量应低于20×10^{-6}。

（3）注射时，有的供试品要注意速度应缓慢，如三磷酸腺苷二钠等。否则，容易造成家兔死亡。

（4）注射时，1批供试品使用1只注射器，不得混用，以免造成交叉污染。

（5）试验过程中，及时填写兔卡及原始记录。

教学情境二　热原的检查

一、用具的清洗准备及热原质的去除

1. 用具的清洗

（1）玻璃用具　玻璃用具用自来水冲洗浮沉后，放入去污剂溶液中浸泡30min以上，取出后用自来水冲洗干净，再用蒸馏水冲洗3遍。

（2）注射针头　注射针头用自来水冲洗后，在2％碳酸氢钠溶液中煮沸15min，用自来水冲洗干净后再用蒸馏水冲洗3遍。

（3）肛门温度计的校正　将肛门温度计和标准温度计一起放入恒温水浴锅（控温精度达0.05℃）中，肛门温度计入水6cm，标准温度计全浸或分浸，15min后取出温度计看二者差别，在38.0℃、38.5℃、39.0℃、39.5℃、40.0℃、40.5℃各处逐步检验。如果温差大于0.15℃或取出水浴后，水银有回缩现象的肛门温度计均不能用。

2. 用具的除热原

将清洗干净的注射器、称量瓶、玻璃小瓶、注射针头等置金属盒（或锡箔纸）内，将吸管置金属筒（或锡箔纸）内，放入电热干燥箱中，升温至250℃，保温0.5h；或升温至200℃，保温1h；或升温至180℃，保温2h。应在一周内使用，过期重新处理。

二、供试用家兔的挑选与准备

1. 家兔的挑选

（1）首先应健康无伤，雌兔应未孕，体重1.7kg以上。

（2）其次测试体温前至少3日应用同一饲料喂养。在此期间内，体重应不减轻，精神、食欲、排泄等不能有异常。

（3）对未曾用于热原质试验的家兔，应在试验前1～3日内预检体温挑选一次，挑选条件与检查供试品时相同，但不注射药液。测温探头插入肛内深度约6cm，保留2min或更长时间，间隔1h测温1次，连续测4h。4h内各兔体温均在38.0～39.8℃，且最高最低温差不超过0.5℃者，方可供试验用。

（4）凡热原质试验用过的家兔，如供试品判为符合规定，家兔休息48h后可重复使用。

对血液制品、抗毒素和其他同一过敏原的供试品在 5 日内可重复使用 1 次。

(5) 如供试品不符合规定，则组内全部家兔不再使用。每一家兔的使用次数，用于一般药品的检查，应不超过 10 次。

>>>> **知识链接** >>

目前，国内进行热原检查用家兔的品种大致有 3 种：青紫蓝灰兔、日本大耳白兔、新西兰白兔。

>>>

2. 检查前的准备

(1) 每批供试品初试用 3 只，复试用 5 只家兔 在做热原检查前 1~2 日，供试用家兔应尽可能处于同一温度环境中，实验室和饲养室的温度相差不得大于 3℃，实验室的温度应在 17~25℃，在实验全过程中，实验室温度变化不得大于 3℃，应防止动物骚扰，置于宽松适宜的装置中。

(2) 试验前家兔应禁食 2h 以上再开始测量正常体温，共测两次，间隔 30~60min，两次温差不得大于 0.2℃，以两次体温的平均值为该兔的正常体温，正常体温应在 38.0~39.6℃，同组兔间正常体温之差不得超过 1.0℃。家兔体温应使用精确度为 ±0.1℃的肛温计（或用其他同样精确的测温装置）测量体温。肛温计插入肛门的深度和时间各兔相同（一般约 6cm），时间不得少于 1.5min。

三、检查操作

1. 供试品溶液的制备

(1) 原料药 精密称取适量，根据其效价或含量计算加水量，用无热原注射用水稀释至所需浓度，进行热原检查。

(2) 制剂 先用碘酒棉或 75％乙醇棉擦拭容器开启部位或取供试品部位，然后按标示量计算加水量，用无热原注射用水稀释至所需浓度，进行热原检查。

(3) 如供试品溶液注射剂量大于或等于 3ml/kg，应在注射前预热至 38℃。

>>>> **知识链接** >>

供试品溶液的制备应在超净工作台内进行。除另有规定外，实验用水均指灭菌注射用水。稀释供试品时，仔细观察外包装是否有损坏或冷爆处，如有应别除。

>>>

2. 家兔体温的测量

(1) 家兔的固定 左手抓住家兔的双耳，右手托住家兔的臀部，避免挣扎，从饲养笼放到台秤上称重，并把体重记在兔卡上，而后放入固定器中固定。

(2) 探头固定 轻轻提起兔尾，把蘸有甘油（或凡士林）的测温仪探头轻轻插入肛门约 6cm 深，再把兔尾和探头固定在一起，避免探头脱落，直到实验结束。

(3) 体温预测 家兔置于固定器中至少休息 1h 后，开始测量第一次体温，隔 30min 测第二次体温。两次体温相差不超过 0.2℃为符合要求，并以两次体温的平均值作为该兔的正常体温。当日使用的家兔体温应在 38.0~39.6℃，且所有家兔体温之差不得超过 1℃。给家兔测温时动作应轻柔，以免引起动物挣扎而使体温波动。每只家兔各次测温最好用同一温度计，且测温时间相同，以减少误差。看温度计时眼睛要平视，看清刻度读数后再用酒精棉擦拭水银球。

>>>> 知识链接 >>

建议有条件应尽量使用热原测温仪测温，因为其感温探头在整个测温过程中都置于兔肛门内，兔较安静，所测体温较正确，同时也避免了给药后1h、2h、3h测温这项规定造成的漏检现象。

>>

3. 供试品溶液的注射

测家兔正常体温后15min内，注射前先用75%酒精棉擦拭兔耳朵边缘，用小镊子将除热原的注射器和针头套好，按规定剂量抽取供试品溶液，按规定剂量自耳缘静脉缓慢注入预热至38℃的供试品，每批供试品注射家兔的数量为初试3只，复试5只。注射完后用手捏紧针眼处数秒钟，以帮助止血。

4. 注射后家兔体温的测量

注射后，每隔30min测量体温1次，连续测6次。以6次中体温最高1次减去注射前的正常体温，即为该兔体温的升高度数。

若第6次较第5次升温超过0.2℃并超过正常体温时，应连续测量，直至与前一次相比升温不超过0.2℃。若降温＞0.4℃，并低于正常体温时，应继续测量至降温≥0.6℃为止。

5. 结果判定

每只家兔的正常体温与注射供试品后最高升温之差为该兔的应答。出现负值的规定如下：降温值≤0.4℃为兔温正常波动范围，以"0"计；降温值≥0.60℃需重试；降温值＞0.40℃至＜0.60℃时，若供试组家兔中仅一只降温在此范围内，以"0"计，若供试组家兔中有2只或2只以上降温在此范围内，应重试。

（1）初试结果判定

① 符合下列情况者，判为合格：3只家兔升温均低于0.60℃，并且3只家兔升温总和低于1.4℃。

② 有下列情况之一者，复试一次：初试3只家兔中1只体温升高0.60℃或0.60℃以上；或者初试3只家兔中，虽升温均在0.6℃以下，但3只家兔升温总和达到或超过1.40℃时，都不能直接判断供试品热原检查合格或不合格，应另取5只经过挑选的家兔复试。

③ 有下列情况之一者，判为不合格：初试3只家兔中超过1只体温升高0.60℃或0.60℃以上；3只家兔升温总和为1.80℃或超过1.80℃。

（2）复试结果判定

① 符合下列情况者，判为合格：复试5只家兔中，体温升高大于或等于0.60℃不超过1只，且初、复试8只家兔中，2只或2只以下升温0.60℃或0.60℃以上，并且升温总和不超过3.50℃。

② 有下列情况之一者，判为不合格：复试5只家兔中，升温大于或等于0.6℃的超过1只；或初、复试8只家兔中，2只以上升温0.60℃或0.60℃以上；初、复试8只家兔升温总和超过3.50℃。

教学情境三 拓展资讯

一、消除热原的方法

1. 吸附法

常用的吸附剂中，活性炭对热原的吸附作用最强，一般用量为总容量的0.1%～0.5%。将溶液加热到70℃左右保温一段时间效果更好。使用的活性炭应符合药典规定要求。

2. 蒸馏法

热原不挥发留下。因此凡适于蒸馏的药品均可用蒸馏法除去热原。

3. 热破坏法

凡适用于高温处理的用于热原检查试验中接触药液的容器，用 180℃、2h 或 250℃、30min 干烤可将热原除去。

4. 滤过法

以石棉板为滤材的施氏滤器过滤，可除去液体中的热原。但超滤后多项质量指标变化较大，因此，用超滤法除中药注射液的热原时应慎重。

5. 强酸强碱处理

对于注射液的包装容器，可用强酸浸泡除去热原。

二、家兔检查法的优缺点

用兔温法检查热原，由美国首先发明，并于 1912 年收入美国药典。这种方法尽管因动物个体不同而有较大差异，但经实践证明，用这种方法检测为阳性的注射液，注入人体后即可发生热原反应。根据热原对人体或家兔均可致热的原理，《中国药典》对实验用家兔做了严格的管理规定，以确保判定供试品的严肃性。

1. 优点

可在规定时间内观察到家兔的体温变化，相应反映了热原引起哺乳类动物复杂的体温反应过程。所以，在半个多世纪以来热原检查法为保障药品质量和用药安全发挥了重要作用。

2. 缺点

家兔热原检查法只局限于某种药物进入体内（血循环）是否能引起体温变化或热原反应。作为判断药品是否污染热原的方法，已不能满足医药工业发展的需要。

（1）标准化程度低，无法判断检查样品中存在的热原质是什么或是哪一种物质。

（2）由于实验动物家兔是处在被细菌污染的环境中，通过吸入或皮肤感染细菌内毒素而被免疫，导致动物的个体差异较大。

（3）实验动物受到药品的药理活性干扰，而影响体温变化（如放射性药品、抗生素、生物制品）等，实验结果难以判断。

（4）设备及实验费用昂贵，做一次药品需要 280 元，是鲎实验的 10 倍。

（5）家兔法不但操作繁琐费时，不能用于注射剂生产过程中的质量监控，且不适用于放射性药物、肿瘤抑制剂等细胞毒性药物制剂的检查。

三、关于降温

根据热原检查的原理，一般供试品如含热原达一定量，会使家兔体温升高。但在日常检查时，时常遇到大幅降温（超过 0.6℃）的情况。

1. 造成降温的原因

（1）家兔体质不好，由于季节变换等原因，造成家兔身体状况不佳。

（2）在注射大剂量供试品时，没有进行预热 38℃ 处理。

（3）测温过程中，肛门大量出血。

2. 降温的处理

（1）体温降低小于等于 0.4℃ 时，视为体温正常波动，以"0"计算。

（2）降温大于等于 0.6℃ 以上时，应找出原因，另取 3 只兔重做。

（3）降温在 0.45～0.55℃，3 只中仅有 1 只，以"0"计算；2 只或 2 只以上时，应找出原因重做。

教学情境四　教学实施设计

一、工作任务设置

（1）根据项目或工作单中要求实现的任务、热原检查标准等具体情况，进行热原检查方案、技术指标的调研。

（2）根据资讯阶段所获取的信息进行分析、讨论，并对任务如何实施作出决策。提出设计思路和初步热原检查方案。

（3）根据设计方案并结合实际情况制订出热原检查的工作计划、相关技术资料以及检查与评价标准。

（4）根据计划完成热原检查工作。

（5）根据工作计划检查热原操作的全过程，并逐项填写检查情况，最后将相关的技术资料归档。

（6）学生和教师分别评价工作过程的优劣和工作结果的优劣，提出存在的问题与改进意见，学生对教学过程进行评价并给出评价意见和建议。

二、项目学习过程设计（六步法）

资讯── 计划── 决策── 实施── 检查── 评估

具体设计参见附录。

技能考核标准

		热原检查技术考核标准					
小组名称_____　　　　序号_____							
参考资料名称_____							
实施日期_____　　　　热原检查过程记录共_____页							
评价项目		评价内容	分值	教师评价	学生评价	得分	总分
过程评价	工作态度	到岗情况	2%	1%	1%		
		认真负责	3%	2%	1%		
		与人沟通	2%	1%	1%		
		团队协作	3%	2%	1%		
	工作方法	学习能力	3%	1%	2%		
		计划能力	3%	2%	1%		
		解决问题能力	4%	3%	1%		
	劳动保护	是否有劳动保护意识	5%	4%	1%		
		热原检查过程中是否注意安全问题	5%	4%	1%		
	实践操作	用具的清洗质量	5%	4%	1%		
		肛门温度计的正确校正	5%	4%	1%		
		注射用液的正确配制	10%	8%	2%		
		热原检查操作是否正确	10%	8%	2%		
总结性评价	热原检查结果分析	热原检查效果	10%	8%	2%		
		分析热原检查结果的可信度	10%	8%	2%		
	热原检查技术报告	填写是否正确、规范	20%	16%	4%		

实训六　热原检查

一、实训目标

(1) 掌握选择家兔、测量体温的正确方法。

(2) 掌握热原检查法标准操作规程。

(3) 熟悉热原检查方法和结果的正确判断。

二、实训资料

1. 供试品

(1) 供试品。

(2) 供试品的来源　市场购买或送检样品。

(3) 检验药品的规格、批号、包装及数量　根据药品包装确定，并记录有关情况。

2. 检测项目

供试品的热原检查。

3. 质量标准

供试品应符合注射剂项下的有关规定；按照热原检查法检测，应符合规定。

4. 检测原理

热原检查是药品生物测定的重要项目与内容，是保证药品质控质量的重要检查内容。对药品生产企业、医院制剂部门的文明生产、现代化管理及保证药品的卫生质量，保证人民的健康起着重要的促进作用。

本实训项目将一定剂量的供试品静脉注入家兔体内，在规定时间内观测家兔体温升高的情况，以判定供试品中所含热原的限度是否符合规定的方法。

三、实训方案

1. 实训形式

十人一组，操作各组独立完成。

2. 实训设计

(1) 新兔的预选

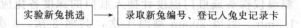

实验新兔挑选 → 录取新兔编号、登记入兔史记录卡

(2) 实验前的准备

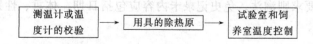

测温计或温度计的校验 → 用具的除热原 → 试验室和饲养室温度控制

(3) 供试品的热原检查

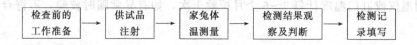

检查前的工作准备 → 供试品注射 → 家兔体温测量 → 检测结果观察及判断 → 检测记录填写

3. 实训安排

实训安排一览表

实训内容	实训内容安排
测温仪或肛门温度计的校验	教师完成
新兔的预选	学生完成
仪器的准备	仪器由实训教师准备，学生按单清点，清洗晾干后需灭菌的仪器按要求包扎，贴标签，灭菌
热原检查操作	学生按要求严格进行热原检查操作
结果观察及判断	准确测量体温，做出正确判断

四、实训过程

1. 设备、仪器、试药与其他物品的准备

（1）设备　天平（精度 0.01mg 或 0.1mg，供实验称量用）、天平（精度 0.1mg 或 1mg，供试剂称量用）、天平（精度 10mg，供家兔称量用）、电热干燥箱（250℃以上）、恒温水浴、家兔固定盒（盒两侧有通气孔）。

（2）仪器　热原测温仪或肛门温度计（精度 0.1℃）、注射器、烧杯、三角瓶、大称量瓶、吸管、移液管、表面皿、玻棒、广口试剂瓶、直镊、金属制密封器（均需除热原）、时钟、脱脂棉。

（3）试药　75％乙醇、凡士林或 50％甘油、生理盐水、灭菌注射用水、无热原氯化钠。

2. 供试品溶液的制备

（1）原料药　精密称定适量原料药置烧杯、三角瓶或称量瓶中。按规定浓度，加精密量取的一定量灭菌注射用水或无热原生理盐水，搅拌使溶解。

（2）注射液　用 75％乙醇棉球消毒安瓿颈部，精密量取一定量药液，按规定浓度加精密量取的一定量灭菌注射用水或无热原生理盐水，混匀。

3. 实验动物的准备

（1）实验家兔标准　选择健康无伤害，体重 1.7kg 以上至 4.0kg 同一来源，同一品系，合格的实验用兔，雌兔未孕，一兔一笼，标兔号。

（2）新兔预选　新兔经同一饲料饲养 7d 后，预测体温，测温的条件与热原检查条件相同。测量体温时，测温仪探头或肛门温度计插入肛门的深度各兔应相同（约为 6cm），测温时间不得少于 1.5min。每隔 30min 测温 1 次，共测 8 次。8 次体温均在 38.0～39.6℃（一般多选用 38.4～39.4℃），且最高最低体温差数不超过 0.4℃ 的家兔，可供 3 周内实验用。录取新兔编号、登记入兔史记录卡，未被录选家兔，可饲养 7d 再预测体温 1 次，如仍不符合要求则淘汰。兔史记录卡内容应包括日期、体重、性别、供试品名、正常体温、温差结果。

4. 热原检查法操作规程

（1）实验前的准备

① 测温仪或肛门温度计每 3～6 个月校验 1 次，如有异常随时校验，不符合要求者不能使用。

②　清洗干净的玻璃器皿、注射器、针头、直镊等放入金属制容器内，密闭，置电热干燥箱内经 250℃30min 以上加热除热原。去除热原未曾开启的密封容器内用具，可供一周内使用。

(2) 检查法

①　选符合规定的家兔，停止给饲料，称重后置于家兔固定盒中至少 1h，头部固定应宽松适宜，应适用于体重不同的动物。

②　每隔 30min 测量家兔体温 1 次，一般测量 2 次，两次体温之差不得超过 0.2℃，不做修约，以此两次体温的平均值作为该兔的正常体温。平均计算后修约保留三位有效数字。当日使用的家兔，正常体温应在 38.0～39.6℃，且同组各兔间相差不得超过 1℃。

③　每个供试样品用家兔 3 只，在测定正常体温后 15min 内给药。注射前用 75% 的乙醇棉球轻擦兔耳静脉的注射部位，从耳缘静脉耳尖端进针，如进针不利，应顺序向前进行。

供试品的剂量，应按各品种项下的规定注射，需缓慢注射的药液，注射速度（除另有规定外）一般为每兔 4～5min，每分钟 4～8ml。供试品注射的体积，按家兔体重每千克不小于 0.5ml，不大于 10ml。供试品溶液温热至约 38℃ 后注射。供试品制备完毕后应在 30min 内注射于家兔体内（个别品种因给药体积过大，可能超过 30min），注射完毕，拔出针头时，按住针孔下端数秒钟，止血。

④　注射药液后每隔 30 min 测量体温 1 次，共 6 次。体温值可保留 3 位有效数字。

6 次测得体温中最高的一次减去正常体温，为该兔体温的升温值，计算 3 只家兔体温升高总和。如 6 次体温均低于正常体温，则升温值以"0"计。6 次体温中最低的 1 次减去正常体温，即为降温值。

(3) 结果判断

① 判断合格

初试 3 只家兔中，体温升高均在 0.6℃ 以下，并且 3 只家兔升温的总数在 1.4℃ 以下可判断为符合规定。

复试 5 只家兔中，体温升高 0.6℃ 或 0.6℃ 以上的家兔数仅有 1 只，并且初复试合并，8 只家兔的升温总数为 3.5℃ 或 3.5℃ 以下，可判断为符合规定。

② 判断复试

初试 3 只家兔中仅有 1 只体温升高 0.6℃ 或 0.6℃ 以上，或 3 只家兔升温均低于 0.6℃ 但升温的总数达 1.4℃ 或 1.4℃ 以上，应另取 5 只家兔复试。

含有热原的供试品，一般在给家兔静脉注射后 1～2h 出现升温高峰，当第 3h 升温≥0.6℃ 时，宜复试后再作判断。

3 只家兔中有 1 只降温≥0.6℃，或 3 只家兔中有 2 只降温值在 0.45～0.55℃，应另取 3 只家兔复试。

③ 判断不合格

初试 3 只家兔中，体温升高 0.6℃ 或 0.6℃ 以上的家兔数有 2 只或 3 只，可判断为不符合规定。

复试的 5 只家兔中，体温升高 0.6℃ 或 0.6℃ 以上的家兔有 2 只或 2 只以上，可判断为不符合规定。

初复试合并 8 只家兔的升温总数超过 3.5℃，可判断为不符合规定。

热原检测记录表见表 2-1-1。

表 2-1-1 热原检测记录表

热原检测记录

品名：_____ 批号：_____

规格：_____ 检测日期：_____

检定依据：《中国药典》

检测环境：温度_____ 湿度_____

供样单位：_____ 收验日期：_____

结论：☐符合规定 ☐不符合规定 ☐复试

检验小组：_____ 校对者：_____

五、注意事项

（1）实验室和饲养室的温度在 17～25℃。实验室和饲养室的温度相差不得大于 3℃。实验全过程中，室温变化不得大于 3℃。

（2）供试品判定为符合规定的家兔，至少应休息 48h，方可供下一次实验用。供试品判定为需复试的家兔，应暂作休息处理，如复试合格，升温≥0.6℃的家兔，应休息 2 周以上，重新测温挑选后使用。对血液制品、抗毒素和其他同一过敏原的供试品在 5 天内可重复使用 1 次。供试品判定为不符合规定的家兔，不再使用。挑选体重相近、体温相对稳定、正常体温温差小、平均值在 38.8～39.2℃、使用次数少的家兔进行试验。使用过抗原性药品的家兔应避免使用。

学 习 小 结

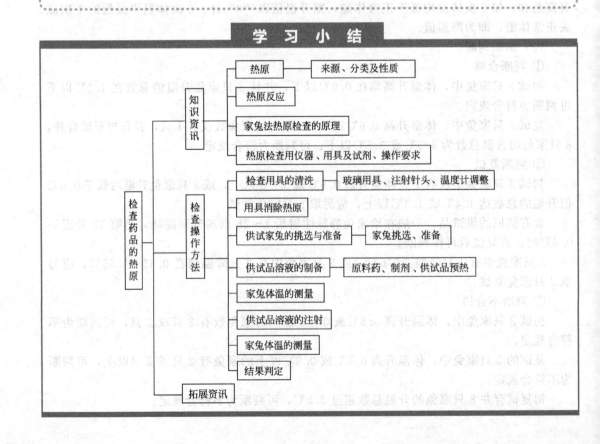

综合测试

一、填空题

1. 热原是_____的代谢产物，即能引起恒温动物和人体体温异常升高的致热物质。

2. 热原包括_____、内源性高分子热原、_____热原及化学热原等。

3. 热原检查的供试品注射后，每隔_____测量体温1次，连续测6次。以6次中体温最高1次减去注射前的正常体温，即为该兔体温的升高度数。

4. 热原质检查前_____个月，供试验用家兔尽可能处于_____环境中。

5. 每一家兔的使用次数，用于一般药品的检查，应不超过_____次。

6. 如供试品溶液注射剂量大于或等于3ml/kg，应在注射前预热至_____℃。

二、选择题

1. 热原体积很小，小于或等于（　　）μm，能通过滤菌器而进入滤液中，但不能通过半透膜及石棉滤板。

　　A. 0.06　　　　　B. 0.05　　　　　C. 0.04　　　　　D. 0.03

2. 家兔注射一定量的热原后，一般（　　）体温开始上升，70~120min达到最高峰。

　　A. 15~30min　　B. 10~15min　　C. 15~20min　　D. 5~30min

3. 对未曾用于热原质试验的家兔，应在试验前（　　）内预检体温挑选一次，挑选条件与检查供试品时相同，但不注射药液。

　　A. 1~2日　　　　B. 1~3日　　　　C. 2~4日　　　　D. 3~5日

4. 试验前家兔应禁食2h以上再开始测量正常体温，共测两次，间隔30~60min，两次温差不得大于（　　），以此两次体温的平均值为该兔的正常体温。

　　A. 0.05℃　　　　B. 0.3℃　　　　C. 0.1℃　　　　D. 0.2℃

三、简答题

1. 简述热原的性质。

2. 简述家兔法热原检查的原理。

3. 简述热原检查操作的要求。

4. 如何正确测量家兔的体温？

四、论述题

论述热原检查法的结果判定。

项目二

检查细菌内毒素

■ 项目描述：

细菌内毒素广泛存在于自然界中。内毒素通过消化道进入人体时并不产生危害，但内毒素通过注射等方式进入血液时则会引起不同的疾病。内毒素大量进入血液就会引起热原反应。因此，生物制品类、注射用药剂、化学药品类、放射性药物、抗生素类、疫苗类、透析液等制剂以及医疗器材类（如一次性注射器，植入性生物材料）必须经过细菌内毒素检测试验合格后才能使用。

细菌内毒素检查又称鲎实验法，是利用鲎试剂与细菌内毒素发生凝集反应来检测或量化药品中由革兰阴性菌产生的细菌内毒素含量是否符合规定的一种方法。此法以其快速、灵敏、经济、重现性好等特点得到了日益广泛的使用，并有取代传统的热原检查法的发展趋势。

国药检系统从 1978 年开始研究鲎试验法。应用细菌内毒素检查始于 1988 年 10 月，由卫生部颁布试行。1991 年 9 月转为正式部标准。随后于《中国药典》（1995 年版）开始正式收载。

本学习项目细菌内毒素检测技术主要运用六步教学法，学生自主完成资讯内容，学习并完成检测材料和用具的准备，供试溶液的配制，掌握细菌内毒素的检测方法，在教师的指导下能够完成药品细菌内毒素检测技术工作；在实践中学会药品细菌内毒素检测技术。

■ 能力目标：

1. 检查器材的正确处理；
2. 内毒素限值的确定；
3. 掌握鲎试剂灵敏度复核试验；
4. 凝胶检查法的操作规程；
5. 对检查结果能够进行正确观察及计算。

■ 知识目标：

1. 细菌内毒素检查的原理；
2. 内毒素的生物学活性；
3. 细菌内毒素检查需用的仪器、设备及药品；
4. 细菌内毒素检查结果的观察原则。

■ 职业素养：

培养吃苦耐劳的职业精神，认真的学习态度和团队合作精神。

■ 教学资源：

教材、参考资料、PPT、视频、工作单、考核单、评价单、评价表、实验室、网络资源、图片、题库、教学情境设计方案与实施方案。

■ 考核与评价

考核方式：

包括过程考核与结果考核；以过程考核为主。学生自评（10%）、教师对小组评价（30%）、教师对学生评价（60%）、组间互评（加试）。

考核方法：

包括笔试、口试、操作、答辩等。

评价内容：

1. 基本知识及技能水平评价；
2. 方案设计能力评价；
3. 任务完成情况评价；
4. 团队合作情况评价；
5. 过程评价。

学生工作任务单

项目二：检查细菌内毒素
工作任务描述： 　　根据具体产品检查需要，通过教师提供的参考书、教学课件、音像资料、自己查阅的参考资料，学生能够在教师指导下完成具体产品的细菌内毒素检查任务，并在药品内毒素检查过程中获得细菌内毒素检查技术方面的知识，掌握细菌内毒素检查技术技能
具体工作任务： 　1. 获得相关资料与信息 　　（1）了解细菌内毒素的检查原理 　　（2）细菌内毒素的生活学活性 　　（3）掌握细菌内毒素检查的涵盖品种 　　（4）细菌内毒素常用的检查方法 　　（5）凝胶法的操作规程 　　（6）细菌内毒素检查结果判断依据 　　（7）掌握细菌内毒素检查的技术技能 　2. 制订检查计划 　　（1）根据任务需要，进行检查仪器设备的准备 　　（2）内毒素限值的确定 　　（3）确定最大有效稀释倍数 　　（4）细菌内毒素检查操作 　　（5）结果判断 　3. 提交结果判断、工作记录、小组互评单、个人考核单、工作总结，材料归档、整理 　4. 讨论、反思产品的细菌内毒素检查过程，通过学生自查和教师指导找出内毒素检查过程中的不足之处

教学情境一　知识资讯

一、细菌内毒素认知

细菌内毒素是革兰阴性菌细胞壁上的一种脂多糖和蛋白的复合物，它不是细菌的代谢产物，而是细菌死亡或解体后才释放出来的一种具有内毒素生物活性的物质。广泛分布于革兰阴性菌（如大肠埃希菌、布氏杆菌、伤寒杆菌、变形杆菌、沙门菌等）及其他微生物（如衣原体、立克次体、螺旋体等）的细胞壁层。各种细菌内毒素的毒性作用大致相同，可引起发热、白细胞反应、微循环障碍、内毒素休克及播散性血管内凝血等。

二、内毒素的生物学活性

内毒素脂多糖分子中，主要毒性组分为脂质 A。不同革兰阴性细菌的脂质 A 结构基本相似，因此其内毒素导致的毒性效应大致类同。

1. 致热反应

人体对细菌内毒素极为敏感。极微量内毒素被输入人体后就能引起体温上升，发热反应持续约 4h 后逐渐消退。自然感染时，因革兰阴性菌不断生长繁殖，同时伴有陆续死亡、释出内毒素，故发热反应将持续至体内病原菌完全消灭为止。

2. 白细胞反应

细菌内毒素进入宿主体内以后，白细胞先急剧减少，这是因为细胞发生移动并黏附到组织毛细血管上。数小时后白细胞数又增高，这是由内毒素诱生骨髓释放其中的中性粒细胞进入血流，使其数量显著增加。

3. 内毒素休克

当病灶或血流中革兰阴性病原菌大量死亡，释放出来的大量内毒素进入血液时，临床表现为微循环衰竭、低血压等，导致患者休克，这种病理反应叫做内毒素休克。

4. 鲎细胞溶解物（鲎试剂）凝集

1956 年美国人 Bang 发现美洲鲎血液遇革兰阴性菌时会产生凝胶。其后又陆续发现微量革兰阴性菌内毒素也可以引起凝胶反应，从而创立了鲎试剂检测法。由于鲎试剂检测法简单、快速、灵敏、准确，目前已广泛用于临床、制药工业药品检验等方面。

三、检查方法

1. 凝胶法

细菌内毒素检查法系利用鲎试剂来检测或量化由革兰阴性菌产生的细菌内毒素，以判断供试品中细菌内毒素的限量是否符合规定的一种方法。

1956 年，美国动物学家 Bang 首先发现给美洲鲎注入革兰阴性菌后引起全身性血液凝固。1968 年，美国血液工作者 Dr. Levin 与 Bang 初步阐明这种血液凝固是由于革兰阴性菌内毒素激活了鲎血变形细胞溶解物的酶，使溶解物中的可溶性蛋白变成凝胶。这种凝固反应极其灵敏，当内毒素浓度达 $0.001\mu g/ml$ 即足以产生阳性结果。20 世纪 70 年代，美国提取变形细胞溶解物制成鲎试剂，因其含有能被微量细菌内毒素激活的凝固酶原和凝固蛋白原。在适宜的条件下，细菌内毒素激活鲎试剂中的凝固酶原转化成有活性的凝固酶，在其作用下，可溶性的凝固蛋白原变成凝固蛋白，进而交联为凝胶（图 2-2-1）。依据这一原理创建了

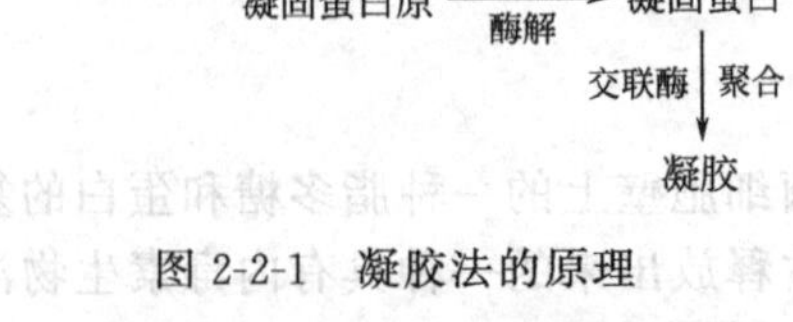

图 2-2-1 凝胶法的原理

检测微量内毒素的检测技术。

2. 光度测定法

光度测定法包括浊度法和显色基质法。

（1）浊度法　它是测定凝胶形成过程中伴随的浊度化（测定波长为360nm），又可分为终点浊度法和动态浊度法。

① 终点浊度法　是依据反应混合物中的内毒素浓度和其在孵育终止时的浊度（吸光度或透光率）之间存在着量化关系来测定内毒素含量的方法。

② 动态浊度法　是检测反应混合物的浊度到达某一预先设定的吸光度所需的反应时间，或是检测浊度增加速度的方法。

浊度法的突出优点是定量、快速（一般少于20min）、灵敏度高（可达0.005EU/ml），仪器价格低，但过程复杂，测定范围窄。

（2）显色基质法　它是测定一种特殊底物中释放出来的生色团的方法（测定波长为405nm或545nm），分为终点显色基质法和动态显色基质法。

① 终点显色基质法　是依据反应混合物中内毒素浓度和其在孵育终止时释放出的有色团的量之间存在着量化关系来测定内毒素含量的方法。

② 动态显色基质法　是检测反应混合物的色度到达某一预先设定的吸光度所需要的反应时间，或是检测色度增长速度的方法。

显色基质法的优点是快速、灵敏度高（可达0.001EU/ml），测定范围宽。终点显色基质法抗干扰能力强，动态显色基质法易受各种因素的干扰，但两者使用的仪器和试剂都很昂贵，且对实验用水要求很高，因而限制了它们的使用范围。

四、细菌内毒素的检查品种

细菌内毒素检查法适用于注射用药品、生物制品建立细菌内毒素检查项目时进行（《中国药典》2010年版）实验及研究。需建立细菌内毒素检查项目的品种如下。

（1）质量标准中有家兔热原检查法需转换为细菌内毒素检查方法的品种。

（2）用于注射给药（静脉滴注、静脉注射、腹腔注射及剂量较大的肌内注射等）但未采用细菌内毒素检查法或家兔热原检查法其一控制质量的注射用药品。

（3）生物制品以及未上市、需建立质量标准的注射用新药。

（4）用于静脉给药的原辅料，包括易污染内毒素的原料（如抗生素）、无菌分装的原料、制剂工艺中无除内毒素和无灭菌过程产品的原料药（如生化药品、生物制品）及在制备分装过程无法控制内毒素的原辅料，应设置细菌内毒素检查项。

五、细菌内毒素检查材料及用具

1. 仪器设备

（1）分析天平（精度为0.1mg以下），用于称量供试品。

（2）电热恒温干燥箱（温度应能达到250℃），用于去除外源性内毒素。

（3）恒温水浴箱或适宜的恒温器（37±1）℃。

（4）旋涡混合器。

（5）细菌内毒素光度测定仪器（细菌内毒素分析仪）。

（6）微量移液器。

（7）定量检测仪。

2. 用具

酒精灯、试管架、大玻璃试管（稀释样品）、镊子、剪刀、封口胶布、消毒棉球、称量瓶（30mm×60mm）、刻度吸管（1ml、2ml、5ml、10ml、15ml）、10mm×70mm试管、比浊玻璃小试管（仪器专用）、中号金属饭盒、金属筒、砂轮片、定时钟、加样器、油性笔、标记纸等。

3. 试剂

（1）鲎试剂　所用的鲎试剂必须具有批准文号。鲎试剂和细菌内毒素标准品均为冻干品，应密封避光贮存在2～8℃处。

（2）细菌内毒素国家标准品　细菌内毒素国家标准品系自大肠埃希菌提取精制而成，以细菌内毒素国家标准品为基准进行标定，确定其质量的相当效价。用于标定、复核、仲裁鲎试剂灵敏度和标定细菌内毒素工作标准品的效价。

（3）细菌内毒素工作标准品系以细菌内毒素国家标准品为基准标定其效价，确定其质量的相当效价。每1ng工作标准品效价应不低于2EU，不大于50EU。用于试验中鲎试剂灵敏度复核、干扰试验及各种阳性对照。

（4）细菌内毒素检查用水　内毒素含量小于0.015EU/ml（用于凝胶法）或0.005EU/ml（用于光度测定法），且对内毒素试验无干扰作用的灭菌注射用水。

教学情境二　凝胶法检测细菌内毒素

一、准备工作

1. 实验中使用的所有玻璃器具处理

一般经洗液浸泡后，取出，用自来水冲洗干净，再用蒸馏水冲洗3次（可用蒸馏水浸泡）。

2. 试验器材处理

试验所用的器皿需经处理，以去除可能存在的外源性内毒素。将刻度吸管放入金属筒内，试管、小瓶等放入金属盒内，在250℃干烤至少30min，关断电源，待烤箱温度自然降至室温，一般需6～8h，密闭保存备用。也可用其他确保不干扰细菌内毒素检查的适宜方法。若使用塑料器械，如微孔板与微量加样器配套的吸头等，应选用标明无内毒素并且对试验无干扰的器械。

>>>> **知 识 链 接** >>

（1）除去外源性内毒素的实验器具应在规定时间内使用，否则须再次除去可能存在的外源性内毒素。

（2）实验中所使用的玻璃仪器清洁与否直接影响试验结果。

（3）试验操作过程应防止微生物和内毒素污染。

>>

3. 供试品溶液的制备

某些供试品需进行复溶、稀释或在水性溶液中浸提制成供试品溶液。一般要求供试品溶液的pH值在6.0～8.0。

鲎试剂生物活性在 pH 6.0～8.0 时酶活性稳定；pH≤3 或≥10 时，酶活性受到抑制。故鲎试验时，供试品 pH 最好应预调和至 6.0～8.0 为好。所以一直以来美国、英国药典和日本药局方规定检品必须调节 pH 值至 6.0～8.0。

4. 内毒素限值的确定

药品、生物制品的细菌内毒素限值（L）一般按以下公式确定：

$$L=K/M$$

式中，L 为供试品的细菌内毒素限值，以 EU/ml、EU/mg 或 EU/U（活性单位）表示；K 为人每千克体重每小时最大可接受的内毒素剂量，以 EU/(kg·h)表示；M 为人用每千克体重每小时最大供试品剂量，以 ml/(kg·h)、mg/(kg·h) 或 U/(kg·h)表示，人均体重按 60kg 计算，人体表面积按 1.62m² 计算。注射时间若不足 1h，按 1h 计算。

5. 确定最大有效稀释倍数（MVD）

最大有效稀释倍数是指在试验中供试品溶液被允许达到稀释的最大倍数，在不超过此稀释倍数的浓度下可进行内毒素限值的检测。公式如下。

$$MVD=cL/\lambda$$

式中，L 为供试品的细菌内毒素限值，以 EU/ml、EU/mg 或 EU/U（活性单位）表示；c 为供试品溶液的浓度，当 L 以 EU/ml 表示时，则 c 等于 1.0ml/ml，当 L 以 EU/mg 或 EU/U 表示时，c 的单位需为 mg/ml 或 U/ml；λ 为在凝胶法中鲎试剂的标示灵敏度（EU/ml），或是在光度测定法中所使用的标准曲线上最低的内毒素浓度。

二、凝胶法检查操作方法

凝胶法是一种限量法，是经典的细菌内毒素检查法。凝胶法系通过鲎试剂与内毒素产生凝集反应的原理来检测或半定量内毒素的方法。在本检查法规定的条件下，使鲎试剂产生凝集的内毒素的最低浓度即为鲎试剂的标示灵敏度，用 EU/ml 表示。

鲎的血变形细胞中有两种物质，即高相对分子质量的凝固酶原与凝固蛋白原，高相对分子质量的凝固酶原经内毒素激活转化为具有活性的凝固酶，通过凝固酶的酶解作用，将凝固蛋白原转变为凝固蛋白，凝固蛋白又通过交联酶作用，互相聚合而形成牢固的凝胶。

1. 鲎试剂灵敏度复核试验

在细菌内毒素检查法规定的条件下，能使鲎试剂产生凝集的标准内毒素的最小浓度称为灵敏度。单位为 EU/ml。常用鲎试剂的灵敏度：0.5EU/ml、0.25EU/ml、0.125EU/ml、0.06EU/ml、0.03EU/ml。

当使用的鲎试剂批号改变或试验条件发生了改变，可能会影响检验结果时，需要进行鲎试剂灵敏度复核试验。

（1）细菌内毒素标准溶液的制备 取细菌内毒素国家标准品或工作标准品一支，轻弹瓶壁，使粉末落入瓶底，然后用砂轮在瓶颈上部轻轻划痕（不管是色点或包环易折安瓿），75%乙醇棉球擦拭后，用手半拉半掰将颈部折断，防止玻璃屑掉入瓶内及有一个比较整齐的颈口。按照标准品说明书，加入规定量的细菌内毒素检查用水溶解其内容物。用封口膜将口封严。置旋涡混合器上混匀 15min，然后进行稀释。根据鲎试剂灵敏度的标示值（λ）制成即 2λ、λ、0.5λ 和 0.25λ4 个浓度的细菌内毒素标准溶液。《中国药典》2010 年版要求将细菌内毒素国家标准品用细菌内毒素检查用水溶解后，需要在旋涡混合器上混匀 15min，以后每稀释一步均应在旋涡混合器上混匀 30s。其他国家也有类似的要求。

（2）待复核鲎试剂的准备　取规格为 0.1ml/支的鲎试剂原安瓿 18 支，轻弹瓶壁，使粉末落入瓶底，开启（要求同上）。每支加入 0.1ml 检查用水溶解，轻轻转动瓶壁，使内容物充分溶解并避免产生气泡。

>>>> 知识链接 >>

规格不是 0.1ml/支时，取若干支，按标示量加入检查用水复溶，充分溶解后将其混合在一起，然后每 0.1ml 分装到 10mm×75mm 规格的试管（凝集管）中，至少分装 18 支管备用。

>>>

（3）加样　将充分溶解的待复核鲎试剂 18 支管在试管架上排成 5 列，在前 16 支试管中分别加入 0.1ml 不同浓度（2λ、λ、0.5λ 和 0.25λ）的内毒素标准溶液，即每一个浓度平行做 4 管；在剩余 2 支试管中加入 0.1ml 细菌内毒素检查用水作为阴性对照。

将试管中溶液轻轻混匀后，封闭管口，垂直放入（37±1）℃适宜恒温器中，保温（60±2)min。要严格遵守保温时间，延长保温时间，可以提高鲎试剂的灵敏度，增加假阳性。同时要防止试管受到振动，鲎试剂与细菌内毒素形成的凝胶受到振动后易变形而误判为阴性。

（4）结果观察　将试管从恒温器中轻轻取出，缓缓倒转 180°，若管内形成凝胶，并且凝胶不变形、不从管壁滑脱者为阳性，记录为（＋）；未形成凝胶或形成的凝胶不坚实、变形并从管壁滑脱者为阴性，记录为（－）。

（5）结果计算　若最大浓度 2λ 管均为阳性，最低浓度 0.25λ 管均为阴性，阴性对照管为阴性，试验方为有效。按下面公式计算反应终点浓度的几何平均值，即为鲎试剂灵敏度的测定值（λ_c）。

$$\lambda_c = \text{antilg}^{-1}(\sum X/4)$$

式中，X 为反应终点浓度的对数值（lg）。反应终点浓度是指系列递减的内毒素浓度中最后一个呈阳性结果的浓度。

（6）结果判断　当 λ_c 在 0.5λ～2λ（包括 0.5λ 和 2λ）时，方可用于细菌内毒素的检查，并以标示灵敏度 λ 为该批鲎试剂的灵敏度。

2. 干扰试验

内毒素实验是鲎试剂在无干扰条件下与内毒素的一种凝集反应，当进行新药的内毒素检查试验前，有时须进行干扰试验。

>>>> 知识链接 >>

细菌内毒素检查法实际是一种较为特殊的检查方法，《中国药典》2005 年版对什么时候该进行细菌内毒素的干扰试验进行了相关规定。①当进行新药的细菌内毒素检查试验前，或无细菌内毒素检查项的品种建立内毒素检查法时，须进行干扰试验。②当鲎试剂、供试品的配方、生产工艺改变或试验环境中发生了任何有可能影响试验结果的变化时，须重新进行干扰试验。

>>>

（1）按表2-2-1制备溶液A、B、C和D　使用的供试品溶液应为未检验出内毒素且不超过最大有效稀释倍数的溶液，按照鲎试剂灵敏度复核试验项下操作。

（2）当溶液A和阴性对照溶液D的所有平行管都为阴性，并且系列溶液C的结果在鲎试剂灵敏度复核范围内时，试验方为有效。

（3）计算　按下式计算C和B的反应终点浓度的几何平均值（E_s和E_t）。

$$E_s = antilg^{-1}(\sum X_s/4)$$
$$E_t = antilg^{-1}(\sum X_t/4)$$

式中，X_s为系列溶液C的反应终点浓度的对数值（lg）；X_t为系列溶液B的反应终点浓度的对数值（lg）。

（4）结果判断　当E_s在$0.5\lambda \sim 2\lambda$（包括0.5λ和2λ）及E_t在$0.5E_s \sim 2E_s$（包括$0.5E_s$和$2E_s$）时，认为供试品在该浓度下无干扰作用。若供试品溶液在小于MVD的稀释倍数下对试验有干扰，应将供试品溶液进行不超过MVD的进一步稀释，再重复干扰试验。

表 2-2-1　凝胶法干扰试验溶液的制备

编号	内毒素浓度/配制内毒素的溶液	稀释用液	稀释倍数	所含内毒素的浓度	平行管数/支
A	无/供试品溶液	—	—	—	2
B	2λ/供试品溶液	供试品溶液	1 2 4 8	2λ 1λ 0.5λ 0.25λ	4 4 4 4
C	2λ/检查用水	检查用水	1 2 4 8	2λ 1λ 0.5λ 0.25λ	4 4 4 4
D	无/检查用水	—	—	—	2

注：A为供试品溶液；B为干扰试验系列；C为鲎试剂标示灵敏度的对照系列；D为阴性对照。

可通过对供试品进行更大倍数的稀释或通过其他适宜的方法（如过滤、中和、透析或加热处理等）排除干扰。为确保所选择的处理方法能有效排除干扰且不会使内毒素失去活性，要使用预先添加了标准内毒素再经过处理的供试品溶液进行干扰试验。

3. 凝胶限量试验

《中国药典》2010年版规定，在细菌内毒素检查中，每批供试品必须做2支供试品管和2支供试品阳性对照，同时每次实验必须做2支阳性对照和2支阴性对照。

（1）供试品溶液的配制　用细菌内毒素检查用水将供试品配成对应MVD的浓度。

（2）阳性对照液的制备　用细菌内毒素检查用水将细菌内毒素工作标准品制成2λ浓度的内毒素溶液。

（3）供试品阳性对照液的制备。

（4）阴性对照液的制备　即细菌内毒素检查用水。

（5）鲎试剂的准备　按表2-2-2制备溶液A、B、C、D。使用稀释倍数为MVD并且已经排除干扰的供试品溶液来制备溶液A和溶液B。按照鲎试剂灵敏度复核试验项下操作。

表 2-2-2 凝胶限量试验溶液的制备

编号	内毒素浓度/配制内毒素的溶液	平行管数/支
A	无/供试品溶液	2
B	2λ/供试品溶液	2
C	2λ/检查用水	2
D	无/检查用水	2

注：A 为供试品溶液；B 为供试品阳性对照；C 为阳性对照；D 为阴性对照。

（6）加样 将 8 管鲎试剂放置在试管架上，其中 2 支加入 0.1ml 按最大有效稀释倍数稀释的供试品溶液作为供试品管，2 支加入 0.1ml 阳性对照液作为阳性对照管，2 支加入 0.1ml 细菌内毒素检查用水作为阴性对照，2 支加入 0.1ml 供试品阳性对照溶液作为供试品阳性对照管。

（7）观察和记录 加样结束后，用封口膜封口，轻轻混匀，避免产生气泡，垂直放入细菌内毒素检查专用干式恒温仪中，在（37±1）℃保温（60±2）min 后，观察并记录结果。注意在保温和拿取试管过程应避免受到振动造成假阴性结果。

（8）结果判断 保温（60±2）min 后观察结果。

① 若阴性对照溶液 D 的平行管均为阴性，供试品阳性对照溶液 B 的平行管均为阳性，阳性对照溶液 C 的平行管均为阳性，试验有效。

② 若溶液 A 的两个平行管都为阴性，判定供试品符合规定。

③ 若溶液 A 的两个平行管均为阳性，判定供试品不符合规定。

④ 若溶液 A 的两个平行管中的一管为阳性，另一管为阴性，需进行复试。复试时，溶液 A 需做 4 支平行管，若所有平行管均为阴性，判定供试品符合规定；否则判定供试品不符合规定。

4. 凝胶半定量试验

凝胶半定量试验系通过确定反应终点浓度来量化供试品中内毒素的含量。按表 2-2-3 制备溶液 A、B、C、D。按照鲎试剂灵敏度复核试验项下操作。

表 2-2-3 凝胶半定量试验溶液的制备

编号	内毒素浓度/被加入内毒素的溶液	稀释用液	稀释倍数	所含内毒素的浓度	平行管数/支
A	无/供试品溶液	检查用水	1	—	2
			2		2
			4	—	2
			8		2
B	2λ/供试品溶液		1	2λ	2
C	2λ/检查用水	检查用水	1	2λ	2
			2	1λ	2
			4	0.5λ	2
			8	0.25λ	2
D	无/检查用水	—			2

注：A 为不超过 MVD 并且通过干扰试验的供试品溶液。从通过干扰试验的稀释倍数开始用检查用水稀释至 1 倍、2 倍、4 倍和 8 倍，最后的稀释不得超过 MVD。

B 为 2λ 浓度标准内毒素的溶液 A（供试品阳性对照）。

C 为鲎试剂标示灵敏度的对照系列。

D 为阴性对照。

结果判断：

① 若阴性对照溶液 D 的平行管均为阴性，供试品阳性对照溶液 B 的平行管均为阳性，系列溶液 C 的反应终点浓度的几何平均值在 $0.5\lambda\sim2\lambda$，试验有效。

② 系列溶液 A 中每一系列平行管的终点稀释倍数乘以 λ，为每个系列的反应终点浓度，所有平行管反应终点浓度的几何平均值即为供试品溶液的内毒素浓度[按公式 $C_E=\mathrm{antilg}(\sum X/2)$]。如果检测时采用的是供试品的稀释液，则计算原始溶液内毒素浓度时要将结果乘以稀释倍数。

③ 如试验中供试品溶液的所有平行管均为阴性，应记为内毒素浓度小于 λ（如果检验的是稀释过的供试品，则记为小于 λ 乘以供试品进行半定量试验的初始稀释倍数）。如果供试品溶液的所有平行管均为阳性，应记为内毒素的浓度大于或等于最大的稀释倍数乘以 λ。

④ 若内毒素浓度小于规定的限值，判定供试品符合规定。若内毒素浓度大于或等于规定的限值，判定供试品不符合规定。

教学情境三 光度测定法检测细菌内毒素

光度测定法需在特定的仪器中进行，温度一般为 (37 ± 1)℃。供试品和鲎试剂的加样量、供试品和鲎试剂的比例以及保温时间等，参照所用仪器和试剂的有关说明进行。

一、标准曲线的可靠性试验

当使用新批号的鲎试剂或试验条件发生了任何可能会影响检验结果的改变时，需进行标准曲线的可靠性试验。

用标准内毒素配成溶液，制成至少 3 个浓度的稀释液（相邻浓度间稀释倍数不得大于 10），最低浓度不得低于所用鲎试剂的标示检测限。每一稀释步骤的混匀时间同凝胶法，每一浓度至少做 3 支平行管。同时要求做 2 支阴性对照。当阴性对照的反应时间大于标准曲线最低浓度的反应时间时，将全部数据进行线性回归分析。

根据线性回归分析，标准曲线的相关系数（r）的绝对值应大于或等于 0.980，试验方为有效。否则须重新试验。

二、药品与鲎试剂相容性的初筛试验

为了确定供试品无干扰的稀释倍数范围（或浓度范围），需进行药品与鲎试剂相容性的初筛试验。

1. 记录

（1）供试品名称、浓度 c（或干粉质量及溶解后浓度 c）。

（2）最大人体剂量 M。

2. 计算供试品的内毒素限值 $L=K/M$

3. 选择试剂

（1）TAL 或 LAL（抗干扰能力、缓冲能力、灵敏度、阴性控制、溶解性等）。

（2）BET 水（内毒素含量小于 0.005EU/ml）。

（3）RSE 或 CSE（经 RSE 标化）。

4. 计算

供试品的最大有效稀释倍数(MVD)=L/λ 或最低有效浓度(MVC)=$\lambda/L=c/$MVD。

5. 选择标准曲线的内毒素浓度范围

2～10 倍等比稀释系列，如：4λ、2λ、λ；100λ、10λ、λ。

6. 确定 PPC 的内毒素浓度 λ_m（标准曲线的中点浓度）

7. 确定初步筛选的供试品的稀释倍数范围或浓度范围

8. 制备

(1) 标准内毒素系列（E_s 系列为用 BET 水稀释的内毒素标准溶液）。

(2) NPC 稀释系列（不含内毒素的供试品稀释系列）。

(3) PPC 稀释系列（含标准曲线中点浓度 λ_m 的供试品稀释系列）。

9. 反应

在 ATi 系统或 BET-72 型测定仪的反应器内进行。

(1) 标准曲线　TAL+E_s 系列（至少 3 个内毒素浓度，平行二管）。

(2) PPC　TAL+含 λ_m 的供试品稀释液（平行二管）。

(3) NPC　TAL+供试品稀释液（平行二管）。

(4) NC　TAL+BET 水（平行二管）。

10. 数据处理

$$回收率=\frac{(E_s-E_t)}{\lambda_m}\times100\%$$

式中，E_s 为 PPC 的实测值；E_t 为 NPC 的实测值。

在测定仪中，数据处理的回收率计算机自动计出。

11. 结果判断

标准曲线 $|r|\geqslant0.980$；PPC 的回收率在 $50\%\sim200\%$ 范围内，无干扰；NC 的反应时间大于标准曲线最低浓度的反应时间；PPC 的测定值在标准曲线范围内，实验有效。

当以上初筛试验得出回收率在 $50\%\sim200\%$ 后，就以该浓度进行正式的干扰试验操作。

三、干扰试验

选择标准曲线中点或一个靠近中点的内毒素浓度（设为 λ_m）作为供试品干扰试验中添加的内毒素浓度。按表 2-2-4 制备溶液 A、B、C、D。每种溶液至少做两个平行管。

按所得线性回归方程分别计算出供试品溶液和含标准内毒素的供试品溶液的内毒素含量 c_t 和 c_s，再按下式计算该试验条件下的回收率（R）。

$$R=\frac{(c_s-c_t)}{\lambda_m}\times100\%$$

当内毒素的回收率在 $50\%\sim200\%$，则认为在此试验条件下供试品溶液不存在干扰作用。

当内毒素的回收率不在指定的范围内，须按"凝胶法干扰试验"中的方法去除干扰因素，并重复干扰试验来验证处理的有效性。

当鲎试剂、供试品的来源、处方、生产工艺改变或试验环境中发生了任何有可能影响实验结果的变化，须重新进行干扰试验。

表 2-2-4 光度测定法干扰试验溶液的制备

编号	内毒素浓度	被加入内毒素的溶液	平行管数/支
A	无	供试品溶液	至少 2
B	标准曲线的中点(或附近点)的浓度(设为 λ_m)	供试品溶液	至少 2
C	至少 3 个浓度(最低一点设定为 λ)	检测用水	每一浓度至少 2
D	无	检测用水	至少 2

注：A 为稀释倍数不超过 MVD 的供试品溶液。

B 为加入了标准曲线中点或靠近中点的一个已知内毒素浓度的，且与溶液 A 有相同稀释倍数的供试品溶液。

C 为如"标准曲线的可靠性试验"项下描述的，用于制备标准曲线的标准内毒素溶液。

D 为阴性对照。

四、样品定量检查法

按"光度法的干扰试验"中的操作步骤进行检测。使用系列溶液 C 生成的标准曲线来计算溶液 A 的每一个平行管的内毒素浓度。试验必须符合以下三个条件方为有效。

（1）系列溶液 C 的结果要符合"标准曲线的可靠性试验"中的要求。

（2）用溶液 B 中的内毒素浓度减去溶液 A 中的内毒素浓度后，计算出的内毒素的回收率要在 50%～200% 的范围内。

（3）溶液 D 的反应时间应大于标准曲线最低浓度的反应时间。

结果判断：供试品溶液所有平行管的平均内毒素浓度乘以稀释倍数后，若小于规定的内毒素限值，判定供试品符合规定；若大于或等于规定的内毒素限值，判定供试品不符合规定。

教学情境四 拓展资讯

一、内毒素单位

在 20 世纪 80 年代以前，关于内毒素的剂量均使用质量单位表示，在鲎试剂建立以后，随着人们对内毒素生物活性认识的提高，以质量单位表示的不科学性被揭示，即相同质量的内毒素，对于菌种来源不同，其生物活性相差很大。1982 年美国药典修订版首次收载了细菌内毒素试验，内毒素单位（EU）被正式引入，明确指出美国内毒素参考标准品每瓶含 10000EU。

二、细菌内毒素检查的局限性

《中国药典》2005 年版一部增加了细菌内毒素检查，但中药注射剂进行内毒素检查要慎重。对于中药注射剂来说，不光是原料、工艺对细菌内毒素检查有影响，其中所含的鞣质、多糖等都有影响，也许用热原检查可能更合适。现在又推出一种新的体外热原试验方法，利用免疫分析方法测定细胞因子以检查药品中污染的热原。这种体外热原试验方法一旦被药典收载，可能会克服中药细菌内毒素检查中出现的一些弊端。

三、鲎试剂的种类和规格

1. 根据鲎的种类不同划分

分为美洲鲎试剂（LAL）（由美国生产）、中国美洲鲎、圆尾美洲鲎（TAL）（分别由中国和日本生产）。

2. 根据检查方法划分

分为凝胶法鲎试剂和定量法鲎试剂。

3. 根据专一性程度划分

分为普通鲎试剂和特异性鲎试剂。

四、细菌内毒素的致病性

1. 致热作用

人对内毒素的致热作用比较敏感，极少量的内毒素注入人体，即可引起发热。

2. 微循环障碍和感染性休克

内毒素可激活血管活性物质，引起小血管收缩和舒张功能紊乱，从而导致微循环障碍，严重时发生感染性休克。

3. 播散性血管内凝血

内毒素可活化凝血因子Ⅻ，并能使血小板凝聚，促使凝血酶生成，形成播散性血管内凝血，导致微循环障碍。

五、细菌内毒素检查法旋涡混合的原因

内毒素的化学成分为脂多糖（LPS）。LPS 是具有疏水端和亲水端的两性分子，多糖链具有亲水性，脂肪链具有疏水性。内毒素溶于水时，LPS 的亲水多糖链和水接触，而疏水性的脂肪链部分聚集成团，形成直径约为 0.1μm 的双层壳状或泡状囊，导致脂质 A（Lipid A）藏于聚集团内部或吸附于器皿壁上，而脂质 A 是激活鲎试剂的活性部分，在水溶液中由于其疏水性而不能与鲎试剂充分接触，造成检测到的内毒素含量偏低。若是检测前利用旋涡装置充分混合，可以使吸附于器皿壁上的内毒素分子脱落，使聚集团的分子量下降。经振荡后的内毒素溶液重新静置一段时间后，内毒素仍然会重新聚集成团或吸附在器皿壁上，所以内毒素溶液存放一段时间后，在使用前一定要充分混合。

教学情境五　教学实施设计

一、工作任务设置

（1）根据项目或工作单中要求实现的检查任务，进行细菌内毒素检查方案的准备。

（2）根据资讯阶段所获取的信息进行分析、讨论，并对任务如何实施作出决策。提出设计思路和细菌内毒素检查的初步方案。

（3）根据设计方案并结合实际情况制订出细菌内毒素检查的工作计划、相关技术资料以及检查与评价标准。

（4）根据计划完成细菌内毒素的检查工作。

（5）根据工作计划检查细菌内毒素操作的全过程，并逐项填写检查情况，最后将相关的技术资料归档。

（6）学生和教师分别评价工作过程的优劣和工作结果的优劣，提出存在的问题与改进意见，学生对教学过程进行评价并给出评价意见和建议。

二、项目学习过程设计（六步法）

资讯 → 计划 → 决策 → 实施 → 检查 → 评估

具体设计参见附录。

技能考核标准

评价项目		评价内容	分值	教师评价	学生评价	得分	总分
内毒素检查技术考核标准							
小组名称_____ 序号_____							
参考资料名称_____							
实施日期_____ 内毒素检查过程记录共_____页							
过程评价	工作态度	到岗情况	2%	1%	1%		
		认真负责	3%	2%	1%		
		与人沟通	2%	1%	1%		
		团队协作	3%	2%	1%		
	工作方法	学习能力	3%	1%	2%		
		计划能力	3%	2%	1%		
		解决问题能力	4%	3%	1%		
	劳动保护	是否有劳动保护意识	5%	4%	1%		
		细菌内毒素检查过程中是否注意安全问题	5%	4%	1%		
	实践操作	试验器材处理是否合理	5%	4%	1%		
		试剂配制过程及质量	5%	4%	1%		
		鲎试剂灵敏度复核试验	10%	8%	2%		
		干扰试验	10%	8%	2%		
总结性评价	检查结果分析	细菌内毒素检查效果	10%	8%	2%		
		分析细菌内毒素检查结果的可信度	10%	8%	2%		
	检查技术报告	填写是否正确、规范	20%	16%	4%		

实训七　细菌内毒素检查

一、实训目标

（1）掌握细菌内毒素的检查方法。

（2）掌握细菌内毒素测定仪的操作方法。

（3）掌握凝胶法检查检品细菌内毒素的原理。

二、实训资料

1. 供试品

（1）供试品。

（2）供试品的来源　市场购买或送检样品。

（3）供试品的规格、批号、包装及数量　根据药品包装确定，并记录有关情况。

2. 检测项目

供试品的细菌内毒素检查。

3. 质量标准

供试品应符合有关规定；按照细菌内毒素法检测，应符合规定。

4. 检测原理

见"项目二　检查细菌内毒素"的"项目描述"的相关内容，在此不赘述。

三、实训方案

1. 实训形式

四人一组，操作各组独立完成。

2. 实训设计

（1）仪器的准备及洗涤

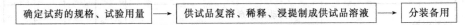

确定仪器的种类、数量、规格 —→ 洗净，包扎，去热原，备用

（2）供试品溶液的制备

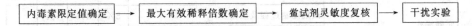

确定试药的规格、试验用量 —→ 供试品复溶、稀释、浸提制成供试品溶液 —→ 分装备用

（3）准备实验

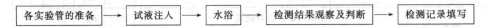

内毒素限定值确定 —→ 最大有效稀释倍数确定 —→ 鲎试剂灵敏度复核 —→ 干扰实验

（4）供试品的内毒素检测

各实验管的准备 —→ 试液注入 —→ 水浴 —→ 检测结果观察及判断 —→ 检测记录填写

3. 实训安排

实训安排一览表

实训内容	实训内容安排
仪器准备	仪器由实训教师准备,学生按单清点,清洗晾干后需灭菌的仪器按要求包扎,贴标签,灭菌
内毒素限定值确定	实训内容由教师指导学生完成
最大有效稀释倍数确定	实训内容由教师指导学生完成
鲎试剂灵敏度复核	实训内容由教师指导学生提前完成
干扰实验	实训内容由教师指导学生完成
内毒素检测操作	在无菌室中完成,严格进行检查操作
结果观察及判断	仔细观察结果,准确判断

四、实训过程

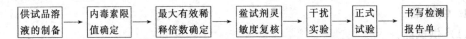

供试品溶液的制备 —→ 内毒素限定值确定 —→ 最大有效稀释倍数确定 —→ 鲎试剂灵敏度复核 —→ 干扰实验 —→ 正式试验 —→ 书写检测报告单

1. 设备、仪器、试药与其他物品的准备

（1）设备　无菌室、超净工作台、旋涡混合器、电热恒温干燥箱、细菌内毒素检查专用干式恒温箱、高压蒸汽灭菌锅。

（2）仪器　内毒素凝胶法测定仪、刻度吸管（1mm、2mm、5mm、10mm、15mm）、凝集管（10mm×75mm）、三角瓶、试管、试管架、镊子、洗耳球、封口膜或金属试管帽、脱脂棉、消毒棉球、称量瓶、中号金属饭盒、加样器、吸水纸、剪刀、记号笔、pH精密试纸、砂轮、时钟、酒精灯及火柴。

（3）试药　鲎试剂、细菌内毒素国家标准品、细菌内毒素工作标准品、细菌内毒素检查用水。

（4）供试品　生物制品类、注射用药剂、化学药品类。

2. 供试液、内毒素标准品的稀释

（1）供试液　某些供试品需进行复溶、稀释或在水性溶液中浸提制成供试品溶液。可用酸、碱溶液或缓冲液调节 pH 值。一般要求供试品溶液的 pH 值在 6.0～8.0。

（2）内毒素标准品　取内毒素标准品（冻干品）1 支，轻弹瓶壁，使粉末落入瓶底，75%酒精棉擦拭后开启，加入 1.2ml 检查用水溶解，在旋涡混合器上混匀 15min，然后分步稀释，1EU/ml 以前的浓度 10 倍稀释，1EU/ml 以后的浓度 2 倍稀释，每稀释一步均在旋涡混合器上混匀 30s，制成 4λ 浓度的溶液，备用。稀释方法见表 2-2-5。

表 2-2-5　内毒素标准品稀释方法

始浓度/(EU/ml)	120	100	10	1
吸取量/ml	—	0.2	0.2	1
加水量/ml	1.2	1.8	1.8	1
终浓度/(EU/ml)	100	10	1	0.5

3. 内毒素限值的确定

可按现行版《中国药典》规定确定供试品的内毒素限值。

按公式 $L=K/M$ 确定。

4. 最大有效稀释倍数的确定

具体内容参见"教学情境二　凝胶法检测细菌内毒素"相关内容。

5. 检查操作

装有 0.1ml 鲎试剂溶液的 10mm×75mm 试管（或 0.1ml/支规格的鲎试剂原安瓿）4 支，其中 2 支加入 0.1ml 供试品作为试品管，1 支加入 2λ 内毒素工作标准品 0.1ml 作为阳性对照管，1 支加入配带的鲎试剂溶液 0.1ml 作为阴性对照管。将试管轻轻混匀后，封闭管口，垂直放入（37±1）℃水浴中，保温（60±2)min。保温过程和拿取试管要小心，避免因受到振动造成假阴性结果。

6. 结果判断

将试管从水浴中轻轻取出，缓缓倒转 180°，若管内形成凝胶，并且凝胶不变形、不从管壁滑脱者为阳性，记录为（＋）；未形成凝胶或形成的凝胶不坚实、变形并从管壁滑脱者为阴性，记录为（－）。供试品 2 管如为（－），应认为符合规定。如 2 管均为（＋），应认为不符合规定。如 2 管中 1 管为（＋），1 管为（－），按上述方法另取 4 支供试品管复试，4 管中有 1 管为（＋）即认为不符合规定。

内毒素检测记录表见表 2-2-6。

表 2-2-6 内毒素检测记录表

内毒素检测记录

品名：＿＿＿＿＿＿＿＿＿＿ 批号：＿＿＿＿＿＿＿＿＿＿

规格：＿＿＿＿＿＿＿＿＿＿ 检测日期：＿＿＿＿＿＿＿＿

检定依据：《中国药典》

检测环境：温度：＿＿＿＿＿＿＿ 湿度：＿＿＿＿＿＿＿

供样单位：＿＿＿＿＿＿＿＿ 收验日期：＿＿＿＿＿＿＿

结论： ☐符合规定 ☐不符合规定 ☐复试

检验小组： 校对者：

学 习 小 结

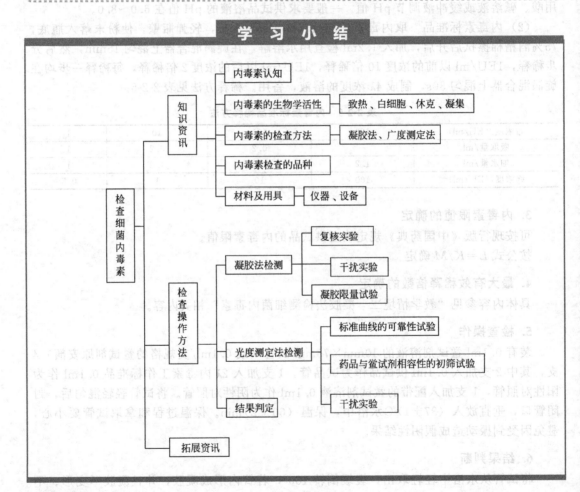

综合测试

一、填空题

1. 细菌内毒素是革兰阴性菌细胞壁上的一种＿＿＿＿＿＿＿＿＿＿＿＿＿＿＿＿＿＿＿＿。

2. 细菌内毒素的检查方法主要有_____、_____。

3. 凝胶法是一种_____，是经典的细菌内毒素检查法。

4. 内毒素实验是鲎试剂在无干扰的条件下与内毒素的一种凝集反应，当进行新药的内毒素检查试验前，有时须进行_____。

5. 当使用新批号的鲎试剂或试验条件发生了任何可能会影响检验结果的改变时，需进行标准曲线的_____。

6. 当内毒素的回收率不在指定的范围内，需按_____中的方法去除干扰因素。

二、选择题

1. 内毒素脂多糖分子中，主要毒性组分为（　　）。

　　A. 脂质 A　　　　B. 多糖　　　　C. 蛋白质　　　　D. 脂质 B

2. 鲎试剂和细菌内毒素标准品均为冻干品，应密封避光贮存在（　　）℃处。

　　A. 1～5　　　　B. 2～8　　　　C. 3～6　　　　D. 5～10

3. 试验所用的器皿需经处理，以去除可能存在的外源性内毒素。将刻度吸管放入金属筒内，试管、小瓶等放入金属盒内，在（　　）干烤至少 30min。

　　A. 180℃　　　　B. 210℃　　　　C. 250℃　　　　D. 300℃

4. 某些供试品需进行复溶、稀释或在水性溶液中浸提制成供试品溶液。一般要求供试品溶液的 pH 值在（　　）的范围内。

　　A. 8.0～9.0　　　　B. 7.0～8.0　　　　C. 6.0～8.0　　　　D. 5.0～6.0

三、简答题

1. 简述内毒素的生物学活性。

2. 细菌内毒素的检查品种有哪些？

3. 如何确定最大有效稀释倍数？

4. 如何进行标准曲线的可靠性试验？

四、论述题

试论述凝胶法检测技术操作方法？

项目三

检查药品的异常毒性

■ **项目描述：**

异常毒性检查法是给予小鼠一定剂量的供试品溶液，在规定时间内观察小鼠出现死亡的情况，以判定供试品是否符合规定的方法。是为保证用药安全有效而进行的安全性检查项目之一。

本学习项目药品异常毒性检查技术主要运用六步教学法，学生自主完成资讯内容，学习并能自主完成检测设备、仪器及药品的准备，掌握异常毒性检查的主要方法，然后在教师的指导下能够完成药品异常毒性检查技术工作；在实践中学会药品异常毒性检查技术。

■ **能力目标：**

1. 安全系数的计算；
2. 异常毒性试验剂量计算；
3. 异常毒性检查的正确操作。

■ **知识目标：**

1. 异常毒性检查的意义；
2. 异常毒性检查技术；
3. 异常毒性检查常用的仪器、设备及药品；
4. 掌握异常毒性检查的常用方法。

■ **职业素养：**

培养吃苦耐劳的职业精神，认真的学习态度和团队合作精神。

■ **教学资源：**

教材、参考资料、PPT、视频、工作单、考核单、评价单、评价表、实验室、网络资源、图片、题库、教学情境设计方案与实施方案。

■ **考核与评价：**

考核方式：

包括过程考核与结果考核；以过程考核为主。学生自评（10%）、教师对小组评价（30%）、教师对学生评价（60%）、组间互评（加试）。

考核方法：

包括笔试、口试、操作、答辩等。

评价内容：

1. 基本知识及技能水平评价；
2. 方案设计能力评价；
3. 任务完成情况评价；
4. 团队合作情况评价；
5. 过程评价。

学生工作任务单

项目三：检查药品异常毒性
工作任务描述： 　　根据具体产品检查需要，通过教师提供的参考书、教学课件、音像资料、自己查阅的参考资料，学生能够在教师指导下完成具体产品的异常毒性检查任务，并在药品异常毒性检查过程中获得异常毒性检查技术方面的知识，掌握异常毒性检查技术技能
具体工作任务： 　1. 获得相关资料与信息 　　(1)了解异常毒性检查的意义 　　(2)了解异常毒性检查的范围 　　(3)了解异常毒性检查的常用设备及使用方法 　　(4)掌握异常毒性检查的常用方法及技术技能 　2. 制订检查计划 　　(1)根据任务需要，依据产品确定异常毒性检查方法 　　(2)异常毒性检查操作 　3. 提交产品、工作记录、小组互评单、个人考核单、工作总结，材料归档、整理 　4. 讨论、反思产品的异常毒性检查过程，通过学生自查和教师指导找出异常毒性检查过程中的不足之处

教学情境一　知识资讯

一、异常毒性检查的概念及意义

1. 概念

异常毒性检查法系给予小鼠一定剂量的供试品溶液，在48h内观察小鼠死亡情况，以判断供试品是否符合规定的一种方法。

《中国药典》规定异常毒性检查法为小白鼠法，通过检查结果了解药品在毒性方面是否有异常现象、被试药品的毒性程度及观察毒性症状的表现等。

2. 意义

药品的异常毒性试验是用稳定剂量按指定的操作方法和给药途径给予规定体重的某种动物观察其急性毒性反应，反应的判断以实验动物死亡与否为终点。这实际上是一个限度实验。在此剂量下，一般供试品不应使动物中毒致死；当出现实验动物死亡时，如果排除了动物试验方法存在的差异和偶然差错等因素后，则说明该供试品中含有的毒性物质超过了正常水平。

因为毒性试验是用实验动物作为模型，所以存在一定的局限性。如药品所致的精神症状和变态反应等，常规异常毒性试验是检测不出的，需另找其他方法。

二、无菌检测要求

>>>> **知 识 链 接** >>>

药品杂质的来源

药品要求具有较高的纯度，但也有少量的杂质存在，这是因为要完全除去药品中的杂质是不可能的，也是不必要的。在不影响疗效和不发生毒性反应的前提下，允许药物有一定的杂质存在。药物杂质来源于两方面。一是生产制备中产生，由于所用原料不纯，部分原料反应不完全；或在反应过程中产生中间产物和副产物，而在精制时未能完全除去；或在制剂过程中受水分、温度与辅料影响而分解产生杂质；或在生产中使用金属工具或不耐酸碱的器皿，可能引入重金属杂质。二是贮藏过程中产生，由于保管不善或时间过长，受外界条件如日光、空气、温度和湿度等影响；或由于微生物作用所引起的药物水解、氧化、分解、异构化、晶型转变、聚合、潮解和发霉等变化。

>>

三、异常毒性检查的原理及适用范围

1. 原理

给药剂量可根据临床人用剂量乘以一定的安全系数，然后再折算成小鼠体重的剂量。药物的给药途径可根据药物的性质、使用方法等加以选择。

2. 适用范围

凡是在药品标准中收载异常毒性检查项的药品，均需进行该项目的检查。

>>>> **知 识 链 接** >>>

药品的有害物质检查

为了保证用药安全，一种新药或一种新制剂，以及一些毒性较大的药品和生化制品，在临床使用前，必须经过异常毒性实验检查，其目的是检查生产工艺中是否含有目标产品以外的有毒杂质。当药物中有害杂质含量达到影响疗效甚至对人体健康产生毒害时，必须进行严格控制和检查。在生产贮藏过程中对有害杂质作追踪考察，及时采取措施预防或去除，不但有利于保证药品使用的安全性，也有利于提高生产工艺的稳定性。

>>

教学情境二　异常毒性的检查

一、实验准备

1. 实验器材

（1）高压蒸汽灭菌器　与供试液接触的所有器具均应高压灭菌（115℃，30min）。

（2）天平　供试品称量用天平（精度 0.01mg 或 0.1mg），试剂称量用天平（精度 0.1mg 或 1mg），小鼠称量用天平（精度 0.1g）。

（3）实验用具　小鼠固定器和支架、注射器（1ml 以下，精度 0.01ml）、大称量瓶、吸管、移液管、小烧杯、胃管灌注针头。

（4）试剂　75％乙醇、注射用水、氯化钠注射液或其他的溶剂。

2. 实验动物

采用昆明种小白鼠，它对外来刺激极为敏感，对各种毒素和病原体具有易感性，反应极为灵敏。实验用小白鼠必须健康无伤，毛色光滑，眼睛红亮，活泼，体重 17～20g，其来源、饲养条件、品种、性别均应相同。雌鼠不得有孕。复试时，用 18～19g 小白鼠。试验动物在称量前，自然饱腹。做过本实验的动物不得重复使用。

3. 供试品溶液的制备

（1）原料药　精密称取适量原料药，置适宜容器中，按规定浓度加精密量取的一定量的溶剂，搅拌使溶解。

（2）注射液的稀释　用 75％乙醇棉球消毒安瓿颈部或瓶塞，精密量取一定量药液，按规定浓度，加精密量取的一定量溶剂，混匀。

除另有规定外，一般用氯化钠注射液作为溶剂制成供试品溶液，供试液制备后，应立即使用，最长不得超过 24h。

二、实验操作

除另有规定外，取小鼠 5 只，按该药品项下规定的给药途径，每只小鼠给予供试液 0.5ml，给药途径分为以下几种。

1. 静脉注射

将小鼠放入固定器中，使尾巴暴露在外，用 75％乙醇擦拭鼠尾注射部位。尾静脉注入供试品溶液，注射速度 4～5s，如注射部位发白且推入药液时有阻力，表示针头未插入静脉内，应重插。如药液有损失，应另取小鼠注射。注射完毕后，拔出针头，在注射部位止血后，取出小鼠，放鼠盒中，观察即时反应，并做记录。

2. 腹腔注射

一手握小鼠，用拇指和食指捏住小鼠颈背部，用无名指及小指固定其后肢及尾，腹部向上。用 75％的乙醇擦拭小鼠腹部注射部位。针头由小白鼠腹部左侧皮下注入，并使针头在皮下平行通过腹部中线后，进入右侧腹腔部位，切勿使针头向上，以防针头刺伤内脏而致小鼠死亡。腹腔注入供试品溶液，注射完毕后，拔出针头，放鼠盒中，观察即时反应，并做记录。

3. 皮下注射

握小鼠，同腹腔注射法，用 75％乙醇擦拭小鼠腹部注射部位。于腹部左侧皮下刺入，并使针头在皮下平行通过腹部中线后，皮下注入供试品溶液，可见注射部位皮下出现白色泡状隆起。注射完毕后，拔出针头，放鼠盒中，观察即时反应，并做记录。

4. 经口给药

握小鼠，同腹腔注射法，注射器接上胃管灌注针头，缓缓插入小鼠口腔，使其顺利进入食管，缓慢注入供试品溶液，如进针遇到阻力，应退出重插，不能强行插入，以免刺破食管或误入气管，使动物死亡。给药完毕后，拔出针头，放鼠盒中，观察即时反应，并做记录。

给药完毕后，除观察小鼠的即时反应，应在 4h、24h、48h 观察和记录动物的一般状态、毒性表现和死亡数量。具体见表 2-3-1。

表 2-3-1 试验动物反应观察指标

程度	症状
无	未见毒性反应
轻	轻度症状，但无运动减少、呼吸困难或腹部刺激
中	腹部刺激，呼吸困难，运动减少，眼睑下垂，腹泻
重	衰竭，发绀，震颤，严重腹部刺激，眼睑下垂，呼吸困难
死亡	注射后死亡

三、结果判断

《中国药典》（2010 年版）规定：除另有规定外，全部小鼠在给药后 48h 内不得死亡；如有死亡时，应另取体重 18～19g 的小鼠 10 只复试，全部小鼠在 48h 内不得死亡。

给药后，在规定时间内不引起小鼠死亡的任何反应不属于异常毒性检查范围，不作为判断结果的依据。

《中国药典》（2010 年版）需检查异常毒性的药品品种和剂量见表 2-3-2。

表 2-3-2 《中国药典》（2010 年版）需检查异常毒性的药品品种和剂量

药　品	剂量(0.5 ml)	药　品	剂量(0.5ml)
门冬酰胺酶	22000U	注射用绒促性素	1000U
头孢曲松钠	200mg	盐酸去甲万古霉素	2000U
头孢哌酮钠	0.05g	注射用盐酸去甲万古霉素	2000U
注射用头孢哌酮钠	0.05g	盐酸四环素	1000U
头孢噻肟钠	0.05g	盐酸林可霉素	2.5mg
注射用头孢噻肟钠	0.05g	盐酸林可霉素注射液	2.5mg
灰黄霉素	0.1g	硫酸巴龙霉素	400U
两性霉素 B	15μg	硫酸卡那霉素	1300U
注射用两性霉素 B	15μg	硫酸西索米星	300U
抑肽酶	2U	硫酸西索米星注射液	300U
利福平	2.5mg	硫酸庆大霉素	500U
妥布霉素	500U	硫酸庆大霉素注射液	500U
硫酸妥布霉素注射液	500U	硫酸阿米卡星	2500U
尿促性素	50U	硫酸阿米卡星注射液	2500U
注射用尿促性素	50U	注射用硫酸阿米卡星	2500U

四、记录格式

实验记录格式参见表 2-3-3。

表 2-3-3 实验记录表

实验记录表

品名：_____ 批号：_____

规格：_____ 生产单位：_____

检品数量：_____ 检验目的：_____

检定依据：《中国药典》

检测环境：_____ 温度：_____ 湿度：_____

检测日期：_____ 报告日期：_____

检验人：_____ 复核人：_____

实验日期					
动物	来源	性别	体重		
溶液配制					
标准品溶液配制					
给药剂量					
结果					
结论：					

五、注意事项

（1）鼠盒内小鼠数量不宜过多，以免发热出汗影响实验结果。

（2）试验室与饲养室应控制在 19～28℃，过高或过低均可影响实验结果。

（3）实验操作粗暴会导致小鼠应激和异常反应，给实验带来不良影响。

教学情境三 教学实施设计

一、工作任务设置

（1）根据项目或工作单中要求实现的各项任务、异常毒性检查标准等具体情况，进行异常毒性检查方案、技术指标的调研。

（2）根据资讯阶段所获取的信息进行分析、讨论，并对任务如何实施作出决策。提出设计思路和初步异常毒性检查方案，阐述建立此方案的理由。

（3）根据设计方案并结合实际情况制订出异常毒性检查的工作计划以及检查与评价标准。

（4）根据计划完成异常毒性检查工作。

（5）根据工作计划检查异常毒性检查的全过程，并逐项填写检查情况，最后将相关的技术资料归档。

（6）学生和教师分别评价工作过程的优劣和工作结果的优劣，提出存在的问题与改进意见，学生对教学过程进行评价并给出评价意见和建议。

二、项目学习过程设计（六步法）

资讯 ⟶ 计划 ⟶ 决策 ⟶ 实施 ⟶ 检查 ⟶ 评估

具体设计参见附录。

技能考核标准

			分值	教师评价	学生评价	得分	总分
评价项目	评价内容						

异常毒性检查技术考核标准

小组名称＿＿＿＿＿＿＿＿＿＿＿＿　序号＿＿＿＿＿＿＿＿＿＿＿＿

参考资料名称＿＿＿＿＿＿＿＿＿＿＿＿＿＿＿＿＿＿

实施日期＿＿＿＿＿＿＿＿＿＿＿＿　异常毒性检查过程记录共＿＿＿＿＿＿＿＿＿＿＿页

评价项目		评价内容	分值	教师评价	学生评价	得分	总分
过程评价	工作态度	到岗情况	2%	1%	1%		
		认真负责	3%	2%	1%		
		与人沟通	2%	1%	1%		
		团队协作	3%	2%	1%		
	工作方法	学习能力	3%	1%	2%		
		计划能力	3%	2%	1%		
		解决问题能力	4%	3%	1%		
	劳动保护	是否有劳动保护意识	5%	4%	1%		
		异常毒性检查过程中是否注意安全问题	5%	4%	1%		
	实践操作	供试品溶液配制是否准确	5%	4%	1%		
		是否进行消毒	5%	4%	1%		
		给药方式是否正确	10%	8%	2%		
		操作是否正确	10%	8%	2%		
总结性评价	异常毒性检查结果分析	异常毒性检查结果	10%	8%	2%		
		分析异常毒性检查结果的可信度	10%	8%	2%		
	异常毒性检查技术报告	填写是否正确、规范	20%	16%	4%		

实训八　葡萄糖酸锑钠毒力检验

一、实训目标

（1）学会异常毒性的毒力检测方法及操作技能。

（2）了解实验器具的消毒操作与过程。

（3）掌握异常毒性检查法判断结果的标准。

二、实训资料

1. 检验药品

（1）检验药品　葡萄糖酸锑钠。

（2）检验药品的来源　送检样品。

（3）检验药品的规格、批号、包装及数量　根据药品包装确定，并记录有关情况。

2. 检测项目

葡萄糖酸锑钠的毒力检测。

3. 质量标准

检验药品应符合葡萄糖酸锑钠项下的有关规定；按照毒力检测，应符合规定。

4. 检测原理

给药剂量可根据临床人用剂量乘以一定的安全系数，然后再折算成小鼠体重的剂量。

凡是在药品标准中收载异常毒性检查项的药品，均需进行该项目的检查。具体方法按《中国药典》2010 年版三部（附录）规定严格执行。

三、实训方案

1. 实训形式

四人一组，各组独立完成。

2. 实训设计

（1）仪器的准备及洗涤

确定仪器的种类、数量、规格 ⟶ 用具清洗、消毒，备用

（2）标准溶液的制备

配制标准品溶液 ⟶ 调节标准品浓度 ⟶ 确定试验浓度

（3）供试品溶液的配制

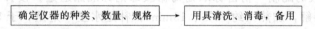

配制标准品溶液 ⟶ 确定供试品浓度为标准品溶液浓度的 80%

（4）检查方法

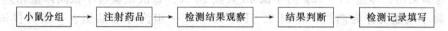

小鼠分组 ⟶ 注射药品 ⟶ 检测结果观察 ⟶ 结果判断 ⟶ 检测记录填写

3. 实训安排

实训安排一览表

实训内容	实训内容安排
仪器的准备及洗涤	实训内容由教师完成
标准溶液的制备	学生完成，教师指导
标准溶液浓度确定	学生完成，教师指导
供试品溶液的配制	学生完成，教师指导
毒力检查操作	学生完成，教师指导
结果观察及判断	学生完成报告内容

四、实训过程

1. 设备、仪器、试药与其他物品的准备

（1）仪器与用具　分析天平（万分之一）、架盘天平、计时器（或秒表）、电热干燥

箱、吸管（1ml、2ml、5ml、10ml）、试管（22mm×190mm）、注射器（1ml）、注射针头（4 号、5 号）、玻璃小瓶（8ml、12ml、25ml）、洗耳球、75％酒精棉、煮锅、试管架、大镊子、有机玻璃罩、鼠盒等。无菌室、超净工作台、恒温培养箱、高压蒸汽灭菌锅、冰箱。

（2）试药　葡萄糖酸锑钠、氯化钠注射液、注射用水、75％酒精等。

（3）实验动物　异常毒性检查的实验动物为小鼠。小鼠应健康合格，无伤，毛色光滑，眼睛红亮，活泼，须在同一条件下饲养。同品系，同性别，雌性无孕。体重 17～20g，每批供试品初试 5 只，复试 10 只。做过试验的小鼠不得重复使用。

2. 用具的清洗消毒与试液的配制

（1）用具的清洗消毒

① 吸管、试管、小瓶先用水冲洗后，在清洁剂溶液中浸泡 30min 以上，取出后用水冲洗干净，再用蒸馏水冲洗 3 遍，放入电热干燥箱 120℃烘干。

② 注射器及针头用水冲洗干净后，用蒸馏水冲洗 3 遍，放入煮锅用蒸馏水煮沸 15min。

（2）试液的制备

① 标准品溶液的配制　精密称取葡萄糖酸锑钠标准品适量，按含锑量计算，加适量温水，搅拌使之溶解，加热（约 70℃、15min），补足水至一定量，于 50℃恒温条件下加温 30min（避免水分蒸发），放冷至室温。用符合规定的小鼠按每 1g 体重自尾静脉注入 0.02ml 标准品溶液。调节标准品浓度，使注射后的小鼠在 15min 内约有半数死亡。使小鼠的死亡率在 20％～80％的浓度即为适宜的试验浓度。

② 供试品溶液的配制　供试品为粉末，按标准品溶液的配制方法配制。供试品为注射液，用水稀释，于 50℃恒温条件下加温 30min（避免水分蒸发），放冷至室温，供试品的浓度应为标准品浓度的 80％。

3. 检查方法

取健康无伤、体重 17～25g 的小鼠 40 只或 20 只。每次试验各小鼠间体重相差不得超过 3g。将小鼠随机分为两组，每组 20 只或 10 只，一组为标准品组、一组为供试品组。按小鼠体重每 1g 自尾静脉注入 0.02ml 标准品溶液或供试品溶液，每只小鼠应在 4～5s 内均匀注射完毕。注射完后立即观察 15min，记录各组小鼠死亡数。

4. 结果判定

用 40 只小鼠检查时，若供试品组小鼠死亡数较标准品组小鼠死亡数少或两组小鼠死亡数相同，即可认为供试品的毒力符合规定；若供试品组的小鼠死亡数较标准品组小鼠死亡数多，则认为供试品的毒力不符合规定。

用 20 只小鼠检查时，若供试品组小鼠死亡数较标准品组小鼠死亡数少 2 只或 2 只以上，则可认为供试品的毒力符合规定；若供试品组小鼠死亡数较标准品组小鼠死亡数多 2 只或 2 只以上，即可认为供试品的毒力不符合规定；若两组小鼠死亡数相同或仅相差 1 只，须另取小鼠 20 只重新试验，将前后两次试验结果合并计算，按上述使用 40 只小鼠的判断方法处理结果。

5. 检验记录

葡萄糖酸锑钠毒力检查记录表见表 2-3-4。

表 2-3-4　葡萄糖酸锑钠毒力检查记录表

葡萄糖酸锑钠毒力检查记录

品名：_____　　批号：_____

规格：_____　　生产单位：_____

检品数量：_____　　检验目的：_____

检定依据：《中国药典》_____

检测环境：_____　温度：_____　湿度：_____

检测日期_____　报告日期：_____

检验人：_____　　复核人：_____

实验日期

动物　　　　来源　　　　性别　　　　体重

溶液配制

标准品溶液配制　　　第　　　次　　　标准品

　　　　　　　　　　五价锑含量　　　　%，　　　水分　　　　%

供试品溶液配制　　　五价锑含量　　　　%，　　　水分　　　　%

结果　　　标准品组　　　小鼠　　　只，　　　死亡　　　只

　　　　　供试品组　　　小鼠　　　只，　　　死亡　　　只

结论：

　　（1）剂量按含锑量计算，葡萄糖酸锑钠含水量较高，在精密称量标准品或供试品配制溶液时，均需除去水分后再计算其含锑量。如第四次国家标准品的水分含量为 14.24%，锑含量（干燥品）为 32.83%。当称量标准品 2.670g 时，其含锑量只有 0.752g[2.670×(1−0.1424)×0.3283]，配制溶液时应按此值计算。若标准品已将所含水分算在内（标明其含锑量），则可直接计算，使用时应注意。

　　（2）标准品的剂量，以注射后 15min 内小白鼠死亡率在 50% 左右为宜。一般来说，使半数小鼠死亡的标准品剂量约为 1000mg/kg(Sb^{5+})，以每 1g 小白鼠注入 0.02ml 标准品溶液计算，标准品溶液应配成每 1ml 含 50mg 五价锑的溶液。

　　（3）葡萄糖酸锑钠溶解后，因 pH 不稳定，其毒力较高，故毒力检查要在溶液 pH 和毒力都稳定后进行。室温放置可使溶液 pH 和毒力趋于稳定，但所需时间较长，故本实验采用加温法配制溶液。

　　（4）注射速度不同，小鼠的死亡量也不相同。因此，在试验时要保持匀速注射给药，且一次实验中每只小白鼠的注射时间要尽量一致。

知 识 拓 展

　　限度实验是指通过药品对实验动物的作用来测定药品中测试物的最低含量或浓度的方法。该测试物并不一定要定量测出其准确值，只是确定其是否超过限度。主要适用于药物的毒性成分及有害物质的检测。

知识拓展

葡萄糖酸锑钠为抗黑热病药（黑热病是由杜氏利什曼原虫所引起，通过白蛉叮咬传播的一种慢性寄生虫病）。用药后，贫血、肝脾肿大等症状迅速减轻，体内原虫消失迅速，有资料显示，用药 6 天后，体内的原虫消失率达 99% 左右。一般认为五价锑不能直接杀死原虫，可能是五价锑在体内还原为三价锑后抑制原虫的活动和繁殖，最后由网状内皮系统消灭。

葡萄糖酸锑钠以及其他五价锑剂的毒性均较三价锑剂低。由于葡萄糖酸锑钠为组成不定的化合物，若生产条件略有改变，产品的毒性就会大不相同，因此药典规定各批产品均须进行毒力检查，用限度实验来控制产品质量。

葡萄糖酸锑钠为五价锑与葡萄糖酸的复合钠盐，是一种白色或微显淡黄色的无定形粉末，溶于水，易溶于热水，水溶液显右旋性，不溶于乙醇或乙醚。按干燥品计算，葡萄糖酸锑钠含锑量应为 30.0%～34.0%。《中国药典》（2010 年版）规定，每一批葡萄糖酸锑钠及葡萄糖酸锑钠注射液在出厂前均须进行毒力测定，即将标准品与供试品分别注入小白鼠体内，通过比较两组小白鼠的死亡数量来判断供试品毒力是否符合规定。只有通过毒力测定合格的药品才能出厂。

学 习 小 结

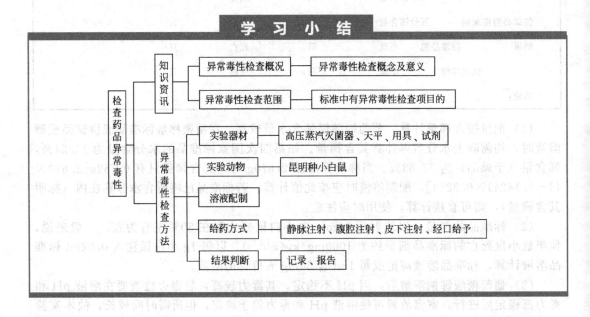

综合测试

一、填空题

1. 药物杂质来源于两方面。一是＿＿＿＿＿＿＿中产生的。二是＿＿＿＿＿＿＿中产生的。

2. 在进行异常毒性检验时若供试品组小鼠死亡数较标准品组小鼠死亡数＿＿＿＿＿＿＿或两组小鼠死亡数＿＿＿＿＿＿＿，即可认为供试品的毒力符合规定。

3. 异常毒性检查法系给予小鼠一定剂量的供试品溶液，在＿＿＿＿＿＿＿内观察小鼠死亡情况。

二、选择题

1. 生产制备中产生的杂质来源可能是（　　　）。

   A. 由于所用原料不纯，部分原料反应不完全

   B. 反应过程中产生中间产物和副产物，而在精制时未能完全除去

   C. 在制剂过程中受水分、温度与辅料影响而分解产生杂质

   D. 在生产中使用金属工具或不耐酸碱的器皿，可能引入重金属杂质

2. 贮藏过程中产生杂质可能是（　　　）。

   A. 由于保管不善或时间过长，受外界条件如日光、空气、温度和湿度等影响

   B. 由于微生物作用所引起的药物水解、氧化、分解、异构化、晶型转变、聚合、潮解和发霉等变化

   C. 金属工具或不耐酸碱的器皿，可能引入重金属杂质

   D. 中间产物和副产物，而在精制时未能完全除去

三、简答题

1. 什么是异常毒性检查技术？

2. 如何根据实验结果判断检品的异常毒性项是否合格？

项目四

检查药品的升压物质

■ 项目描述：

药品是用于预防、治疗、诊断人的疾病，有目的地调节人的生理功能的物质。因此，在生产、流通过程中，一方面要对药品进行有效性检查，另一方面要进行安全性检查。对能危害用药人生命安全的微量物质，如升、降压物质等须进行有效的监控和检查。这些检查要由生物检定实验进行评价，以保证某些有害物质的含量和某些不良反应的强度不致超越规定限度（属于限度实验）。

升压物质是指从动物垂体后叶中提取或用化学方法合成的缩宫素（催产素）中所含的能引起血管收缩、血压升高的物质。

本学习项目药品升压物质检查技术主要运用六步教学法，学生自主完成资讯内容，学习并能自主完成检测设备、仪器及药品的准备，掌握药品升压物质检查的各种方法，然后在教师的指导下能够完成药品升压物质检查技术工作；在实践中学会药品升压物质检查技术。

■ 能力目标：

1. 消毒的正确操作；
2. 药品升压物质检查给药方式的选择；
3. 动物手术操作；
4. 药品升压物质检查的正确操作；
5. 根据实验数据进行正确分析判断。

■ 知识目标：

1. 药品升压物质检查意义及规范；
2. 药品升压物质检查技术；
3. 药品升压物质检查常用的仪器、设备及药品；
4. 药品升压物质检查的常用方法。

■ 职业素养：

培养吃苦耐劳的职业精神，认真的学习态度和团队合作精神。

■ 教学资源：

教材、参考资料、PPT、视频、工作单、考核单、评价单、评价表、实验室、网络资源、图片、题库、教学情境设计方案与实施方案。

■ 考核与评价

考核方式：

包括过程考核与结果考核；以过程考核为主。学生自评（10%）、教师对小组评价

（30％）、教师对学生评价（60％）、组间互评（加试）。

考核方法：

包括笔试、口试、操作、答辩等。

评价内容：

1. 基本知识及技能水平评价；
2. 方案设计能力评价；
3. 任务完成情况评价；
4. 团队合作情况评价；
5. 过程评价。

学生工作任务单

项目 4：检查药品的升压物质
工作任务描述： 　　根据具体产品检查需要，通过教师提供的参考书、教学课件、音像资料、自己查阅的参考资料，学生能够在教师指导下完成具体药品升压物质检查任务，并在药品升压物质检查过程中获得升压物质检查技术方面的知识，掌握药品升压物质检查技术技能
具体工作任务： 　1. 获得相关资料与信息 　（1）了解药品升压物质检查的意义 　（2）药品升压物质检查的范围 　（3）了解药品升压物质检查的常用设备及使用方法 　（4）掌握药品升压物质检查的常用方法及技术技能 　2. 制订检查计划 　（1）根据任务需要，依据产品确定合适的药品升压物质检查方法 　（2）药品升压物质检查操作 　3. 提交产品、工作记录、小组互评单、个人考核单、工作总结，材料归档、整理 　4. 讨论、反思药品升压物质检查过程，通过学生自查和教师指导找出药品升压物质检查过程中的不足之处

教学情境一　知识资讯

一、药品升压物质检查的概念及意义

1. 概念

升压物质是指从动物垂体后叶中提取或用化学方法合成的缩宫素（催产素）中所含的能引起血管收缩、血压升高的物质。

2. 意义

大剂量升压物质对所有的血管平滑肌都有直接的收缩作用，特别是对毛细血管和小动脉作用更加明显，可导致皮肤和胃肠道的血液循环显著减少、冠状血管收缩、肺动脉压升高等不良反应。此外，提取或合成的缩宫素中含有升压物质，还可影响缩宫素发挥引产、催产作用。因此，从生产工艺上应采取有效措施减少升压物质的含量及污染，在药品检查中进行升压物质检查并控制其限度。

《中国药典》（2010年版）用比较垂体后叶标准品（S）与供试品（T）升高大鼠血压的程度，以判定供试品中所含升压物质的限度是否符合规定。

二、升压物质检查的原理及适用范围

1. 原理

在动物垂体后叶中提取的或合成的缩宫素中含有升压物质，大剂量升压物质对所有的血管平滑肌都有直接的收缩作用，特别是对毛细血管和小动脉作用更加明显，可导致血压升高。通过与升压物质标准品溶液所引起的动物升压作用进行比对，可以确定、判断样品所含升压物质所引起动物的升压作用是否超过规定限度，进而判断所测样品的安全性。

2. 适用范围

凡药品标准中规定有升压物质检查项的药品均需进行该项目的检查。

教学情境二 升压物质的检查

一、仪器、用具、试剂及实验动物

1. 仪器

自动平衡记录仪（或多道生理记录仪）、分析天平（十万分之一）、电冰箱。

2. 用具

（1）用具　直形剪刀、弯形剪刀、止血钳、镊子、眼科直形小镊子、弯头小镊子、弯头小剪刀、手术缝合针、注射器（1ml、2ml、5ml、10ml）、注射针头（5号、9号）、A类吸管（1ml、5ml、10ml）、具塞试管（25ml、50ml）、烧杯（100ml）、双向活塞管、量杯（1000ml）、脱脂棉、纱布、线绳、乳胶管、动静脉插管、手术缝合线等。

（2）用具的清洗　玻璃器具用自来水冲洗后，放入去污剂中浸泡30min以上，用自来水冲洗干净，再用蒸馏水冲洗3遍，晾干备用；手术用具用自来水清洗干净后，用纱布擦干即可。

3. 试剂

垂体后叶标准品、10％戊巴比妥钠溶液（临用时用注射用水新鲜配制）、注射用水、氯化钠注射液、乌拉坦溶液、肝素钠(12500U/2ml)、0.5pg/ml的磷酸组胺对照品溶液（临用时新鲜配制）。

4. 实验动物

升压物质检查用大鼠，应为健康无伤、体重300g以上的成年雄鼠。

二、检定用溶液

1. 升压物质标准品溶液的配制

照缩宫素生物检定法标准品溶液的配制法（见缩宫素生物检定法），按垂体后叶标准品升压素单位计算，配成每1ml中含1U的溶液，分装于适宜的容器内，4～8℃贮存，如无沉淀析出，可在 3 个月内使用。临用前，精密吸取标准品溶液适量，用氯化钠注射液配成每 1ml 中含 0.1U 的稀释液。

2. 升压物质供试品溶液的配制

按《中国药典》（2010 年版）正文中规定的限量，配成适当浓度的供试品溶液；试验时，供试品溶液与标准品稀释液的注入体积应相等。

三、升压物质检查法

1. 手术前的准备

（1）将静脉插管用乳胶管与灌满氯化钠注射液的双向活塞装置连接好，并排除气泡。

（2）将动脉插管用三通管与灌有 1/2 氯化钠注射液的制压瓶和信号转换装置连接好，排除气泡，制压瓶保持一定压力。

（3）准备好自动平衡记录仪（或多道生理记录仪）。

（4）接通电源开启记录仪，检查运行是否正常。

2. 大鼠的麻醉

（1）大鼠称重。

（2）按体重计算麻醉剂（乌拉坦）剂量（1g/kg）。

（3）腹腔注射麻醉剂乌拉坦。

（4）将麻醉好的大鼠仰卧于手术台上并固定好。

3. 动、静脉的分离与插管

（1）股静脉的分离与插管 用弯形剪刀剪干净手术部位的毛，用直形剪刀将近膝部、股内侧的皮肤剪开，分离出一侧股静脉，剪一小口，插入静脉插管，扎紧并固定于大鼠腿上，供注射药液用，按体重每 100g 注入肝素溶液 50～100U，如其畅通无漏液即可。

（2）动脉的分离与插管 用弯形剪刀剪去颈部毛，再用镊子将咽部皮肤提起，用剪刀沿中线自甲状软骨下方剪至胸骨上缘，在胸锁乳突肌与颈阔肌之间分离出一侧颈动脉后，再把与动脉相连神经分开，剪口插入动脉管，扎紧并固定好，将动脉插管与记录仪之间的螺旋夹打开，打开记录仪观察走纸，检查结扎是否严密，走纸不下滑即可。

（3）血压记录 往动脉插管注入 0.3～0.5ml 肝素钠溶液。全部手术完毕后，将测压计的读数调节到与动物血压相当的高度，开启动脉夹，记录血压。

4. 供试品的检查

（1）灵敏度测定 打开动脉夹后，缓缓注入适宜的交感神经阻断药（如甲磺酸酚妥拉明，按大鼠每 100g 体重注入 0.1mg，隔 5～10min 用相同剂量再注射一次），待血压稳定后，即可进行药液注射。各次注射速度应基本相同，并于注射后立即注入氯化钠注射液 0.5ml，相邻两次注射的时间间隔应基本相同（一般为 5～10min），每次注射应在前一次反应恢复稳定以后进行。选定高、低两剂量的垂体后叶标准品稀释液（ml），高、低剂量之比约为 1：0.6，低剂量应能使大鼠血压升高 1.33～3.55kPa，将高、低剂量轮流重复注入 2～3 次，如高剂量所致反应的平均值大于低剂量所致反应的平均值，可认为该动物的灵敏度符合规定。

（2）供试品溶液测定 在上述高、低剂量范围内选定标准品稀释液的剂量（d_S），供试品溶液按《中国药典》（2010 年版）正文中规定的剂量（d_T），照下列次序注射一组 4 个剂量：d_S、d_T、d_T、d_S，然后以第一剂量与第三剂量、第二剂量与第四剂量所致的反应分别比较。

（3）**结果判断** 如果 d_T 所致的反应值均不大于 d_S 所致反应值的一半，即认为供试品的升压物质检查符合规定。否则应按上述次序继续注射一组 4 个剂量，并按相同方法分别比较两组内各对 d_S、d_T 所致的反应值。

如果 d_T 所致的反应值均不大于 d_S 所致的反应值，仍认为供试品的升压物质检查符合规定。

如 d_T 所致的反应值均大于 d_S 所致的反应值，即认为供试品的升压物质检查不符合规定；否则应另取动物复试。

如果复试的结果仍有 d_T 所致的反应值大于 d_S 所致的反应值，即认为供试品的升压物质检查不符合规定。

5. 记录实验结果（表 2-4-1）

表 2-4-1　升压物质检查实验记录表

实验记录
动物：＿＿＿＿＿＿＿＿＿＿＿＿＿　　来源：＿＿＿＿＿＿＿＿＿＿＿＿＿
性别：＿＿＿＿＿＿＿＿＿＿＿＿＿　　体重：＿＿＿＿＿＿＿＿＿＿＿＿＿
标准品溶液浓度：＿＿＿＿＿＿＿＿　　供试品溶液浓度：＿＿＿＿＿＿＿＿
检测环境：＿＿＿＿＿　温度：＿＿＿＿＿＿＿　湿度：＿＿＿＿＿＿＿
结果(降低血压高度)：d_S＿＿＿＿＿＿＿　　　d_T＿＿＿＿＿＿＿
d_S＿＿＿＿＿＿＿　　　d_T＿＿＿＿＿＿＿
结论：＿＿＿＿＿＿＿＿＿＿＿＿＿＿＿＿＿＿＿＿＿＿＿＿＿＿＿＿＿
检验人：＿＿＿＿＿＿＿＿＿＿＿＿　　复核人：＿＿＿＿＿＿＿＿＿＿＿＿
检测日期：＿＿＿＿＿＿＿＿＿＿＿　　报告日期：＿＿＿＿＿＿＿＿＿＿＿

教学情境三　教学实施设计

一、工作任务设置

（1）根据项目或工作单中要求实现的各项任务、升压物质检查标准等具体情况，进行升压物质检查方案、技术指标的调研。

（2）根据资讯阶段所获取的信息进行分析、讨论，并对任务如何实施作出决策。提出设计思路和初步升压物质检查方案，阐述建立此方案的理由。

（3）根据设计方案并结合实际情况制订出升压物质检查的工作计划以及检查与评价标准。

（4）根据计划完成升压物质检查工作。

（5）根据工作计划检查升压物质检查的全过程，并逐项填写检查情况，最后将相关的技术资料归档。

（6）学生和教师分别评价工作过程的优劣和工作结果的优劣，提出存在的问题与改进意见，学生对教学过程进行评价并给出评价意见和建议。

二、项目学习过程设计（六步法）

资讯——→ 计划——→ 决策——→ 实施——→ 检查——→ 评估

具体设计参见附录。

技能考核标准

升压物质检查技术考核标准							

小组名称_____ 序号_____

参考资料名称_____

实施日期_____ 升压物质检查过程记录共_____ 页

评价项目		评价内容	分值	教师评价	学生评价	得分	总分
过程评价	工作态度	到岗情况	2%	1%	1%		
		认真负责	3%	2%	1%		
		与人沟通	2%	1%	1%		
		团队协作	3%	2%	1%		
	工作方法	学习能力	3%	1%	2%		
		计划能力	3%	2%	1%		
		解决问题能力	4%	3%	1%		
	劳动保护	是否有劳动保护意识	5%	4%	1%		
		升压物质检查过程中是否注意安全问题	5%	4%	1%		
	实践操作	大鼠麻醉质量	5%	4%	1%		
		动、静脉分离与插管操作	5%	4%	1%		
		灵敏度测定是否正确	10%	8%	2%		
		供试品测定是否正确	10%	8%	2%		
总结性评价	升压物质检查结果分析	升压物质检查效果	10%	8%	2%		
		分析升压物质检查结果的可信度	10%	8%	2%		
	升压物质检查技术报告	填写是否正确、规范	20%	16%	4%		

综合测试

一、填空题

1. 升压物质是指从动物_____中提取或用化学方法合成的缩宫素（催产素）中所含的能引起血管收缩、血压升高的物质。

2. 升压物质检查用_____，应为健康无伤、体重 300g 以上的_____。

3. 大鼠麻醉采用腹腔注射麻醉剂_____。

二、选择题

1. 升压物质检查用大鼠，应为健康无伤、体重（　　）的成年雄鼠。

A. 300g 以上　　　　B. 300g　　　　　C. 200g 以上　　　　D. 200g

2. 升压物质标准品溶液，应在（　　）℃处保存。

A. 0　　　　　　　　　　B. 4～8　　　　　　　　C. 10～20　　　　　　　D. －4

3. 升压物质标准品溶液，保存期内如无沉淀析出，可在（　　）内使用。

A. 1周　　　　　　　　　B. 1个月　　　　　　　　C. 3个月　　　　　　　　D. 1年

4. 升压物质标准品溶液，使用时用氯化钠注射液配成每1ml中含（　　）的稀释液。

A. 0.001U　　　　　　　 B. 0.01U　　　　　　　　C. 0.1U　　　　　　　　D. 1U

三、简答题

1. 升压物质标准品溶液如何配制？

2. 升压物质检测时如何麻醉大鼠？

四、论述题

升压物质检查时如何进行结果判定？

项目五

检查药品的降压物质

■ 项目描述：

同升压物质一样，降压物质也是药品安全性检查的项目之一，也要由生物检定实验进行评价，以保证某些有害物质的含量和某些不良反应的强度不致超越规定限度（属于限度实验）。

《中国药典》（2010 年版）用比较组胺对照品（S）与供试品（T）引起麻醉猫（或狗）血压下降的程度，以判定供试品中所含降压物质的限度是否符合规定。

本学习项目药品降压物质检查技术主要运用六步教学法，学生自主完成资讯内容，学习并能自主完成检测设备、仪器及药品的准备，掌握药品降压物质检查的各种方法，然后在教师的指导下能够完成药品降压物质检查技术工作；在实践中学会药品降压物质检查技术。

■ 能力目标：

1. 猫的麻醉；
2. 动、静脉分离与插管；
3. 药品降压物质检查的正确操作；
4. 实验数据的分析判断。

■ 知识目标：

1. 药品降压物质检查意义及规范；
2. 药品降压物质检查技术；
3. 药品降压物质检查常用的仪器、设备及药品；
4. 药品降压物质检查的常用方法。

■ 职业素养：

培养吃苦耐劳的职业精神，认真的学习态度和团队合作精神。

■ 教学资源：

教材、参考资料、PPT、视频、工作单、考核单、评价单、评价表、实验室、网络资源、图片、题库、教学情境设计方案与实施方案。

■ 考核与评价

考核方式：

包括过程考核与结果考核；以过程考核为主。学生自评（10％）、教师对小组评价（30％）、教师对学生评价（60％）、组间互评（加试）。

考核方法：

包括笔试、口试、操作、答辩等。

评价内容：

1. 基本知识及技能水平评价；
2. 方案设计能力评价；
3. 任务完成情况评价；
4. 团队合作情况评价；
5. 过程评价。

学生工作任务单

项目五：检查药品的降压物质
工作任务描述： 　　根据具体产品检查需要，通过教师提供的参考书、教学课件、音像资料、自己查阅的参考资料，学生能够在教师指导下完成具体药品降压物质检查任务，并在药品降压物质检查过程中获得降压物质检查技术方面的知识，掌握药品降压物质检查技术技能
具体工作任务： 1. 获得相关资料与信息 　　(1)了解药品降压物质检查的意义 　　(2)药品降压物质检查的范围 　　(3)了解药品降压物质检查的常用设备及使用方法 　　(4)掌握药品降压物质检查的常用方法及技术技能 2. 制订检查计划 　　(1)根据任务需要，依据产品确定合适的药品降压物质检查方法 　　(2)药品降压物质检查操作 3. 提交产品、工作记录、小组互评单、个人考核单、工作总结，材料归档、整理 4. 讨论、反思药品降压物质检查过程，通过学生自查和教师指导找出药品降压物质检查过程中的不足之处

教学情境一　知识资讯

一、药品降压物质检查的概念及意义

1. 概念

降压物质系指某些药品中含有能导致血压降低的杂质，包括组胺、类组胺或其他导致血压降低的物质。

2. 意义

以动物脏器或组织为原料的生化药品或由微生物发酵提取的抗生素产品易形成组胺。组胺的药理作用之一为直接兴奋组胺受体——H受体，使血管扩张、毛细血管渗透性增强、血压下降及血管以外其他平滑肌收缩。注入人体后可导致面部潮红、脉搏加速和血压下降等不良反应。因此，从生产工艺上应采取有效措施减少降压物质的含量及污染，在药品检查中进行降压物质检查并控制其限度。

>>>> **知识链接** >>>

《中国药典》(2010年版)用比较组胺对照品(S)与供试品(T)引起麻醉猫(或狗)血压下降的程度，以判定供试品中所含降压物质的限度是否符合规定。

>>

二、降压物质检查方法

1. 仪器、用具、试剂及实验动物

（1）仪器 自动平衡记录仪（或多道生理记录仪）、分析天平（十万分之一）、电冰箱。

（2）用具

① 用具 直形剪刀、弯形剪刀、止血钳、镊子、眼科直形小镊子、弯头小镊子、弯头小剪刀、手术缝合针、注射器（1ml、2ml、5ml、10ml）、注射针头（5号、9号）、A类吸管（1ml、2ml、10ml）、具塞试管（25ml、50ml）、烧杯（100ml）、双向活塞管、量杯（1000ml）、脱脂棉、纱布、线绳、乳胶管、动静脉插管、手术缝合线等。

② 用具的清洗 玻璃器具用自来水冲洗后，放入去污剂中浸泡30min以上，用自来水冲洗干净，再用蒸馏水冲洗3遍，晾干备用；手术用具用自来水清洗干净后，用纱布擦干即可。

（3）试剂 垂体后叶标准品、10％戊巴比妥钠溶液（临用时用注射用水新鲜配制）、注射用水、氯化钠注射液、乌拉坦溶液、肝素钠（12500U/2ml）、0.5μg/ml的磷酸组胺对照品溶液（临用时新鲜配制）。

（4）实验动物 降压物质检查用猫，应毛色光滑，眼睛有神，无病症，鼻孔无黏液，肛门清洁干燥，皮下无肿块，动作敏捷，体重2.0kg以上，雌雄均可，雌性无孕。

2. 检定用溶液

（1）磷酸组胺对照品溶液的配制 用天平称取磷酸组胺对照品25mg左右，按组胺计算加注射用水溶解使成每1ml中含1.0mg的溶液，分装于小瓶中，4～8℃避光贮存，如无沉淀析出，可在3个月内使用。临用前，用氯化钠注射液稀释成0.5μg/ml的溶液。

（2）降压物质供试品溶液的配制 按各药品标准项下规定的剂量，用氯化钠注射液配成适当浓度的供试品溶液。如供试品为原料药，则精密称取适量，按效价或含量计算加水量；如供试品为制剂，按标示量计算加水量，稀释至适当浓度。

3. 降压物质检查法

（1）手术前的准备 将静脉插管用乳胶管与灌满氯化钠注射液的双向活塞装置连接好，并排除气泡；将动脉插管用三通管与灌有1/2氯化钠注射液的制压瓶和信号转换装置连接好，排除气泡，制压瓶保持一定压力；准备好自动平衡记录仪（或多道生理记录仪）；接通电源开启记录仪，检查运行是否正常。

（2）猫的麻醉 把猫放入布袋内称重；按体重计算麻醉剂（戊巴比妥钠）剂量（40～45mg/kg）；用10％戊巴比妥钠溶液按1ml/kg进行腹腔注射；将麻醉好的猫仰卧于手术台上并固定好。

（3）动、静脉的分离与插管

① 股静脉的分离与插管 用弯形剪刀剪干净手术部位的毛，用直形剪刀将近膝部、股内侧的皮肤剪开，分离出一侧股静脉，剪一小口，插入静脉插管，扎紧并固定于猫腿上。推入一定量的氯化钠注射液，如其畅通无漏水即可。

② 动脉的分离与插管 用手术弯形剪刀剪去颈部毛，再用镊子将咽部皮肤提起，用剪刀沿中线自甲状软骨下方剪至胸骨上缘，在胸锁乳突肌与颈阔肌之间分离出一侧颈动脉后，再把与动脉相连的神经分开，剪口插入动脉管，扎紧并固定好，将动脉插管与记录仪之间的螺旋夹打开，打开记录仪观察走纸，检查结扎是否严密，走纸不下滑即可。

③ 血压记录 往动脉插管注入0.3～0.5ml肝素钠溶液，缓慢打开动脉夹，记录血压。

4. 供试品的检查

（1）灵敏度测定 打开动脉夹后，观察猫的血压，待血压稳定后，从股静脉注入第一组

组胺对照品，分别按每千克体重 $0.05\mu g$、$0.10\mu g$、$0.15\mu g$ 3 个剂量注射，每次注入后均以 $5\sim6ml$ 氯化钠注射液送入。相邻两针时间间隔应一致（不少于 $3\sim5min$），并应在前一针反应恢复后再进行下一针注射。如此重复 $2\sim3$ 组。如果 $0.10\mu g/kg$ 的剂量所致血压下降均超过 $2.67kPa$，同时相应各剂量所致反应的平均值有差别，则认为该猫的灵敏度符合规定。

（2）供试品溶液测定　待猫的血压恢复稳定后，开始供试品的测定，依次注射组胺对照品（d_S）$0.1\mu g/kg$ 和供试品溶液（d_T）（调节两者溶液的浓度，使注入的体积一致）。4 针的顺序为 d_S、d_T、d_T、d_S。然后以第一针与第三针、第二针与第四针所致的反应分别比较。

（3）结果判断　如 d_T 所致反应值均不大于 d_S 所致反应值的一半，则判为供试品的降压物质检查符合规定。

如果 d_T 所致的反应值超过 d_S 所致反应的一半，则按上述顺序再注射 4 针，并按相同方法分别比较。如 d_T 所致的反应值均不大于 d_S 所致的反应值，则仍判为供试品的降压物质检查符合规定。

如果 d_T 所致的反应值均大于 d_S 所致的反应值，则判为供试品的降压物质检查不符合规定；否则，应另取一只猫复试。如复试的结果仍有 d_T 所致的反应值大于 d_S 所致的反应值，即判为供试品的降压物质检查不符合规定。

5. 记录实验结果

降压物质检查实验结果记录见表 2-5-1。

表 2-5-1　降压物质检查实验结果记录

实验记录	
动物：＿＿＿＿＿＿＿＿＿＿	来源：＿＿＿＿＿＿＿＿＿＿
性别：＿＿＿＿＿＿＿＿＿＿	体重：＿＿＿＿＿＿＿＿＿＿
标准品溶液浓度：＿＿＿＿＿	供试品溶液浓度：＿＿＿＿＿
检测环境：＿＿＿＿＿温度：＿＿＿＿	湿度：＿＿＿＿＿
结果（降低血压高度）:d_S ＿＿＿＿＿	d_T ＿＿＿＿＿
d_S ＿＿＿＿＿	d_T ＿＿＿＿＿
结论：＿＿	
＿＿	
检验人：＿＿＿＿＿＿＿＿＿	复核人：＿＿＿＿＿＿＿＿＿
检测日期：＿＿＿＿＿＿＿＿	报告日期：＿＿＿＿＿＿＿＿

教学情境二　教学实施设计

一、工作任务设置

（1）根据项目或工作单中要求实现的各项任务、降压物质检查标准等具体情况，进行降压物质检查检查方案、技术指标的调研。

（2）根据资讯阶段所获取的信息进行分析、讨论，并对任务如何实施作出决策。提出设计思路和初步降压物质检查方案，阐述建立此方案的理由。

（3）根据设计方案并结合实际情况制订出降压物质检查的工作计划以及检查与评价标准。

（4）根据计划完成降压物质检查工作。

（5）根据工作计划检查降压物质检查的全过程，并逐项填写检查情况，最后将相关的技术资料归档。

（6）学生和教师分别评价工作过程的优劣和工作结果的优劣，提出存在的问题与改进意见，学生对教学过程进行评价并给出评价意见和建议。

二、项目学习过程设计（六步法）

资讯──→ 计划──→ 决策──→ 实施──→ 检查──→ 评估

具体设计参见附录。

技能考核标准

		降压物质检查技术考核标准					
小组名称_____ 序号_____							
参考资料名称_____							
实施日期_____ 降压物质检查过程记录共_____页							
评价项目		评价内容	分值	教师评价	学生评价	得分	总分
过程评价	工作态度	到岗情况	2%	1%	1%		
		认真负责	3%	2%	1%		
		与人沟通	2%	1%	1%		
		团队协作	3%	2%	1%		
	工作方法	学习能力	3%	1%	2%		
		计划能力	3%	2%	1%		
		解决问题能力	4%	3%	1%		
	劳动保护	是否有劳动保护意识	5%	4%	1%		
		降压物质检查过程中是否注意安全问题	5%	4%	1%		
	实践操作	猫麻醉质量	5%	4%	1%		
		动、静脉分离与插管操作	5%	4%	1%		
		灵敏度测定是否正确	10%	8%	2%		
		供试品测定是否正确	10%	8%	2%		
总结性评价	降压物质检查结果分析	降压物质检查效果	10%	8%	2%		
		分析降压物质检查结果的可信度	10%	8%	2%		
	降压物质检查技术报告	填写是否正确、规范	20%	16%	4%		

实训九　缩宫素注射液的升压物质检查

一、实训目标

（1）学会升压物质检查的方法及操作技能。

（2）了解动、静脉分离与插管操作过程。

（3）掌握升压物质检查法判断结果的标准。

二、实训资料

1. 检验药品

（1）检验药品　缩宫素注射液。

（2）检验药品的来源　市场购得或送检样品。

（3）检验药品的规格、批号、包装及数量　根据药品包装确定，并记录有关情况。

2. 检测项目

缩宫素注射液的升压物质检查。

3. 质量标准

检验药品应符合缩宫素注射液项下的有关规定；按照升压物质检查，应符合规定。

4. 检测原理

具体检测原理请参见本项目"教学情境一　知识资讯"的相关内容。

三、实训方案

1. 实训形式

四人一组，各组独立完成。

2. 实训设计

（1）仪器的准备及洗涤

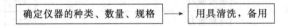

确定仪器的种类、数量、规格 → 用具清洗，备用

（2）标准品溶液的制备

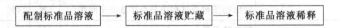

配制标准品溶液 → 标准品溶液贮藏 → 标准品溶液稀释

（3）供试品溶液的配制

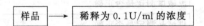

样品 → 稀释为 0.1U/ml 的浓度

（4）检查方法

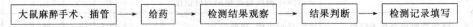

大鼠麻醉手术、插管 → 给药 → 检测结果观察 → 结果判断 → 检测记录填写

3. 实训安排

实训安排一览表

实训内容	实训内容安排
仪器的准备	实训内容由教师完成
标准品溶液的制备	教师完成
标准品溶液的稀释	学生完成，教师指导
供试品溶液的制备	学生完成，教师指导
升压物质检查操作	学生完成，教师指导
结果观察及判断	学生完成报告内容

四、实训过程

1. 实验材料及用具

（1）天平　精度 0.01mg 或 0.1mg，标准品或供试品称量用；精度 1mg，试剂称量用；精度 1g，大鼠称量用。

（2）血压记录装置　记录仪或记纹鼓、球型汞柱血压计、压力传感器、描记杠杆。

（3）实验用具　注射器（1ml，精度 0.01ml）、小研磨器、容量瓶、吸管、移液管、带塞三角瓶、带塞小瓶、硬质大试管（或三角瓶）附空心玻璃球（盖管口用）、小漏斗、安瓿、电炉、水浴锅、脱脂棉、绳、线、pH 试纸、滤纸、各种管径乳胶管。

（4）手术用器械　大鼠固定板、手术剪、直镊、眼科直镊、眼科弯镊、手术刀、止血镊、动静脉夹及插管、气管插管。

（5）试剂　氯化钠、冰醋酸、乌拉坦、肝素钠、甲磺酸酚妥拉明。

（6）药品　缩宫素注射液。

2. 溶液配制

（1）生理盐水　称取氯化钠适量，加水配成 0.9％溶液。

（2）0.25％冰醋酸溶液　量取冰醋酸适量，加水配成 0.25％溶液。

（3）25％乌拉坦溶液　称取乌拉坦适量，加水配成 25％溶液。

（4）肝素钠溶液　称取肝素钠适量，按每毫克标示效价（注射液按每毫升标示效价），加生理盐水配成 1000U/ml 溶液。

（5）甲磺酸酚妥拉明溶液。

（6）粉末　称取适量，加煮沸放冷并调节 pH 为 3.2 的水，配成 1mg/ml 溶液。（注射液用上述 pH 为 3.2 的水稀释成 1mg/ml 溶液。）

（7）标准品溶液的制备　取垂体后叶标准品放置至室温，割开标准品小管（注意勿使玻屑掉入）迅速精密称量，置小研磨器中。将称得的质量（mg），乘以标示的每毫克升压素单位数，得总单位数。精密加入 0.25％冰醋酸溶液 0.5ml，仔细研磨成匀浆。将研磨器移至硬质大试管中，再精密补加 0.25％冰醋酸溶液使成 1.0U/ml 的溶液。试管口轻放一空心玻璃球，将试管浸入沸腾的水浴中，沸水液面要超过试管内溶液液面，时时振摇试管，准确加热煮沸提取 5min，取出迅速冷却至室温，用滤纸过滤。滤液分装于安瓿中熔封，置 4～8℃保存备用，如无沉淀析出，可在 3 个月内使用。

（8）标准品溶液的稀释　实验当日取标准品溶液，放置至室温。割开安瓿，精密量取标准品溶液适量，用生理盐水配成 0.1U/ml 的稀释液。

(9) 供试品溶液的制备　按《中国药典》正文规定的限量，配成 2.0U/ml 的供试品溶液。

3. 实验动物

健康无伤，体重 300g 以上的雄性大鼠。

4. 检定法

(1) 麻醉动物和手术　将动物称重，按约 0.4ml/100g 体重腹腔注射 25％乌拉坦溶液，使麻醉。动物麻醉后，仰卧固定于手术（板）台上（动物需保持体温）。沿颈部正中线切开，分离气管、切口，及时吸出分泌物。分离出一侧颈动脉，剥离附着的脂肪组织和神经，动脉底下穿两根线，靠远心端一线将动脉结扎，近心端用动脉夹夹住。分离一侧股静脉或颈静脉，并穿线两根，靠远心端一线结扎，近心端用静脉夹夹住。

(2) 测压装置和记录仪的调节　将球型汞柱血压计、动脉插管、压力传感器与记录仪连接好，用生理盐水将压力传感器、球型汞柱血压计和动脉插管中的空气排尽（每个连接处必须牢固，不漏气，如漏气会影响血压的测量）。

接通记录仪的电源〔灵敏度或基线的校正：用生理盐水加压，将球型汞柱血压计液面升高到 13.3kPa（100mmHg），调节记录仪笔的振幅为 80cm 或满量程；将球型汞柱血压计液面回到 0 时，记录笔也相应回零点基线，反复数次调节使稳定，然后关上记录笔，并将传感器与球型汞柱血压计的通道关闭〕。在颈动脉上剪一小口，插入动脉插管（或用 12 号短钝针头）并用另一线结扎固定插管与动脉，使插管和动脉处在自然状态下，避免使动脉扭曲，影响血压的测量。以生理盐水棉球覆盖切口。打开动脉夹，从插管上的三通中注入 1000U/ml 肝素溶液 0.4ml 左右，以防血液凝固堵塞插管影响血压测量。用生理盐水将静脉插管中的空气排尽，在股静脉上用针头扎孔插入静脉插管（或用 12 号短钝针头），用线固定，同时注射适量肝素溶液抗凝（不超过 100U/100g 体重）。以生理盐水棉球覆盖切口。

(3) 稳压

① 接通记录笔，走纸记录正常血压（适当调节记录笔的位置）。

② 从静脉插管中缓缓注入适宜的交感神经阻断药，如甲磺酸酚妥拉明，以 1mg/ml 的溶液按 0.1mg/100g 体重计，使血压稳定在 5.32～6.65kPa（40～50mmHg）为宜。

③ 每次注射甲磺酸酚妥拉明后，立即缓缓注入 0.5ml 生理盐水。

④ 如注入 1 次甲磺酸酚妥拉明后，血压不能稳定在上述范围，可隔 5～10min 用同样的剂量再注射 1 次，直至使血压稳定。

(4) 动物灵敏度的测定

① 使记录仪慢速走纸，注入定量标准品稀释液低剂量，应能使大鼠血压升高 1.35～3.33kPa（10～25mmHg）。

② 给药后立即注入 0.5ml 生理盐水，记录血压升高曲线，当血压升至最高点，并开始下降时，停止走纸。

③ 当血压恢复到基线时，再慢速走纸约 0.5cm，注入标准品稀释液高剂量，同②记录血压升高曲线，高低剂量的比值不大于 1∶0.6。

④ 将高低剂量轮流重复注入 2～3 次，如高剂量所致反应的平均值大于低剂量所致反应的平均值，可认为该动物的灵敏度符合规定。

(5) 给药（按 d_S、d_T、d_T、d_S 顺序）

① 给药前记录仪慢速走纸，记录血压曲线，在上述高、低剂量范围内选定一标准品稀释液的剂量（d_S）经静脉插管给动物注入，并立即用 0.5ml 生理盐水将药液冲入体内。

② 当血压升至最高点并开始下降时，立即停止走纸，当血压恢复到基线，再走纸约 0.5cm。

③ 供试品按药典正文中规定的剂量（d_T）给药，并与标准品稀释液注入的体积相等，方法同 d_S，给药后记录血压曲线。

④ 同上进行 d_T 的第二次给药，记录血压曲线。

⑤ 同上进行 d_S 第二次给药，记录血压曲线。

5. 结果判定

（1）测量每个剂量升高血压的高度（mm）。

（2）以第一与第三、第二与第四剂量所致的反应分别比较。

（3）如 d_T 所致的反应值均不大于 d_S 所致的反应值的一半，即认为供试品的升压物质检查符合规定，否则应按上述次序继续注射每组 4 个剂量，并按相同方法分别比较两组内各对 d_S、d_T 剂量所致的反应。如 d_T 所致的反应值均不大于 d_S 所致的反应值，仍认为供试品的升压物质检查符合规定。

（4）如 d_T 所致的反应值均大于 d_S 所致的反应值，即认为供试品的升压物质检查不符合规定，否则应另取动物复试，如复试的结果仍有 d_T 所致的反应值大于 d_S 所致的反应值，即认为供试品的升压物质检查不符合规定。

6. 检验记录（表 2-5-2）

表 2-5-2 检验记录表

检验记录
动物：_____ 来源：_____
性别：_____ 体重：_____
标准品溶液浓度：_____ 供试品溶液浓度：_____
检测环境：_____ 温度：_____ 湿度：_____
结果(升高血压高度)：d_S _____ d_T _____
d_S _____ d_T _____
结论：_____
_____
检验人：_____ 复核人：_____
检测日期：_____ 报告日期：_____

五、注意事项

供试品和对照品注射容量和注射速度应一致，否则会影响对照品血压升高的幅度。

学 习 小 结

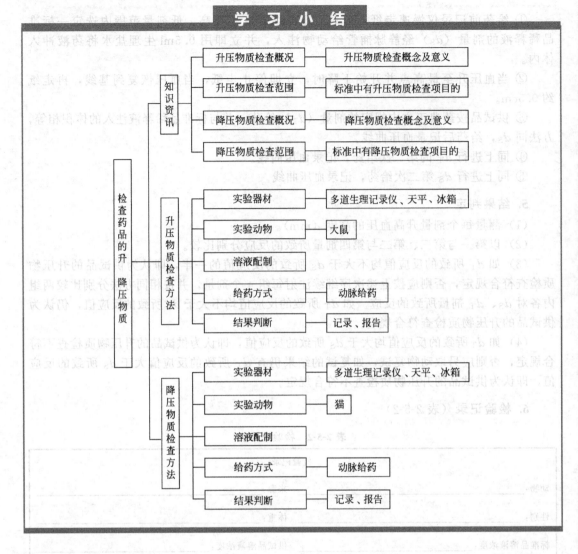

综合测试

一、填空题

1. 降压物质包括_____、_____或其他导致血压降低的物质。

2. 以_____为原料的生化药品或由_____的抗生素产品易形成组胺。

3. 从_____上采取有效措施可减少升压物质的含量及污染。

二、选择题

1. 降压物质检查用大鼠应该是（　　　）。

　　A. 健康无伤、体重300g以上的成年雄鼠　　B. 健康无伤、体重300g以上的成年鼠

　　C. 健康无伤、体重200g以上的鼠　　　　　　D. 健康无伤、体重20g以上的小鼠

2. 降压物质检查用猫应是（　　　）。

　　A. 毛色光滑，眼睛有神，无病症，鼻孔无黏液，肛门清洁干燥，皮下无肿块，动作
　　　　敏捷，体重2.0kg以上，雌雄均可

B. 毛色光滑，眼睛有神，无病症，鼻孔无黏液，肛门清洁干燥，皮下无肿块，动作敏捷，体重2.0kg以上，雄性

C. 毛色光滑，眼睛有神，无病症，鼻孔无黏液，肛门清洁干燥，皮下无肿块，动作敏捷，体重2.0kg以上，雌性

D. 毛色光滑，眼睛有神，无病症，鼻孔无黏液，肛门清洁干燥，皮下无肿块，动作敏捷，体重2.0kg以上，雌雄均可，雌性无孕

三、简答题

1. 什么是降压物质检查技术？
2. 如何根据实验结果判断检品的降压物质合格？

模块三

药品的生物活性检定

项目一

抗生素效价的微生物检定

项目描述：

药物的生物检定即利用生物体对药品的特殊反应来测定药品的有效性、安全性和研究药物量效关系。抗生素的结构十分繁杂，因此人们通常所说的某种抗生素常常是几种相似成分的混合物；而且抗生素具有不稳定性，产品中混杂着分解产物、异构物等；再加上抗生素生产过程中不可避免地混杂一些发酵产生的杂质，这些情况还会随着工艺路线的改进、生产菌种的变异、培养基原料和培养条件的改变而发生相应的变化，所以必须对抗生素的有效成分加以检定。抗生素的效价是衡量抗生素中有效成分的效力的相对标准。

本学习项目抗生素效价的微生物检定技术主要运用六步教学法，学生自主完成资讯内容，学习并能自主完成检定设备、仪器及药品准备，培养基选择及配制，掌握抗生素微生物检定的各种方法，然后在教师的指导下能够完成抗生素效价的微生物检定工作；在实践中学会抗生素的效价检定技术。

能力目标：

1. 双碟的制备技术；
2. 培养基配制；
3. 菌悬液的配制；
4. 滴碟操作技术；
5. 抑菌圈的测量。

知识目标：

1. 抗生素效价检定的意义及规范；
2. 管碟法检定抗生素效价的原理；
3. 抗生素效价检定常用的仪器、设备；
4. 掌握抗生素效价检定常用的培养基；
5. 掌握管碟法检定抗生素效价的步骤。

职业素养：

培养吃苦耐劳的职业精神，认真的学习态度和团队合作精神。

教学资源：

教材、参考资料、PPT、视频、工作单、考核单、评价单、评价表、实验室、网络资源、图片、题库、教学情境设计方案与实施方案。

考核与评价

考核方式：

包括过程考核与结果考核；以过程考核为主。学生自评（10%）、教师对小组评价（30%）、教师对学生评价（60%）、组间互评（加试）。

考核方法：

包括笔试、口试、操作、答辩等。

评价内容：

1. 基本知识及技能水平评价；
2. 方案设计能力评价；
3. 任务完成情况评价；
4. 团队合作情况评价；
5. 过程评价。

学生工作任务单

项目一：抗生素效价的微生物检定
工作任务描述： 　　根据抗生素效价的微生物检定需要，通过教师提供的参考书、教学课件、音像资料、自己查阅的参考资料，学生能够在教师指导下完成具体抗生素的效价检定任务，并在抗生素效价检定过程中获得药品生物活性检定方面的知识，掌握药品生物活性检定技术技能
具体工作任务： 　1. 获得相关资料与信息 　　(1)了解药物生物检定的意义 　　(2)生物检定的范围 　　(3)药物生物检定的主要方法 　　(4)掌握抗生素效价的生物检定方法 　　(5)掌握抗生素效价检定常用培养基的种类及配制方法 　　(6)了解抗生素效价检定的常用设备及使用方法 　　(7)掌握管碟法的原理和操作步骤 　　(8)掌握抗生素效价生物检定的常用方法及技术技能 　2. 制订检查计划 　　(1)根据任务需要，依据产品确定合适的抗生素效价检定方法 　　(2)管碟法仪器设备的准备与检定 　　(3)培养基的配制及供试液和标准液的配制与稀释 　　(4)管碟法检定抗生素效价的操作 　3. 提交产品、工作记录、小组互评单、个人考核单、工作总结，材料归档、整理 　4. 讨论、反思抗生素效价检定过程中，通过学生自查和教师指导找出抗生素效价检定过程中的不足之处

教学情境一　知识资讯

一、生物检定法概述

1. 定义

生物检定法（bioassay）是利用生物体（包括整体动物、离体组织、器官、细胞和微生物等）评估药物生物活性的一种方法。它以药物的药理作用为基础、以生物统计为工具，运用特定的实验设计，在一定条件下比较供试品（T）和相当的标准品（S）或对照品（R）所产生的特定反应，通过等反应剂量间比例的运算或限值剂量引起的生物反应程度，从而测定供试品的效价、生物活性或杂质引起的毒性。

生物检定即利用生物体对药品的特殊反应来测定药品的有效性、安全性和研究药物量效关系。其中"生物体"可以是整体动物、离体组织、微生物和细胞等；"反应"包括药理作用、毒理作用、致死效应、营养效应等；"有效性"是指药品的生物活性或效价；"安全性"包括毒性或某些有害物质限度检查、无菌或控制菌检查。例如，用小白鼠的惊厥反应测定胰岛素，用对微生物的致死效应测定抗生素等。生物检定主要用于无适当理化方法进行检定或虽用理化方法测定，但不能真实反映临床实际应用价值的药物。由于生物检定是选用生物体对药品的直接反应来测定药品的有效性和安全性，所以生物测定有时比其他测定方法更为灵敏和专一。

生物检定是以生物统计为工具，利用药物效价（浓度）在一定范围内的药理作用随浓度的增加而增强，且在一定的条件下存在直线关系，通过设计特定的实验，选择适当的反应指标（如抑菌圈直径、惊厥反应指标等），把供试品（T）和标准品（S）在同等条件下进行比较，计算出供试品的效价。这种方法就称为对比检定。

生物检定包括整体和离体测定，前者直接反映药品对生物的综合作用，但需用供试品量较多，耗时长，精密度和灵敏度较差。后者个体差异小，实验时间较短，精密度和灵敏度较高，能在一定程度上保留药理作用特性，尤其适用于微量激素的测定，缺点是不一定能反映供试品在整体的作用。

>>>> **知识链接** >>>

药物质量分析是指依据相应的质量标准，借助于一定的检测手段，对药物进行鉴别、安全性、有效性、均一性和纯度检查，以及含量测定，并将结果与规定的质量标准比较，最终判断被检测药物是否符合质量标准的一种质量控制活动。药物质量分析方法主要包括化学分析法、仪器分析法和生物检定法。

药物质量分析的基本工作过程包括取样，性状检查，鉴别真伪，检查杂质、安全性、有效性及均一性，有效成分含量测定和记录报告。

>>>

2. 生物检定标准品

凡《中国药典》规定用生物检定的品种，都有它的生物检定标准品（S）。标准品都有标示效价，以效价单位（U）标示，其含义和相应的国际标准品效价单位一致。

应用标准品，可以降低由于生物差异造成的实验误差，使在不同实验室里检定同一药物时，即使实验条件或影响因素不尽相同，但由于同时作用于标准品和供试品，在对比检定中，这些影响因素可以互相抵消，它们之间的反应强度比例保持不变，这样就大大提高了生物检定的可靠性和精密度。药典所采用的标准品，为参照国际标准品制备的对照标准品，由中国食品药品检定研究院发放，单位效价相当于国际单位效价。标准品有均匀、稳定而持久的性质，应存放于除去氧气的干燥器中，低温处避光贮放。

生物检定中用到的标准品是指纯度较高的药品，分为国际标准品、国家标准品和工作标准品3种。国际标准品是由世界卫生组织（WHO）邀请有条件的国家检定机构或药厂参加协作标定的；国家标准品是各国指定的机构选定一批性质完全相同的药品与国际标准品进行比较，定出它的效价，统一向全国的检定、科研、教育、生产单位分发，在检定产品效价时使用；工作标准品是由产品的生产、研制单位自己制备的，仅供内部使用。

需要注意的是，标准品与对照品均指用于鉴别、检查、含量测定的标准物质，但标准品与对照品又是有区别的。标准品都是按效价单位（或 μg）计，以国际标准品进行标定。标准品的标示量是按生物活性来计算的，不是按纯度来标示，此种标示法对单组分或多组分物质均适用，尤适用于多组分物质，如乙酰螺旋霉素标准品是由 4 种有效成分组成，若用于一个纯度来标示其含量是不可能的，但用效价（即生物活性）来标示是可行的；对照品的标示量则必定是某单一组分的纯度指标。所以日常工作中，标准品和对照品在定量时是不可相互替代的。以罗红霉素为例，现今是国家标准品与对照品并存，以抗生素微生物检定法测其含量时，必须使用罗红霉素标准品；但以 HPLC 法测定其含量时，又必须使用罗红霉素对照品，不可混淆。

知识拓展

国家食品药品监督管理总局

国家食品药品监督管理总局（China Food and Drug administration，CFDA）主要职责如下。(1) 制定药品、医疗器械、化妆品和消费环节食品安全监督管理的政策、规划并监督实施，参与起草相关法律法规和部门规章草案。(2) 负责消费环节食品卫生许可和食品安全监督管理。(3) 制订消费环节食品安全管理规范并监督实施，开展消费环节食品安全状况调查和监测工作，发布与消费环节食品安全监管有关的信息。(4) 负责化妆品卫生许可、卫生监督管理和有关化妆品的审批工作。(5) 负责药品、医疗器械行政监督和技术监督，负责制定药品和医疗器械研制、生产、流通、使用方面的质量管理规范并监督实施。(6) 负责药品、医疗器械注册和监督管理，拟订国家药品、医疗器械标准并监督实施，组织开展药品不良反应和医疗器械不良事件监测，负责药品、医疗器械再评价和淘汰，参与制订国家基本药物目录，配合有关部门实施国家基本药物制度，组织实施处方药和非处方药分类管理制度。(7) 负责制定中药、民族药监督管理规范并组织实施，拟订中药、民族药质量标准，组织制订中药材生产质量管理规范、中药饮片炮制规范并监督实施，组织实施中药品种保护制度。(8) 监督管理药品、医疗器械质量安全，监督管理放射性药品、麻醉药品、毒性药品及精神药品，发布药品、医疗器械质量安全信息。(9) 组织查处消费环节食品安全和药品、医疗器械、化妆品等的研制、生产、流通、使用方面的违法行为。(10) 指导地方食品药品有关方面的监督管理、应急、稽查和信息化建设工作。(11) 拟订并完善执业药师资格准入制度，指导监督执业药师注册工作。(12) 开展与食品药品监督管理有关的国际交流与合作。(13) 承办国务院及卫生部交办的其他事项。

3. 生物反应的类型及其量效关系

生物反应是生物检定的基础，被测物特有的生物学作用都可作为生物法分析的基础，例如生长素具有促进生长、蛋白质同化、脂肪动员作用，可致糖尿、血酮，影响盐类代谢，已据之设计出多种生长素的生物学定量法。

生物检定是利用药物不同剂量引起生物体反应程度的变化以进行药物效价测定的，要计算效价，首先要知道剂量与反应之间的关系。在生物检定中，剂量与反应一般都是曲线关系，可通过各种坐标转换的方法，使剂量与反应呈直线关系，即数学表达式为简单的直线方程：$y=ax+b$，最便于处理和应用。生物反应基本上可分为以下两种类型，即质反应和量反应。

(1) 质反应　当一定剂量的药物注入动物体内后，观察某一反应或反应的某一特定程度出现与否，例如死或不死，惊厥或不惊厥，只有出现与不出现两种情况，故不能用量来表示个体的反应程度，只能用一组动物中出现正（或负）反应的百分率来表示，如死亡率、惊厥率等，这类反应称质反应。

在质反应中，将动物分组，分别给以不同剂量，通过调节剂量，使最大剂量组接近但不全部产生阳性反应，最小剂量组接近但不全部产生阴性反应，则各组阳性反应动物的百分率将随剂量的增加而递升，剂量与反应率之间的关系是一条长尾的"肩斜"形曲线，如将剂量转换为对数，反应率转换为适当的函数后则呈直线关系，常见的转换方法有概率单位、Logit、角度等。

(2) 量反应　药物对生物体所引起的反应随着药物剂量的增加产生的量变可以测量者，称为量反应。例如血压的变化值，血糖浓度、组织器官重量的增减，抑菌圈直径的大小等均为量反应。时反应虽有某些特殊性，但基本上仍可属于量反应，它是观察某一反应或反应的某种程度出现所需的时间，例如血液的凝结时间、动物生存时间等。

在一定剂量范围内，很多量反应中反应与剂量的关系是一种先锐后钝的类似对数曲线，此时将剂量转换成对数剂量，即可成一条直线。属于这一类的有抗生素效价测定中药物浓度与抑菌圈的直径，催产素与大鼠离体子宫的收缩高度等。

在大部分反应中，剂量与反应呈现先锐的曲线，将剂量转换为对数，反应值亦转换为对数，则两者呈直线关系。属于这一类型的有肝素浓度与体外血凝时间、凝血因子与体外促凝时间等。

通常利用对数进行坐标转换已能解决大部分曲线的直线化问题，其他方法还有将反应值转为平方根、立方根或倒数等。

4. 对比检定

生物检定的目的是将供试品（T）和已知效价的标准品（S）进行效力对比，根据它们的反应程度，求供试品的效力相当于标准品效力的倍数，再从中计算出供试品的效价，因此它属于对比检定。

但是，标准品和供试品效价高低的对比，并不直接等于反应高低的对比，因为大多数药物的剂量和反应关系并不成正比例。如某药，$1\mu g$ 降血压 $2kPa$（$15mmHg$），$2\mu g$ 降压 $3.3kPa$（$25mmHg$），$3\mu g$ 降压 $4kPa$（$30mmHg$），即每增加 $1\mu g$，降压反应并不是都增加 $1.3kPa$（$10mmHg$）。因此不能以反应增减值来代表药物效价或剂量的增减值，标准品与供试品效价的高低对比应该从产生等反应的剂量对比关系上去看。

当标准品的剂量 d_S，和供试品的剂量 d_T，产生的反应程度相等时（d_S、d_T 为标准品和供试品的等反应剂量），d_S 中所含的单位 $d_S P_S$ 和 d_T 中所含的单位 $d_T P_T$ 相等，即 $P_S d_S = P_T d_T$。两药效价的比值：

$$R = \frac{P_T}{P_S} = \frac{d_S}{d_T} \tag{1}$$

即标准品与供试品的效价之比是它们等反应剂量的反比，效价强 R 倍，等反应剂量就小 R 倍，相反亦然。式中，R 为等反应剂量比，P_S 已知，d_S 和 d_T 是实验中所用的剂量，P_T 是供试品的效价，是需要通过实验测定的。

$$P_T = \frac{d_S}{d_T \times P_S} \tag{2}$$

式（1）和式（2）是效价计算中最基本的公式，它的形式简单，但非常重要。任何效价计算公式都贯彻这个基本关系。式中 P 代表效价（potency），d 代表剂量（dose），S 代表标准品（standard），T 代表供试品（test），R 代表等反应剂量比（ratio）。

在生物检定中，供试品（T）和标准品（S）各自的对数剂量和反应（或反应的函数）

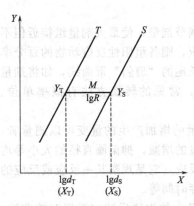

图 3-1-1　对数剂量和反应相关直线

应呈直线关系，T 和 S 的两条直线应相互平行（T 和 S 的作用性质相同）。

图 3-1-1 中 M 是在 S 和 T 两条直线之间任意作的一条平行于横轴的连线，M 与 S 和 T 两直线的交点 Y_S 和 Y_T 的纵坐标相等，是 S 和 T 的等反应点。由此两点间向 X 轴作垂线，其垂足是和 X_S 和 X_T 即是 S 和 T 产生等反应程度时的对数剂量，且 $X_S-X_T=M$，当式（1）和式（2）以对数表示，X 代以 $\lg d$，M 代以 $\lg R$ 时，则：

$$\lg R=M=\lg\frac{P_T}{P_S}=\lg\frac{d_S}{d_T}$$

$$M=\lg R=\lg P_T-\lg P_S=\lg d_S-\lg d_T=X_S-X_T$$

效价比值：

$$R=\lg^{-1}M=\lg^{-1}(X_S-X_T) \tag{3}$$

供试品效价：

$$P_T=\lg^{-1}(X_S-X_T)+\lg P_S \tag{4}$$

当供试品按标示量或估计效价进行试验时：

$$P_T=P\times供试品的估计效价或标示量 \tag{5}$$

效价检定就是根据药物反应的性质设计不同的检定方法，以测定等反应剂量。式（3）和式（5）是效价测定常用公式。

在生物检定中，S 和 T 的等反应剂量大多不是通过实验直接得到，而是根据药物作用的特性、反应指标的性质、剂量与反应的关系以及生物差异的规律等，运用生物统计的原理设计各种类型的检定方法，从检定结果的资料中计算出来的。

对比检定除了测定供试品效价 P_T 外（P_T 一般以 U/mg、U/ml 或 mg/ml 等表示），还需要对实验结果进行误差估计。生物检定常用可信限低限（FL）来表示实验误差。一般以概率水平 $P=0.95$ 时，实验结果的可信限低限$(M-t\cdot S_M)$、高限$(M+t\cdot S_M)$的范围来表示。

5. 生物检定法在药物分析中的应用

由于生物差异的存在，生物检定结果误差较大，重现性较差，需要控制的条件较多，加上测定费时，计算繁琐，所以，生物检定主要用于无适当理化方法进行检定的药物，补充了理化检验的不足。

（1）药物的效价测定　对一些采用理化方法不能测定含量或理化测定不能反映临床生物活性的药物可用生物检定法来控制药物质量。《中国药典》（2010 年版）收载了洋地黄、胰岛素、肝素、绒促性素、缩宫素、硫酸鱼精蛋白等的生物测定法及各种抗生素的微生物测定法。

有些天然药物、生物制品（包括生化药物）往往因结构复杂，而且往往又是由结构类似、比例不定的多种成分组成，很难用理化方法反映其生物活性；另一些药物，尤其是一些激素类药物，其结构相近，而生物活性不同；还有些药物虽可用理化方法测定含量，但含量不能完全反映效价，如天青 A 变色反应测定肝素，测定结果与抗凝血效价不一致。因此，这些药物的质量控制都离不开生物检定。

（2）微量生理活性物质的测定　神经介质、激素等微量生理活性物质，由于其有很强的生理活性，在体内的浓度很低，加上体液中各种物质的干扰，很难用理化方法测定。而不少活性物质的生物测定法由于灵敏度高、专一性强，对供试品稍作处理即可直接测定。如乙酰胆碱、5-羟色胺等活性物质的测定。

（3）中药质量的控制　中药成分复杂，大部分中药的有效成分尚未搞清，难以用理化方法加以控制，但可用一些以其疗效为基础的生物测定方法来控制其质量。

（4）某些有害杂质的限度检查　例如农药残留量、内毒素等致热物质、抗生素及生化制剂中降压物质的限度检查等。《中国药典》（2010 年版）规定抗生素类药物、注射剂等多种药物要进行有害物质检查。

二、抗生素效价的微生物测定技术

抗生素是由微生物（包括细菌、真菌、放线菌属）产生，能抑制或杀灭其他微生物的物质。由于抗生素可使 95％以上由细菌感染而引起的疾病得到控制，因此被广泛应用于人类、家禽、家畜、作物等病害的防治，现已成为治疗传染性疾病的主要药物。近些年来在抗生素的作用对象方面，除了抗菌以外，在抗肿瘤、抗病毒、抗原虫、寄生虫和昆虫等领域也有较快发展。抗生素分为天然品和人工合成品，前者由微生物产生，后者是对天然抗生素进行结构改造获得的部分合成产品。

>>>> **知识链接** >>>

抗菌谱指药物抑制或杀灭病原微生物的范围。仅对单一菌种或某属细菌具有抑杀作用的药物称为单谱抗菌药，如青霉素主要作用于 G^+ 菌，链球菌作用于 G^- 菌，多黏菌素仅抑杀 G^- 杆菌。凡能抑制或杀灭多种病原微生物，作用范围广泛的药物称为广谱抗菌药，如四环素，对 G^+、G^- 具有较强抗菌作用，且对衣原体、支原体、某些原虫也有抑制作用。

抗菌活性是指抗菌药物抑制或杀灭病原微生物生长繁殖的能力。仅有抑制病原微生物生长繁殖能力而无杀灭作用的药物称为抑菌药，如四环素、氯霉素等。既具有抑制病原微生物生长繁殖能力，又有杀灭作用的药物称为杀菌药。如青霉素、氨基糖苷类抗生素、氟喹诺酮类等。

可用体外抑菌试验（测 MIC）和体内实验治疗方法测定。

>>

抗生素的结构十分繁杂，因此人们通常所说的某种抗生素常常是几种相似成分的混合物；而且抗生素具有不稳定性，产品中混杂着分解产物、异构物等；再加上抗生素生产过程中不可避免地混杂一些发酵产生的杂质，这些情况还会随着工艺路线的改进、生产菌种的变异、培养基原料和培养条件的改变而发生相应的变化，所以必须对抗生素的有效成分加以检定。

抗生素的效价是衡量抗生素中有效成分的效力的相对标准。抗生素的单位（U）是衡量抗生素有效成分的效力的具体尺度。有时抗生素的效价和单位不加以区分，统称为效价单位。不管是用对某种动物产生某种特定程度的药理反应的药量作为效价单位，还是经专家协议人为规定某一质量作为效价单位，凡一经确定，效价单位就不再变更，成为一种公认的计量单位，且原来确定单位的定义不再起作用。

供试品的效价是将供试品和标准品进行比较而确定的。效价为一个国际单位的供试品应与效价为一个国际单位的标准品产生相同的特定生物反应。当供试品与标准品对于某些生物体产生相同的反应时，供试品的效价数即可用标准品的效价数来表示。

《中国药典》（2010 年版）中需要进行效价检定的药物包括：乙酰螺旋霉素、多黏菌素 B、尿激酶、核糖霉、大观霉素、庆大霉素、阿米卡星、胰岛素、万古霉素、交沙霉素、奈替米星、黏菌素、小诺霉素、红霉素、垂体后叶、替考拉宁、巴龙霉素、麦白霉素、卷曲霉素、葡萄糖酸锑钠、去甲万古霉素、杆菌肽、毒毛花苷 G、链霉素、卡那霉素、两性霉素

B、玻璃酸酶、新霉素、吉他霉素、克拉霉素、洋地黄、凝血酶、西索米星、妥布霉素、盐酸万古霉素、磷霉素。

1. 抗生素的效价和单位

抗生素的效价单位根据其各自形成和发展的实际情况有不完全相同的含义。一般可分为四种表示方法。

(1) 质量单位   以抗生素的生物活性部分（不包括酸根部分）的质量作为效价单位。$1\mu g$ 定为 1U，1mg 即为 1000U。如硫酸链霉素、硫酸卡那霉素、硫酸新霉素、硫酸庆大霉素、盐酸土霉素、乳酸红霉素等大部分抗生素都用质量单位表示。

用这种方法表示抗生素的效价单位时，虽然不同酸根的同一抗生素称重不同，只要单位一样，则表示其有效部分的质量是一样的。

(2) 类似质量单位   以纯粹抗生素盐类的质量（包括无生物活性的酸根部分）作为效价单位，$1\mu g$ 定为 1U，1mg 即为 1000U。如四环素、氯霉素等抗生素以此种方式表示效价单位。这是根据国际使用习惯而来的。

(3) 质量折算单位   以特定的纯粹抗生素盐的某一质量作为效价单位。如青霉素指定 $0.5988\mu g$ 为 1U。最初是指定在 50ml 肉汤培养基内能够完全抑制金黄色葡萄球菌生长的青霉素的最小量为 1U，后来制得纯品，这一最小量相当于青霉素 G 钠盐 $0.5988\mu g$，则青霉素 $1\mu g$ 为 1.67U。又如硫酸黏菌素指定 4.87×10^{-5}mg 为 1U，则 1mg 为 20500U。

(4) 特定单位   以特定的抗生素样品的某一质量作为效价单位，经国家有关机构认可而定，如特定的一批杆菌肽称重 0.018mg 为 1U，即 1mg＝55U。

2. 抗生素效价测定方法

抗生素微生物检定法是利用抗生素在低微浓度下选择性地抑制或杀死微生物的特点，以抗生素的抗菌活性为指标，来衡量抗生素中的有效成分效力的方法。这是国际上通用的、经典的抗生素效价测定方法，在各国药典中被普遍采用。多用于结构十分复杂和多组分抗生素的含量测定。

抗生素微生物检定法可分为稀释法、比浊法和扩散法，各国药典通常采用后两种方法测定抗生素的效价，尤其是扩散法中的管碟法应用最为广泛。

(1) 稀释法   将等量的试验菌菌液加入到含有不同浓度抗生素的液体培养基中，观察液体培养基中有无细菌生长，所得的结果是一种范围而不是绝对值。主要用于最低抑菌浓度（MIC）测定及临床药敏试验。

(2) 比浊法   是将一定量的抗生素加至接种有试验微生物的澄清的营养丰富的液体培养基中，混匀后，在一定温度下，短期培养（3～4h），培养基变混浊，其混浊程度与细菌数的增加、细菌群体质量的增加和细菌群体细胞容积的增加之间存在直接关系，当一定光束照射培养基时，通过测定其透光率就可知道细菌的生长情况，其吸光度与抗生素浓度关系符合比尔定律，即在一定的抗生素浓度范围内，剂量反应为一直线。因此，在剂量反应响应曲线的直线范围内，即可设计用比浊法测定抗生素含量。

(3) 扩散法   扩散法中又有纸片法、管碟法等，纸片法主要用于药敏试验，我国药典收载的抗生素效价测定方法主要是管碟法，也是国际通用的方法。管碟测定法是利用抗生素在摊布特定试验菌的固体培养基内呈球面形扩散，形成含一定浓度抗生素球形区，抑制了试验菌的繁殖而呈现出透明的抑菌圈。根据抗生素在一定浓度范围内对数剂量与抑菌圈直径（面积）呈线性关系，比较标准品与供试品两者对接种的试验菌产生抑菌圈的大小，计算出供试品的效价。

3. 管碟法

本法系利用抗生素在琼脂培养基内的扩散作用,比较标准品与供试品两者对接种的试验菌产生抑菌圈的大小,以测定供试品效价的一种方法。管碟法基本操作和设计适用于各种抗生素,试验结果较稳定;样品用量少,灵敏度高;适合于大批样品的测定。但也有缺点:凡具有抗菌活性的物质都会干扰测定结果;试验过程长,需两天才有结果;操作手工化,需熟练人员才能得到较正确的结果;受扩散因素的影响,如培养基原材料的质量等,一般琼脂中的杂质可能影响扩散速度及效价强度。

管碟法是琼脂扩散法中的一种,是将不锈钢小管安置在摊布特定试验菌的琼脂培养基平板上,当小管内加入抗生素溶液后,抗生素分子就随溶剂向培养基内呈球形扩散。同时将培养基平板置培养箱中培养,试验菌就开始繁殖。

抗生素分子在琼脂培养基中的浓度,随离开小管的距离增大而降低。当抗生素分子扩散到 T 时间,这时琼脂培养基中抗生素的浓度恰高于该抗生素对试验菌的最低抑制浓度,试验菌的繁殖被抑制而呈现出透明的抑菌圈(图 3-1-2)。在抑菌圈的边缘处,琼脂培养基中所含抗生素的浓度即为该抗生素对试验菌的最低抑菌浓度。将已知效价的抗生素标准品溶液与未知效价的供试品溶液在同样试验条件下进行培养,比较两者抑菌圈的大小,由于同质的抗生素对特定试验菌所得的两条剂量反应曲线为平行直线,故可根据此原理,设计一剂量法、二剂量法及三剂量法[《中国药典》(2010 年版)只收载了二剂量法和三剂量法] 等,从而可以较准确地对比出供试品的效价。

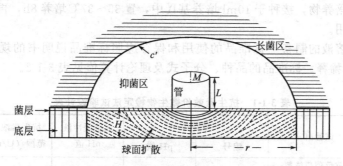

图 3-1-2　抗生素在含试验菌平板上扩散示意

设 T 为扩散时间(细菌刚繁殖到显示抑菌圈所需的时间,h), M 为抗生素在小钢管内的总量(U), r 为抑菌圈的半径(mm), L 为小钢管的高度(mm), H 为培养基的厚度(mm), c' 为最低抑菌浓度(U/ml), D 为扩散系数(mm²/h)。根据抗生素在琼脂培养基中的扩散现象,可总结为方程式:

$$r^2 = 4DT\left[\ln\frac{M}{H} - \ln c' - \ln(4\pi DT)\right] \tag{6}$$

即:

$$\ln M = \frac{r^2}{4DT} + \ln(c'4\pi DTH)$$

换成常用对数:

$$\lg M = \frac{1}{9.21DT}r^2 + \lg(c'4\pi DTH) \tag{7}$$

式(7)相当于直线方程 $y = ax + b$,可用 $\lg M$ 对 r^2 作图。管碟法测定抗生素的剂量线可见抗生素对数剂量（lgM）与抑菌圈半径平方值（r^2）成直线关系，抗生素的剂量可根据抑菌圈大小来推算。这就是抗生素微生物检定法的理论根据。由于抗生素所产生的抑菌圈大小不仅与抗生素的量有关，而且与抗生素的最低抑菌浓度（c'）、琼脂培养基厚度（H）、抗生素在琼脂培养基内的扩散系数（D）和细菌生长到显示抑菌圈的时间（T）等各因素有关，其中任何一个因素的改变都能影响抑菌圈的大小。因此，在测定抗生素效价时，标准品与供试品必须在相同条件下进行对比试验。应用生物检定平行线设计原理，即可测出相对效价的比率，然后根据标准品（S）的已知效价就可计算出供试品（T）的效价。

4. 浊度法

本法系利用抗生素在液体培养基中对试验菌生长的抑制作用，通过测定培养后细菌浊度值的大小，比较标准品与供试品对试验菌生长抑制的程度，以测定供试品效价的一种方法。

（1）菌悬液制备

① 金黄色葡萄球菌（*Staphylococcus aureus*）悬液　取金黄色葡萄球菌[CMCC（B）26003]的营养琼脂斜面培养物，接种于营养琼脂斜面上，在35～37℃培养20～22h。临用时，用灭菌水或0.9%灭菌氯化钠溶液将菌苔洗下，备用。

② 大肠埃希菌（*Escherichia coli*）悬液　取大肠埃希菌[CMCC（B）44103]的营养琼脂斜面培养物，接种于营养琼脂斜面上，在35～37℃培养20～22h。临用时，用灭菌水将菌苔洗下，备用。

③ 白色念珠菌（*Candida albicans*）悬液　取白色念珠菌[CMCC（F）98001]的改良马丁琼脂斜面的新鲜培养物，接种于10ml培养基IX中，置35～37℃培养8h，再用培养基IX稀释至适宜浓度，备用。

（2）标准品溶液的制备　标准品的使用和保存应照标准品说明书的规定。临用时照表3-1-1的规定进行稀释。标准品的品种、分子式及理论计算值见表3-1-2。

表 3-1-1　抗生素效价微生物检定法试验设计表

抗生素类别	试验菌	培养基		灭菌缓冲液	抗生素浓度	培养条件
		编号	pH 值	pH 值	范围/（U/ml）	温度/℃
庆大霉素	金黄色葡萄球菌[CMCC（B）26003]	III	7.0～7.2	7.8	0.15～1.0	35～37
链霉素	金黄色葡萄球菌[CMCC（B）26003]	III	7.0～7.2	7.8	2.4～10.8	35～37
阿米卡星	金黄色葡萄球菌[CMCC（B）26003]	III	7.0～7.2	7.8	0.8～2.0	35～37
红霉素	金黄色葡萄球菌[CMCC（B）26003]	III	7.0～7.2	7.8	0.1～0.85	35～37
新霉素	金黄色葡萄球菌[CMCC（B）26003]	III	7.0～7.2	7.8	0.92～1.50	35～37
四环素	金黄色葡萄球菌[CMCC（B）26003]	III	7.0～7.2	6.0	0.05～0.33	35～37
氯霉素	金黄色葡萄球菌[CMCC（B）26003]	III	7.0～7.2	7.0	5.5～13.3	35～37
奈替米星	金黄色葡萄球菌[CMCC（B）26003]	III	7.0～7.2	7.8	0.1～2.5	35～37
西索米星	金黄色葡萄球菌[CMCC（B）26003]	III	7.0～7.2	7.8	0.1～0.25	35～37
阿奇霉素	金黄色葡萄球菌[CMCC（B）26003]	III	7.0～7.2	7.8	1.0～5.0	35～37

续表

抗生素类别	试验菌	培养基		灭菌缓冲液 pH 值	抗生素浓度范围/(U/ml)	培养条件 温度/℃
		编号	pH 值			
磷霉素钠	大肠埃希菌 [CMCC(B)44103]	Ⅲ	7.0~7.2	7.0	12~42	35~37
磷霉素钙	大肠埃希菌 [CMCC(B)44103]	Ⅲ	7.0~7.2	7.0	12.0~31.0	35~37
磷霉素氨丁三醇	大肠埃希菌 [CMCC(B)44103]	Ⅲ	7.0~7.2	7.0	12.0~31.0	35~37
乙酰螺旋霉素	金黄色葡萄球菌 [CMCC(B)26003]	Ⅲ	7.0~7.2	7.8	5.0~16.0	35~37
妥布霉素	金黄色葡萄球菌 [CMCC(B)26003]	Ⅲ	7.0~7.2	7.8	0.3~1.1	35~37
大观霉素	大肠埃希菌 [CMCC(B)44103]	Ⅲ	7.0~7.2	7.0	30~72	35~37
吉他霉素	金黄色葡萄球菌 [CMCC(B)26003]	Ⅲ	7.0~7.2	7.8	0.8~2.4	35~37
麦白霉素	金黄色葡萄球菌 [CMCC(B)26003]	Ⅲ	7.0~7.2	7.8	1.2~3.2	35~37
小诺霉素	金黄色葡萄球菌 [CMCC(B)26003]	Ⅲ	7.0~7.2	7.8	0.5~1.2	35~37
杆菌肽	金黄色葡萄球菌 [CMCC(B)26003]	Ⅲ	7.0~7.2	6.0	0.06~0.30	35~37
交沙霉素	金黄色葡萄球菌 [CMCC(B)26003]	Ⅲ	7.0~7.2	5.6	1.0~4.0	35~37
丙酸交沙霉素	金黄色葡萄球菌 [CMCC(B)26003]	Ⅲ	7.0~7.2	7.8	0.8~4.8	35~37

表 3-1-2 抗生素标准品品种与理论值　　　　单位：U/mg

标准品品种	标准品分子式或品名	理论计算值	标准品品种	标准品分子式或品名	理论计算值
链霉素	$(C_{21}H_{39}N_7O_{12})_2 \cdot 3H_2SO_4$	798.3	红霉素	$C_{37}H_{67}NO_{13}$	1000
卡那霉素	$C_{18}H_{36}N_4O_{11} \cdot H_2SO_4$	831.6	氯霉素	$C_{11}H_{12}Cl_2N_2O_5$	1000
阿米卡星	$C_{22}H_{43}N_5O_{13} \cdot nH_2SO_4 (n=1.8 或 2)$		杆菌肽	杆菌肽锌	
核糖霉素	$C_{17}H_{34}N_4O_{10} \cdot nH_2SO_4 (n<2)$		黏菌素	硫酸黏菌素	
新霉素	硫酸新霉素		去甲万古霉素	$C_{65}H_{73}Cl_2N_9O_{24} \cdot HCl$	975.2
庆大霉素	硫酸庆大霉素		卷曲霉素	硫酸卷曲霉素	
磺苄西林	$C_{16}H_{16}N_2Na_2O_7S$	904.0	两性霉素 B	$C_{47}H_{73}NO_{17}$	1000
四环素	$C_{22}H_{24}N_2O_8 \cdot HCl$	1000	巴龙霉素	$C_{23}H_{45}N_5O_{14} \cdot nH_2SO_4$	
土霉素	$C_{22}H_{24}N_2O_9 \cdot 2H_2O$	927	奈替米星	$(C_{21}H_{41}N_5O_7)_2 \cdot 5H_2SO_4$	660.1
西索米星	$(C_{19}H_{37}N_5O_7)_2 \cdot 5H_2SO_4$	646.3	阿奇霉素	$C_{38}H_{72}N_2O_{12}$	1000
磷霉素	$C_3H_5CaO_4P \cdot H_2O$	711.5	妥布霉素	$C_{18}H_{37}N_5O_9$	1000
乙酰螺旋霉素	乙酰螺旋霉素		罗红霉素	$C_{41}H_{76}N_2O_{15}$	1000
克拉霉素	$C_{38}H_{69}NO_{13}$	1000	吉他霉素	吉他霉素	
大观霉素	$C_{14}H_{24}N_2O_7 \cdot 2HCl \cdot 5H_2O$	670.9	麦白霉素	麦白霉素	
小诺霉素	$C_{20}H_{41}N_5O_7 \cdot 5/2H_2SO_4$	654.3	交沙霉素	$C_{42}H_{69}NO_{15}$	1000
多黏菌素 B	硫酸多黏菌素 B		丙酸交沙霉素	$C_{46}H_{73}NO_{16}$	937
金霉素	$C_{22}H_{23}ClN_2O_8 \cdot HCl$	1000	替考拉宁	$C_{72~89}H_{68~99}N_{8~9}O_{28~33}$	1000

（3）供试品溶液的制备 精密称（或量）取供试品适量，用各品种项下规定的溶剂溶解后，再按估计效价或标示量照表 3-1-1 的规定稀释至标准品相当的程度。

（4）含试验菌液体培养基的制备 临用前，取规定的试验菌悬液适量（35～37℃培养3～4h 后测定的吸光值在 0.3～0.7，且剂距为 2 的相邻剂量间的吸光度差值不小于 0.1），加入到各规定的液体培养基中，混合，使在试验条件下能得到满意的剂量-反应关系和适宜的测定浊度。

已接种试验菌的液体培养基应立即使用。

（5）检定法 标准曲线法除另有规定外，取适宜的大小厚度均匀的已灭菌试管，在各品种项下规定的剂量-反应线性范围内，以线性浓度范围的中间值作为中间浓度，标准品溶液选择 5 个剂量，剂量间的比例应适宜（通常为 1∶1.25 或更小），供试品根据估计效价或标示量溶液选择中间剂量，每一剂量不少于 3 个试管。在各试验管内精密加入含试验菌的液体培养基 9.0ml，再分别精密加入各浓度的标准品或供试品溶液各 1.0ml，立即混匀，按随机区组分配将各管在规定条件下培养至适宜测量的浊度值（通常为 4h），在线测定或取出立即加入甲醛溶液（1→3）0.5ml 以终止微生物生长，在 530nm 或 580nm 波长处测定各管的吸光度。同时另取 2 支试管各加入药品稀释剂 1.0ml，再分别加入含试验菌的液体培养基9.0ml，其中一支试管与上述各管同法操作作为细菌生长情况的阳性对照，另一支试管立即加入甲醛溶液 0.5ml，混匀，作为吸光度测定的空白液。照标准曲线法进行可靠性测验和效价计算。

（6）抗生素微生物检定法标准曲线法的计算及统计学检验

① 标准曲线的计算 将标准品的各浓度 lg 值及相对应的吸光度列成表 3-1-3。

表 3-1-3 抗生素标准品浓度 lg 值与吸光度表

组数	抗生素浓度 lg 值	吸光度
1	x_1	y_1
2	x_2	y_2
3	x_3	y_3
4	x_4	y_4
…	…	…
n	x_n	y_n
平均值	$\bar{x}$	$\bar{y}$

按公式（8）和（9）分别计算标准曲线的直线回归系数（即斜率）b 和截距 a，从而得到相应标准曲线的直线回归方程（10）。

回归系数：
$$b=\frac{\sum(x_i-\bar{x})(y_i-\bar{y})}{\sum(x_i-\bar{x})^2}=\frac{\sum x_iy_i-x\sum y_i}{\sum x_i^2-x\sum x_i} \tag{8}$$

截距：
$$a=y-bx \tag{9}$$

直线回归方程：
$$Y=bX+a \tag{10}$$

② 回归系数的显著性测验 判断回归得到的方程是否成立，即 X、Y 是否存在着回归关系，可采用 t 检验。

假设 H_0：$b=0$，在假设 H_0 成立的条件下，按公式(11)～(13)计算 t 值。

估计标准差：
$$S_{Y,X}=\sqrt{\frac{\sum(y_i-Y)^2}{n-2}} \tag{11}$$

回归系数标准误：

$$S_b = \frac{S_{Y,x}}{\sqrt{\sum(x_i - x)^2}} \tag{12}$$

$$t = \frac{b - 0}{S_b} \tag{13}$$

式中 y_i——标准品的实际吸光度；

Y——估计吸光度〔由标准曲线的直线回归方程（10）计算得到〕；

$\bar{y}$——标准品实际吸光度的均值；

x_i——抗生素标准品实际浓度 lg 值；

$\bar{x}$——抗生素标准品实际浓度 lg 值的均值。

对于相应自由度$(2n-4)$给定的显著性水平 α（通常 $\alpha=0.05$），查表得 $t_{\alpha/2(n-2)}$，若 $|t|>t_{\alpha/2(n-2)}$，则拒绝 H_0，认为回归效果显著，即 X、Y 具有直线回归关系；若 $|t| \leqslant t_{\alpha/2(n-2)}$，则接受 H_0，认为回归效果不显著，即 X、Y 不具有直线回归关系。

③ 测定结果的计算及可信限率估计

a. 抗生素浓度 lg 值的计算 当回归系数具有显著意义时，测得供试品吸光度的均值后，根据标准曲线的直线回归方程（10），按方程（14）计算抗生素的浓度 lg 值。

抗生素的浓度 lg 值：

$$X_0 = \frac{Y_0 - a}{b} \tag{14}$$

b. 抗生素浓度（或数学转换值）可信限的计算 按公式（11）和（15）计算得到的抗生素浓度 lg 值在 95％置信水平（$\alpha=0.05$）的可信限。

X_0 的可信限：

$$FL = X_0 \pm t_{\alpha/2(n-2)} \cdot \frac{S_{Y,x}}{|b|} \cdot \sqrt{\frac{1}{m} + \frac{1}{n} + \frac{(X_0 - \bar{x})^2}{\sum x_i^2 - \bar{x}\sum x_i}} \tag{15}$$

式中 n——标准品的浓度数乘以平行测定数；

m——供试品的平行测定数；

X_0——根据线性方程计算得到的抗生素的浓度 lg 值；

Y_0——抗生素供试品吸光度的均值。

c. 可信限率的计算 按公式（16）计算得到的抗生素浓度（或数学转换值）的可信限率。

$$可信限率 FL\% = \frac{X_0 高限 - X_0 低限}{2X_0} \times 100\% \tag{16}$$

式中，X_0 应以浓度为单位。

其可信限率除另有规定外，应不大于 5％。

d. 供试品含量的计算 将计算得到的抗生素浓度（将 lg 值转换为浓度）再乘以供试品的稀释度，即得供试品中抗生素的量。

④ 二剂量法或三剂量法 除另有规定外，取大小一致的已灭菌的试管，在各品种项下规定的剂量反应线性范围内，选择适宜的高、（中、）低浓度，分别精密加入各浓度的标准品和供试品溶液各 1.0ml，二剂量的剂距为 2∶1 或 4∶1，三剂量的剂距为 1∶0.8。同标准曲线法操作，每一浓度组不少于 4 个试管，按随机区组分配将各试管在规定条件下培养。照生物检定统计法（《中国药典》2010 年版附录 XIV）中的（2.2）法和（3.3）法进行可靠性测验及效价计算。

知识拓展

抗生素的作用机制

抗生素类药物主要通过干扰病原体的生化代谢过程，影响其结构和功能，呈现抑制或杀灭病原体的作用。主要是抑制细菌胞壁的合成，损害细菌细胞膜的功能，影响菌体蛋白质的合成，抑制菌体核酸代谢等。

1. 抑制细菌细胞壁的合成

细菌细胞壁具有抵抗细胞内外渗透压差，维持细菌形态和保护菌体的功能。若胞壁发生缺损，则菌体内渗透压升高，会发生吸水膨胀，最后崩解死亡。细菌细胞壁主要成分是黏肽，β-内酰胺类抗生素作用于黏肽合成的第三阶段，造成敏感菌内黏肽的交叉联结受阻，胞壁受损，菌体内高渗会吸水膨胀，加上激活自溶酶，使菌裂解而死。因 G^+ 菌细胞壁主要成分是黏肽，所以抑制细菌细胞壁合成的抗生素对 G^+ 菌作用强。

2. 增加细菌胞浆膜的通透性

胞浆膜即细胞膜，具有维持渗透屏障，运输营养物质和排泄菌体内废物，并参与细胞壁、菌体蛋白、酶及 DNA 合成等功能。当细胞膜损伤时，通透性增加，导致菌体内胞浆中的重要营养物质（核酸、氨基酸、酶、磷酸、电解质等）外漏而死亡，产生杀菌作用。如多肽类（多黏菌素 B 和硫酸黏菌素）及多烯类（制霉菌素、两性霉素等）。

3. 抑制菌体蛋白质的合成

细菌细胞利用活化氨基酸、mRNA、tRNA、rRNA 等为原料，在各种重要酶类的参与下合成蛋白质，胞浆的核糖体是蛋白质合成场所。氨基糖苷类、四环素类、氯霉素类、大环内酯类均能抑制菌体蛋白质合成，但各药作用部位不同。

4. 抑制细菌核酸代谢

细菌核酸包括 DNA、RNA（mRNA、tRNA、rRNA），具有调控蛋白质合成的功能。如新生霉素、灰黄霉素、利福霉素等。

教学情境二　管碟法检定抗生素效价

一、培养基的制备

多数微生物实验室已使用商品化的干燥培养基。抗生素效价检定用培养基可用市售按配方配制的干燥培养基直接配制，也可自行配制。

由于培养基胨、肉膏、酵母膏等原料的质量对抑菌圈边缘清晰度及试验结果的精确度影响较大，因此应对原料进行预试验，挑选适当品牌的材料使用。不同品牌琼脂的用量不同，要通过预备试验确定出具体数值。培养基中的葡萄糖或其他糖类要在其他成分都配制好，琼脂加热溶化后加入。制成的培养基应透明，不能有沉淀，不能有其他抑菌物的存留及污染。如果有沉淀可在 115℃、20min 溶化，趁热用纸浆减压或用适宜方法过滤，调整 pH 值，分装，灭菌，备用。调 pH 值宜为一次性，避免反复加酸或碱，影响培养基质量。制备好的培养基，使用期限为 1 个月，并贮存在冰箱中。用前培养基溶化要完全，不能有硬块。

目前市场有相同成分的干燥培养基供应，临用时，按照使用说明配制。注意 pH 必须符合规定，否则要进行校正。分装后，115℃蒸汽灭菌 30min 备用。

1. 培养基 Ⅰ

| 胨 | 5g | 磷酸氢二钾 | 3g | 水 | 1000ml |
| 牛肉浸出粉 | 3g | 琼脂 | 15～20g | | |

除琼脂外，混合上述成分，调节 pH 使比最终的 pH 值略高 0.2～0.4，加入琼脂，加热溶化后滤过，调节 pH 值使灭菌后为 7.8～8.0 或 6.5～6.6，在 115℃灭菌 30min。

2. 培养基 Ⅱ

| 胨 | 6g | 酵母浸出粉 | 6g | 琼脂 | 15～20g |
| 牛肉浸出粉 | 1.5g | 葡萄糖 | 1g | 水 | 1000ml |

除琼脂和葡萄糖外，混合上述成分，调节 pH 使比最终的 pH 值略高 0.2～0.4，加入琼脂，加热溶化后滤过，加葡萄糖溶解后，摇匀，调节 pH 值使灭菌后为 7.8～8.0 或 6.5～6.6，在 115℃灭菌 30min。

3. 培养基 Ⅲ

胨	5g	氯化钠	3.5g	葡萄糖	1g
牛肉浸出粉	1.5g	磷酸氢二钾	3.68g	水	1000ml
酵母浸出粉	3g	磷酸二氢钾	1.32g		

除葡萄糖外，混合上述成分，加热溶化后滤过，加葡萄糖溶解后，摇匀，调节 pH 值使灭菌后为 7.0～7.2，在 115℃灭菌 30min。

4. 培养基 Ⅳ

| 胨 | 10g | 枸橼酸钠 | 10g | 琼脂 | 20～30g |
| 氯化钠 | 10g | 葡萄糖 | 10g | 水 | 1000ml |

除琼脂和葡萄糖外，混合上述成分，调节 pH 使比最终的 pH 值略高 0.2～0.4，加入琼脂，在 109℃加热 15min，于 70℃以上保温静置 1h 后滤过，加葡萄糖溶解后，摇匀，调节 pH 值使灭菌后为 6.0～6.2，在 115℃灭菌 30min。

5. 培养基 Ⅴ

| 胨 | 10g | 琼脂 | 20～30g |
| 麦芽糖 | 40g | 水 | 1000ml |

除琼脂和麦芽糖外，混合上述成分，调节 pH 使比最终的 pH 值略高 0.2～0.4，加入琼脂，加热溶化后滤过，加麦芽糖溶解后，摇匀，调节 pH 值使灭菌后为 6.0～6.2，在 115℃灭菌 30min。

6. 培养基 Ⅵ

胨	8g	氯化钠	45g	葡萄糖	2.5g
牛肉浸出粉	3g	磷酸氢二钾	3.3g	琼脂	15～20g
酵母浸出粉	5g	磷酸二氢钾	1g	水	1000ml

除琼脂和葡萄糖外，混合上述成分，调节 pH 使比最终的 pH 值略高 0.2～0.4，加入琼脂，加热溶化后滤过，加葡萄糖溶解后，摇匀，调节 pH 值使灭菌后为 7.2～7.4，在 115℃灭菌 30 min。

7. 培养基Ⅶ

胨	5g	磷酸二氢钾	3g	水	1000ml
牛肉浸出粉	3g	枸橼酸钠	10g		
磷酸氢二钾	7g	琼脂	15~20g		

除琼脂外，混合上述成分，调节 pH 使比最终的 pH 值略高 0.2~0.4，加入琼脂，加热溶化后滤过，调节 pH 值使灭菌后为 6.5~6.6，在 115℃灭菌 30min。

8. 培养基Ⅷ

酵母浸出粉	1g	葡萄糖	5g	磷酸盐缓冲液(pH 6.0)	1000ml
硫酸铵	1g	琼脂	15~20g		

混合上述成分，加热溶化后滤过，调节 pH 使灭菌后为 6.5~6.6，在 115℃灭菌 30min。

9. 培养基Ⅸ

蛋白胨	10g	牛肉浸出粉	1.0g	葡萄糖	10.0g
酵母膏	2.0g	氯化钠	5.0g	水	1000ml

除葡萄糖外，混合上述成分，加热溶化后滤过，加葡萄糖溶解后，摇匀，调节 pH 值使灭菌后为 6.5，在 115℃灭菌 30min。

10. 营养肉汤培养基

胨	10g	氯化钠	5g	肉浸液	1000ml

取胨和氯化钠加入肉浸液内，微温溶解后，调节 pH 值为弱碱性，煮沸，滤清，调节 pH 值使灭菌后为 7.2±0.2，在 115℃灭菌 30min。

11. 营养琼脂培养基

胨	10 g	琼脂	15~20 g		
氯化钠	5g	肉浸液	1000ml		

除琼脂外，混合上述成分，调节 pH 使比最终的 pH 值略高 0.2~0.4，加入琼脂，加热溶化后滤过，调节 pH 值使灭菌后为 7.2~7.4，分装，在 115℃灭菌 30 min，趁热斜放使凝固成斜面。

12. 改良马丁培养基

胨	5.0g	葡萄糖	20.0g	水	1000ml
硫酸镁	0.5g	酵母浸出液	2.0g		
磷酸氢二钾	1.0g	琼脂	15~20g		

取葡萄糖外，混合上述成分，微温溶解，调节 pH 值约为 6.8，煮沸，加入葡萄糖溶解后，摇匀，滤清，调节 pH 值使灭菌后为 6.4±0.2，分装，在 115℃灭菌 30 min，趁热斜放使凝固成斜面。

13. 多黏菌素 B 用培养基

蛋白胨	6.0g	葡萄糖	1.0g	水	1000ml
牛肉浸膏	1.5g	酵母浸膏	3.0g		
胰消化酪素	4.0g	琼脂	15~20g		

除琼脂外，混合上述成分，调节 pH 值使比最终的 pH 值略高 0.2~0.4，加入琼脂，加热溶化后滤过，调节 pH 值使灭菌后为 6.5~6.7，在 115℃灭菌 30min。

二、灭菌缓冲液的制备

(1) 磷酸盐缓冲液（pH 6.0） 取磷酸氢二钾 2g 与磷酸二氢钾 8g，加水使成 1000ml，滤过，在 115℃灭菌 30min。

(2) 磷酸盐缓冲液（pH 7.0） 取磷酸氢二钠 9.39g 与磷酸二氢钾 3.5g，加水使成 1000ml，滤过，在 115℃灭菌 30min。

(3) 磷酸盐缓冲液（pH 7.8） 取磷酸氢二钾 5.59g 与磷酸二氢钾 0.41g，加水使成 1000ml，滤过，在 115℃灭菌 30min。

(4) 磷酸盐缓冲液（pH 10.5） 取磷酸氢二钾 35g，加 10mol/L 氢氧化钾溶液 2ml，加水使成 1000ml，滤过，在 115℃灭菌 30min。

三、菌悬液的制备

检定用标准菌种，由国家食品药品监督管理总局提供，为冷冻干燥品（安瓿），用前需要经复苏。《中国药典》（2010 年版）附录 XI A 规定检定菌有枯草芽孢杆菌（*Bacillus subtilis*）[CMCC(B) 63501]，短小芽孢杆菌（*Bacillus pumilus*）[CMCC(B) 63202]，金黄色葡萄球菌（*Staphylococcus aureus*）[CMCC（B）26003]，藤黄微球菌（*Micrococcus luteus*）[CMCC(B)28001]，大肠埃希菌（*Escherichia coli*）[CMCC(B) 44103]，啤酒酵母菌（*Saccharomyces cerevisiae*）（ATCC 9763），肺炎克雷伯菌（*Klebosiella Pneumoniae*）[CMCC(B) 46117]，支气管炎博德特菌（*Bordetella Bronchiseptica*）[CMCC(B) 58403]。

1. 菌种复苏

把冻干菌种管、灭菌 1ml 毛细滴管、双碟、镊子、普通肉汤培养基、营养琼脂培养基斜面数支放入超净工作台。按无菌操作要求进行操作。先用碘酒擦拭冻干菌种管外壁，稍干，再用 75%酒精棉擦拭，放入双碟中待干。点燃酒精灯，将菌种管封口一端在酒精灯上烧红，用灭菌毛细滴管吸取普通肉汤培养基滴在上面，使炸裂。取灭菌镊子，在火焰旁打开炸裂的管口，放入灭菌双碟内，另取一支灭菌毛细滴管在火焰旁吸取普通肉汤培养基少许加入管底部，使冻干菌种块溶解后吸出，分别接种在普通肉汤培养基及营养琼脂培养基斜面上，置 35～37℃培养 22～24h。取出观察菌苔形态及有无杂菌，并做革兰染色镜检，如呈典型菌形，转接 3 代后，即可使用。如菌形不典型，需进行平板分离单菌落，再进行检查。

2. 菌种保存与传代

将上述菌种斜面作为工作用菌种斜面置冰箱中保存。传代所用的培养基应新鲜制备，如培养基斜面已无冷凝水，则不宜使用。标签上应注明菌名及接种日期。

从冰箱中取出的菌种斜面，放置室温下 30min，待温度平衡后再移入超净工作台。

点燃酒精灯，左手握住菌种斜面，将管口靠近火焰，右手拿接种棒后端，将接种环烧红 30s，随后将全部接种棒金属部分在火焰上烧灼，往返通过 3 次。右手用无名指、小指及掌部夹住棉塞，左手将管口在火焰上旋转烧灼，右手再轻轻拔出棉塞，将接种环伸入管内，先在近壁的斜面上靠一下，稍冷却再移至菌苔上，刮取少许菌苔，随即取出接种棒，并将菌种管移至火焰旁。堵上棉塞，左手将菌种管放下，取营养琼脂斜面 1 支，照上述操作打开棉塞，将接种环伸入内部至琼脂斜面的底部，由底向上，将接种环轻轻贴斜面的表面曲折移动，使细菌划在斜面的表面上。取出接种棒，在火焰旁将培养基管棉塞堵上，然后将接种过细菌的接种棒在火焰上烧灼灭菌。将已接种完毕的细菌管置 35～37℃培养 22～24h。取出后挑选生长好菌落和斜面替换原有菌种斜面作为工作用菌种斜面，并保存在冰箱中。一般 1 个月传代 1 次。

3. 菌悬液的制备

依据检验所需菌悬液的量，准备若干支。取工作用菌种斜面，接种生产琼脂斜面，按规定条件培养后，按规定洗下菌苔，制成菌悬液供检验用。抑菌圈的边缘是否清晰受试验菌的菌龄影响，因此要保持菌种的新鲜。易变菌株在制备菌悬液前要进行单菌落的分离，选择典型菌落以保持菌悬液中菌群的一致性，使得抑菌圈边缘清晰、整齐。

《中国药典》（2010年版）附录中收载了8种菌悬液的制备方法。

(1) 枯草芽孢杆菌悬液　取枯草芽孢杆菌[CMCC(B) 63501]的营养琼脂斜面培养物，接种于盛有营养琼脂培养基的培养瓶中，在35～37℃培养7d，用革兰染色法涂片镜检，应有芽孢85%以上。用灭菌水将芽孢洗下，在65℃加热30min，备用。

(2) 短小芽孢杆菌悬液　取短小芽孢杆菌[CMCC(B) 63202]的营养琼脂斜面培养物，照上述方法制备。

(3) 金黄色葡萄球菌悬液　取金黄色葡萄球菌[CMCC(B) 26003]的营养琼脂斜面培养物，接种于营养琼脂斜面上，在35～37℃培养20～22h。临用时，用灭菌水或0.9%灭菌氯化钠溶液将菌苔洗下，备用。

(4) 藤黄微球菌悬液　取藤黄微球菌[CMCC(B) 28001]的营养琼脂斜面培养物，接种于盛有营养琼脂培养基的培养瓶中，在26～27℃培养24h，或采用适当方法制备的菌斜面，用培养基Ⅲ或0.9%灭菌氯化钠溶液将菌苔洗下，备用。

(5) 大肠埃希菌悬液　取大肠埃希菌[CMCC(B) 44103]的营养琼脂斜面培养物，接种于营养琼脂斜面上，在35～37℃培养20～22h。临用时，用灭菌水将菌苔洗下，备用。

(6) 啤酒酵母菌悬液　取啤酒酵母菌（ATCC 9763）的Ⅴ号培养基琼脂斜面培养物，接种于Ⅳ号培养基琼脂斜面上。在32～35℃培养24h，用灭菌水将菌苔洗下置含有灭菌玻璃珠的试管中，振摇均匀，备用。

(7) 肺炎克雷伯菌悬液　取肺炎克雷伯菌[CMCC(B) 46117]的营养琼脂斜面培养物，接种于营养琼脂斜面上，在35～37℃培养20～22h。临用时，用灭菌水将菌苔洗下，备用。

(8) 支气管炎博德特菌悬液　取支气管炎博德特菌[CMCC(B) 58403]的营养琼脂斜面培养物，接种于营养琼脂斜面上，在32～35℃培养24h。临用时，用灭菌水将菌苔洗下，备用。

四、标准品溶液的制备

标准品的使用和保存，应照标准品说明书的规定。从冰箱中取出标准品，与室温平衡后，用天平以减量法精密称取不少于20mg、一般为50mg标准品（不得反复称取），根据标准品的标示效价单位加入稀释液制成浓度一般为1000U/ml的浓溶液，存于冰箱中备用。

临用时照表3-1-1的规定进行稀释，取上述1000U/ml的标准品浓溶液，用缓冲液稀释成滴碟所用最终高、低两浓度，作为标准品溶液。标准品的品种、分子式及理论计算值见表3-1-2。

五、供试品溶液的制备

精密称（或量）取供试品适量，用各品种项下规定的溶剂溶解后，再按估计效价或标示量照表3-1-1的规定稀释至与标准品相当的浓度。

将供试品置于干燥器内至少30min后，精密称取供试品的药品项下规定的溶剂溶解后，根据估计效价单位加入稀释液制成浓度为1000U/ml的浓溶液，再照表3-1-1的规定用缓冲液稀释至与标准品相当的滴碟所用最终高、低两浓度，作为供试品溶液。

　　配制标准品和供试品时，要使用同一天平和砝码；称量样品的容器一般不大于10g；要立即将称量瓶和被称物盖好，以免吸水；不得将标准品或供试品倒回原容器内。标准品和供试品所用的溶剂量及溶解时间应尽量一致。

　　稀释标准品和供试品时应使用容量瓶，一般分3次进行稀释，每步稀释取样量一般不少于2ml；所用的刻度吸管先要用被量取的溶液流洗2～3次，吸取溶液后，用滤纸将外壁多余液体擦去，从0刻度开始放溶液。每次加液近容量瓶刻度时，要放置片刻，待瓶壁的液体完全流下，再准确补加至刻度。所用的容量瓶和刻度吸管必须经过标定。稀释标准品和供试品所用的缓冲液应同批、同瓶或用同批合并的数瓶缓冲液。

　　标准品和供试品高、低浓度的剂量比一般为2∶1。高剂量点的抑菌圈直径应在20～24mm，个别抗生素可在18～24mm。高剂量与低剂量抑菌圈之差最好不小于2mm，当有些抗生素差数较小时，可用4∶1的高、低剂量比率。所选用的浓度必须在药典规定的试验设计浓度范围内。

六、双碟的制备

　　在抗生素效价测定中，装有培养基和试验菌的玻璃培养皿称为双碟。双碟中的培养基一般分底层（不含菌）和菌层。双碟的制备应在半无菌间或超净台上操作。放双碟的台面应用水平仪调水平。

　　1. 底层平板培养基的制备（倒底层）

　　（1）用水平仪检查测定操作台面是否水平，设法调整使达水平。

　　（2）将直径约90mm、高16～17mm的平底双碟，培养皿置烤箱中160℃消毒2h后取出，移入无菌室内平铺排在水平台上，单个摆开。

　　（3）根据所检品种方法要求及所检的量，按表3-1-1取所需培养基适量，用微波炉或100℃水浴加热使培养基溶化后，在室温冷却至70℃左右，并仔细检查琼脂培养基是否溶化均匀，有无凝块。

　　（4）用大口的灭菌刻度吸管，迅速吸取已溶化、温度50～53℃的培养基20ml（留部分加热溶化培养基在恒温水浴中留作菌层用），注入干燥双碟内，使在碟底内均匀摊布，放置水平台上使凝固（约30min），待凝固后更换干燥的陶瓦盖，置于35～37℃培养箱中保温。保温的目的是使底层培养基干燥，易于摊布菌层，且利于菌层水平。

　　另取培养基适量加热溶化后，在每个双碟中以等距离均匀安置不锈钢小管[内径(6.0±0.1)mm，高(10.0±0.1)mm，外径(7.8±0.1)mm]4个（二剂量法）或6个（三剂量法），用陶瓦圆盖覆盖备用。

　　2. 菌层平板培养基的制备（倒菌层）

　　（1）从冰箱中取出菌液，回温至室温。

　　（2）100℃水浴加热溶化培养基，放冷至48～50℃（芽孢可至60℃）（具体温度视不同的试验而定，原则为不杀死试验菌）。

　　（3）加入规定的试验菌悬液适量（以能得清晰的抑菌圈为度。二剂量法标准品溶液的高浓度所致的抑菌圈直径在18～22mm，三剂量法标准品溶液的中心浓度所致的抑菌圈直径在15～18mm），轻轻充分旋摇（应避免出现气泡），使成均匀的菌层培养基。在每一双碟中分别加入5ml，迅速旋摇，务必使在底层上均匀摊布，作为菌层。将双碟置于水平台上，盖上陶瓦圆盖，待其凝固，即可使用。

　　3. 注意事项

　　（1）玻璃双碟一定要干燥，不能有冷凝水，倒碟的培养基温度不要过高，不要用玻璃盖盖严。

（2）刻度吸管要用砂轮将尖嘴割掉一点，变成大口后用，否则易发生堵塞。

（3）冬季室温较低，倒好底层的双碟，待凝固后，可先放入37℃恒温箱内温热，这样倒菌层时，培养基易于摊布水平。

（4）摇匀菌层培养基时，一定注意不能摇出气泡。

（5）无论是倒底层还是倒菌层动作都要快，尤其是倒菌层时要更加快。

七、放置钢管、滴碟、培养

菌层凝固后，立即通过钢管放置器在每一双碟中以等距离均匀安置不锈钢管4个，用陶瓦圆盖覆盖备用。使钢管平稳落在培养基上，各个钢管下落的高度应一致。钢管放妥后，双碟静置10min，使钢管在培养基内稍下沉稳定后，再开始滴加抗生素溶液。

取上述已制备好的双碟（每批供试品不少于4个，一般取4～10个），用毛细滴管分别取高浓度及低浓度的标准品溶液，滴加在每一双碟上对角的2个钢管中，至钢管口平满。用同法在其余2个小钢管中分别滴装相应的高低两种浓度的供试品溶液。高、低浓度的剂距为2∶1或4∶1。

操作时应注意排除毛细滴管中的空气，标准品与供试品各种浓度各用一个毛细滴管，且每批供试品溶液应予以更换。在滴加之前要用滴加液洗毛细滴管2～3次，滴加钢管时应尽量使每个钢管的液位一致，溶液不能滴到钢管外，并尽量缩短时间。

双碟中4个小钢管的滴加顺序为 $S_H \rightarrow T_H \rightarrow S_L \rightarrow T_L$，其中，$S_H$ 为标准品高浓度；S_L 为标准品低浓度；T_H 为供试品高浓度；T_L 为供试品低浓度。

滴加完毕，用陶瓦盖覆盖双碟，将双碟水平地移至双碟托盘内，双碟叠放不可超过3个，水平移入培养箱中间位置，35～37℃或30～32℃（依试验菌的要求选用）培养至所需时间。培养过程中应尽量避免开启培养箱，以减少对培养温度的影响。

八、测量抑菌圈

将培养好的双碟取出，打开陶瓦盖，将钢管倒入消毒液中，换上玻璃盖，按批号排好。测量前应检查双碟中抑菌圈是否圆整。如有破圈或圈不完整现象，应弃去该双碟。

用游标卡尺或抑菌圈测量仪测量各个抑菌圈的面积（或直径），按照药典规定的生物检定统计法进行可靠性测验及效价计算。

九、效价计算和误差分析

具体的效价计算按照检定方法的不同，依据生物检定统计法（模块五 药品生物检定统计篇）法进行可靠性测验及效价计算。

管碟法检定抗生素效价常用的检定法包括二剂量法和三剂量法两种。

（1）二剂量法　取照上述方法制备的双碟不得少于4个，在每1双碟中对角的2个不锈钢小管中分别滴装高浓度及低浓度的标准品溶液，其余2个小管中分别滴装相应的高低两种浓度的供试品溶液；高、低浓度的剂距为2∶1或4∶1。在规定条件下培养后，测量各个抑菌圈的直径（或面积），照生物检定统计法（模块五 药品生物检定统计篇）进行可靠性测验及效价计算。

（2）三剂量法　取照上述方法制备的双碟不得少于6个，在每1双碟中间隔的3个不锈钢小管中分别滴装高浓度（S_3）、中浓度（S_2）及低浓度（S_1）的标准品溶液，其余3个小管分别滴装相应的高、中、低三种浓度的供试品溶液；三种浓度的剂距为1∶0.8。在规定条件下培养后，测量各个抑菌圈的直径（或面积），照生物检定统计法（模块五 药品生物检定统计篇）中的方法进行可靠性测验及效价计算。

本法计算所得效价，如低于估计效价的90％或高于估计效价的110％时，试验结果仅作为初试，应调整供试品的估计效价，予以重试。

十、原料药品及制剂测定操作要点

1. 原料药品

指大包装或半成品干燥粉末或结晶性粉末，不含辅料。一般测定原料药品纯度（U/mg）。根据抗生素品种及厂方提供的效价估计效价单位，称取样品，估计效价尽量接近真实效价，如估计效价与真实效价距离较远时，可先做初测试验，然后按初测试验结果来估计效价，再做测定。

一般按干燥品或无水物计算原料药品的效价。先测含水的供试品效价，再根据供试品的水分或干燥失重的结果折算成干燥品或无水物的效价。

$$干燥品效价＝湿品效价/（1－供试品干燥失重量％）$$

2. 制剂

（1）注射用冻干粉末　需测定整瓶效价。取装量差异测量后的内容物，称出适量（50mg以上），放入容量瓶中，按估计效价进行溶解，稀释，测出每1mg的单位数，再根据装量差异项下的每瓶平均重量计算出整瓶的效价。

（2）水针剂　标示量为每毫升含效价单位数。启开安瓿或小瓶塞后，吸取一定量供试品，将吸管外壁用滤纸擦净，沿着容量瓶口内壁缓缓放入已盛有一定溶剂的容量瓶中，以免抗生素结晶析出，振摇，继续加溶液至刻度，摇匀，再稀释至规定浓度。

（3）片剂　分为素片、糖衣片和肠衣片。

① 素片　称取20片的总量，求出平均片重，在干燥柜内迅速研细混匀后，精密称出约相当平均1片的质量，放至容量瓶中，根据每片的标示量，用规定的溶剂溶解，稀释至容量瓶中。因片剂中含赋形剂较多，如稀释时赋形剂浮于溶液表面，量取体积时应读取赋形剂层下的溶液；如沉淀较多，应待其下沉后量取其悬浮液。

有些片剂辅料吸附抗生素，应洗辅料一次，且将洗辅料的溶剂加入容量瓶中。为节约供试品，可与片剂的重量差异检查结合进行。

② 糖衣片、肠衣片　取规定的供试品数片，在玻璃乳钵中研细，根据标示量和规定的溶剂边研磨边溶解，移入放有小漏斗的容量瓶中，稀释至刻度，摇匀，静置使赋形剂下沉而抗生素已溶解在溶液中，精密吸取容量瓶中的悬浮液适量，作进一步稀释。

（4）胶囊剂　取重量差异试验后的内容物，混匀，精密称出约相当平均1个胶囊的质量，研细，按规定的溶剂溶解并移至容量瓶中，稀释至刻度，摇匀，如供试品中含较多的辅料，照糖衣片项下的方法进行。

（5）颗粒剂或干糖浆　取重量差异试验后的内容物，混匀，精密称出约相当于颗粒剂1袋的质量，根据每袋的标示量，用规定的溶剂溶解，稀释至容量瓶中。

（6）软膏剂或眼膏剂　将软膏剂或眼膏剂软管的封口切开，擦净管的外壁，将膏剂挤入分液漏斗内约2g，再称其膏剂软管的质量，前后称量之差即为分液漏斗内膏剂供试品的质量。用不含过氧化物的乙醚或石油醚溶解膏剂，并且欲提取的抗生素应不溶于或微溶于该有机溶剂，以避免抗生素的损失。按规定量加提取溶剂至分液漏斗中，振摇，使基质溶解后，用规定的缓冲液使抗生素被提到水项溶液中，用缓冲液提取抗生素3次，合并3次提取液，置所需的容量瓶内，加缓冲液至刻度，摇匀，再稀释至规定的浓度。

教学情境三 教学实施设计

一、工作任务设置

（1）根据项目或工作单中要求实现的各项任务、抗生素效价检定标准等具体情况，进行抗生素效价检定方案、技术指标的调研。

（2）根据资讯阶段所获取的信息进行分析、讨论，并对任务如何实施作出决策。提出设计思路和初步抗生素效价检定方案，阐述建立此方案的理由。

（3）根据设计方案并结合实际情况制订出抗生素效价检定的工作计划以及检查与评价标准。

（4）根据计划完成抗生素效价检定工作。

（5）根据工作计划检查抗生素效价检定的全过程，并逐项填写检查情况，最后将相关的技术资料归档。

（6）学生和教师分别评价工作过程的优劣和工作结果的优劣，提出存在的问题与改进意见，学生对教学过程进行评价并给出评价意见和建议。

二、项目学习过程设计（六步法）

资讯 ⟶ 计划 ⟶ 决策 ⟶ 实施 ⟶ 检查 ⟶ 评估

具体设计参见附录。

技能考核标准

抗生素效价检定技术考核标准								
小组名称＿＿＿＿＿＿ 序号＿＿＿＿＿＿＿＿＿＿＿＿＿＿＿＿＿								
参考资料名称＿＿＿＿＿＿＿＿								
实施日期＿＿＿＿＿＿ 抗生素效价检定过程记录共＿＿＿＿＿＿＿页								
评价项目		评价内容	分值	教师评价	学生评价	得分	总分
过程评价	工作态度	到岗情况	2%	1%	1%		
		认真负责	3%	2%	1%		
		与人沟通	2%	1%	1%		
		团队协作	3%	2%	1%		
	工作方法	学习能力	3%	1%	2%		
		计划能力	3%	2%	1%		
		解决问题能力	4%	3%	1%		
	劳动保护	是否有劳动保护意识	5%	4%	1%		
		抗生素效价检定过程中是否注意安全问题	5%	4%	1%		
	实践操作	产品抽样是否合理	5%	4%	1%		
		培养基配制过程及质量	5%	4%	1%		
		无菌室洁净度检查	10%	8%	2%		
		抗生素效价检定操作是否正确	10%	8%	2%		
总结性评价	抗生素效价检定结果分析	抗生素效价检定效果	10%	8%	2%		
		分析抗生素效价检定结果的可信度	10%	8%	2%		
	抗生素效价检定技术报告	填写是否正确、规范	20%	16%	4%		

实训十 抗生素效价的微生物测定

一、实训目标

(1) 学会用管碟法进行链霉素的生物活性检测的方法及操作技能。

(2) 了解和熟悉管碟的制备操作与过程。

(3) 掌握抗生素效价测定结果的生物统计方法。

(4) 了解抗生素微生物检定法中几种常用培养基。

二、实训资料

(1) 链霉素标准品。

(2) 链霉素样品(眼药水)。

(3) pH 7.8 灭菌磷酸盐缓冲液。

(4) 培养基:

① 营养琼脂培养基(普通培养基);

② 效价测定用培养基。

(5) 枯草芽孢杆菌。

(6) 恒温培养箱、分析天平等。

(7) 无菌蒸馏水。

(8) 其他用具 抑菌圈面积(直径)测量仪、培养皿(双碟)、不锈钢小管(牛津杯)、小钢管放置器、镊子、容量瓶、称量瓶、吸管、移液管、陶瓦圆盖、毛细滴管、游标卡尺。

三、实训方案

1. 实训形式

四人一组,培养基制备两组合作,其余操作各组独立完成。

2. 实训设计

(1) 仪器的准备及洗涤

```
确定仪器的种类、数量、规格 ──→ 洗净,包扎,灭菌,备用
```

(2) 稀释液和培养基的制备

```
确定试药的规格、试验用量 ──→ 制备实验用液、稀释液、培养基 ──→ 分装、包扎、灭菌,备用
```

(3) 供试品的效价检定

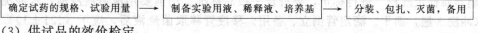

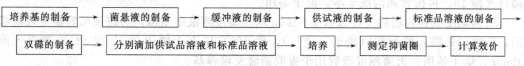

3. 实训安排

实训安排一览表

实训内容	实训内容安排
菌悬液的制备	实训教师完成
仪器的准备	仪器由实训教师准备,学生按单清点,清洗晾干后需灭菌的仪器按要求包扎,贴标签,灭菌
培养基的制备	可以与仪器准备同时进行,配好后按要求分装,包扎,做记号,灭菌
效价检定操作	学生制备双碟,滴加供试品、标准品
培养	35～37℃培养 14～16h
结果观察及判断	测量抑菌圈,进行可靠性检验,计算效价

四、实训过程

1. 仪器与用具

（1）**操作室**　一般为半无菌间，设紫外线灯消毒，光线明亮，室温控制在 20～25℃，防止抗生素的污染。操作台可用稳固的水泥台，台面要用玻璃板垫平，用水平仪校准成水平。

（2）**双碟、设备、仪器**

① 抗生素测定实验室　半无菌，装紫外线灯，有固定的效价测定台，台面要求水平、防震。超净工作台、恒温培养箱（隔水式为宜，隔板用带孔的玻璃板以便热空气流通）。恒温水浴箱、干燥箱、冰箱、高压蒸汽灭菌锅、水平仪。显微镜、酒精灯、接种棒等。

② 抑菌圈测量仪或游标卡尺　抑菌圈测量仪必须按抑菌圈测量仪检验规程检验合格；游标卡尺精度 0.05mm，长度 125mm。

③ 玻璃双碟　为硬质玻璃制品或塑料平皿，碟底直径约 90 mm，高 16～17 mm。碟底面应水平，厚薄均匀，无气泡，无凹凸现象。碟底要做平度检查，可将双碟放在水平台面上，下垫一张白纸，碟内加水 2～3ml，再滴加蓝墨水，蓝色深浅应一致。

用过的双碟要于 121℃灭菌 1h 后冷却，刮去培养基，用水冲洗后，用洗衣粉浸泡，再用水及蒸馏水冲洗干净、沥干，置 150～160℃干热灭菌 2h 或高压 121℃，蒸汽灭菌 30min，备用。

④ 陶瓦圆盖　应平，无凹凸现象。内径约 103mm，外径 108mm，表面平坦，吸水性强，并应定期清洗干燥。可用洗衣粉洗刷并清洗干净后于 150～160℃烘烤 2h，放于干燥处。

⑤ 不锈钢小管（牛津杯）　外径为（7.8±0.1）mm，内径为（6.0±0.1）mm，高为（10.0±0.1）mm，重量差异不超过±25 mg，钢管内外壁要求光洁，管壁厚薄要一致，两端面要平坦光洁。用过的钢管应在 1：1000 苯扎溴铵溶液中浸泡 2h 以上，再用小毛刷或粗纱布沾去污粉串擦内外壁，用水冲洗，淋干，用蒸馏水冲洗 2 次，加蒸馏水煮沸 30min 放入瓷蒸发皿内经 150～160℃，干热灭菌 2h，取出冷却备用。

⑥ 小钢管放置器　四孔和六孔的各 1 台。定期用 75％酒精棉擦拭，并用 75％酒精棉火焰烧小孔 2min。置钢管的玻璃管要定期干烤灭菌。

（3）**器皿**　包括滴定管（25ml）、移液管（1ml、2ml、5ml、10ml、25ml）、刻度吸管、容量瓶（25ml、50ml、100ml、250ml、500ml、1000ml）、烧杯（25ml）等，要按"玻璃器皿检定规程"进行标定，要符合一级品标准。用前要用清洁液浸泡，水冲洗，蒸馏水冲洗 3 遍，沥干。滴定管倒立、备用。移液管移取菌悬液后，应于（121±1）℃高压蒸汽灭菌 1h，再按常规清洗干净，淋干备用。

灭菌刻度吸管：用后立即放入 1：1000 苯扎溴铵溶液中消毒，再按玻璃容器常规洗涤后，在吸口处塞入脱脂棉（松动、透气），置 120℃以上干燥灭菌 2h 或 121℃蒸汽灭菌 30min，烘干备用。灭菌刻度吸管用于吸取菌液及培养基。

毛细滴管：由内径为 6mm 的玻璃管拉成，管面光滑，用前用清洁液浸泡、水冲洗、蒸馏水冲洗 3 遍，置 120℃干燥 3h，套上橡胶帽，备用。

（4）**试剂**　氯化钠、葡萄糖、酵母浸出粉、蛋白胨、硫酸镁、磷酸氢二钾、琼脂、蒸馏水、氢氧化钠、盐酸、乙醇、灭菌营养肉汤培养基、灭菌营养琼脂培养基、灭菌 pH 7.8 磷酸盐缓冲溶液。

检定用菌　短小芽孢杆菌［CMCC(B) 63202］菌悬液。

供试品　链霉素待检品，链霉素标准品。

2. 缓冲液、培养基的制备

（1）制备前的准备

① 无菌室开启紫外线灯至少 30min。

② 用水平仪校正测定操作平台水平。

③ 将已灭菌的生物检定用培养皿及吸管移至无菌室内。

④ 将生物检定用培养皿单个摆开。

⑤ 从冰箱中拿出菌液，回温至室温，旋转摇 15min。

⑥ 将生物检定用培养基（生测培养基）放在 100℃ 水浴中溶化。

⑦ 从溶化好的生测培养基中倒出 100ml 于另一消毒过的小锥形瓶内，于 48℃ 保存。

（2）缓冲液的制备　磷酸盐缓冲液（pH 7.8）：取磷酸氢二钾 5.59g 与磷酸二氢钾 0.41g，加水使成 1000ml，滤过，在 115℃ 灭菌 30min。

（3）培养基的制备　两组合作，分工制备，分装好后，平均分配，相互交换。

培养基 I

| 胨 | 5g | 磷酸氢二钾 | 3g | 水 | 1000ml |
| 牛肉浸出粉 | 3g | 琼脂 | 15～20g | | |

除琼脂外，混合上述成分，调节 pH 使最终的 pH 值略高 0.2～0.4，加入琼脂，加热溶化后滤过，调节 pH 值使灭菌后为 7.8～8.0，在 115℃ 灭菌 30min。

（4）短小芽孢杆菌悬液制备　取短小芽孢杆菌[CMCC(B) 63202]的营养琼脂斜面培养物，接种于盛有营养琼脂培养基的培养瓶中，在 35～37℃ 培养 7d，用革兰染色法涂片镜检，应有芽孢 85% 以上。用灭菌水将芽孢洗下，在 65℃ 加热 30min，备用。

3. 供试品的效价检定

（1）制备效价测定用菌液　取枯草芽孢杆菌（工作用菌种）普通琼脂斜面培养物，加灭菌水 1～2ml，将菌苔洗下，制成悬液。用灭菌吸管将此悬液接种至盛有普通琼脂培养基的扁培养瓶内，均匀摊布，在 35～37℃ 培养 7d。取菌苔少许，革兰染色镜检，应有芽孢 85% 以上。用灭菌水 5ml 将芽孢洗下，制成芽孢悬液，合并至已灭菌的大试管内，在 70～75℃ 水浴加热 30min，将菌体杀死，待冷后放冰箱储藏，为储备菌液（又称浓芽孢液）。

（2）配制标准品溶液、供试品溶液

① 准确称取链霉素标准品 30mg，溶解在一定量的灭菌蒸馏水中，然后用 pH 7.8 磷酸盐缓冲液分 2～3 步稀释，最终使成 S_2（高剂量）为 1.4U/ml、S_1（低剂量）为 0.7U/ml 两种链霉素溶液。

例如：已知链霉素标准品效价为 741U/mg，称取 30.50mg 置于 100ml 容量瓶，用灭菌蒸馏水稀释、定容，得到 226.005U/ml 的链霉素溶液。取此溶液 2.8ml 移入 25ml 容量瓶，用 pH 7.8 磷酸盐缓冲液定容，再用 1ml 移液管取 0.31ml 的 pH 7.8 磷酸盐缓冲液，加入 25ml 容量瓶内，使总体积为 25.31ml，从而得到 25.00U/ml 的链霉素标准品溶液。取此溶液 2.8ml（25.00U/ml），置于 50ml 容量瓶，用 pH 7.8 磷酸盐缓冲液定容，配制成浓度为 1.4U/ml 的链霉素标准品高剂量溶液（S_2）。同样取此溶液 2.8ml（25.00U/ml），置于 100ml 容量瓶，用 pH 7.8 磷酸盐缓冲液定容，配制成浓度为 0.7U/ml 的链霉素标准品低剂量溶液（S_1）。

② 按链霉素样品的标示效价或原料药的估计效价，称取或量取一定量，先用灭菌蒸馏水溶解或稀释，再用 pH 7.8 磷酸盐缓冲液分 2～3 步稀释，最终使成 T_2（高剂量）为 1.4U/ml、T_1（低剂量）为 0.7U/ml 的链霉素样品溶液。

例如：样品标示量为 5% 的链霉素眼药水，则 100ml 眼药水中含 0.5g 即 500mg 的链霉素，1mg 相当于 1000U，此链霉素眼药水的标示效价为 5mg/ml（5000U/ml）。量取链霉素眼药水 1ml 移入 100ml 容量瓶，用灭菌水定容，得到 100U/ml 链霉素溶液。取此溶液 3.5ml，移入 10ml 容量瓶，用 pH 7.8 磷酸盐缓冲液定容，得到 35U/ml 的溶液。取此溶液 2ml（35U/ml），置于 50ml 容量瓶中，用 pH 7.8 磷酸盐缓冲液定容，配制成浓度为 1.4U/ml 的链霉素样品高剂量溶液（T₂）。同样量取此溶液 2ml（35U/ml），置于 100ml 容量瓶，用 pH 7.8 磷酸盐缓冲液定容，配制成浓度为 0.7U/ml 的链霉素样品低剂量溶液（T₁）。

注意：每次吸取溶液前后，要用被量取液流洗吸管 2～3 次，吸取标准品溶液或样品溶液后用滤纸将容器外壁多余液体擦去，从起始刻度开始放溶液。

（3）配制效价测定用培养基 按《中国药典》规定进行配制和灭菌后使用。

（4）制备双层平板

① 倒底层培养基 用灭菌大口吸管（20ml）吸取预先在 100℃ 水浴中融化的测定用培养基 20ml，注入培养皿，凝固后更换干燥的陶瓦圆盖，于 35～37℃ 培养箱中保温。

② 倒含菌面层 取出储备菌液（浓芽孢液），按 1:20 稀释至灭菌大试管中，混匀。用灭菌吸管吸取菌悬液 0.2ml，加入已融化并保温 65℃ 水浴的 100ml 测定用培养基内，摇匀。用灭菌大口 10ml 吸管（或小量筒）吸（量）取菌层培养基 5ml，迅速均匀摊布在底层培养基上，置于水平台上，用陶瓦圆盖覆盖，放置 20～30min，备用。

③ 放置小钢管（牛津杯） 预先在玻璃板（或硬纸片）上用颜色笔标记好 4 个牛津杯的位置，圆圈大小与平皿相同，作为放牛津杯的位置，然后将含菌平皿放在有标记位置的地方，用灭菌镊子将灭菌牛津杯放置在相应标记位置的琼脂平板上，也可采用牛津杯放置器放置牛津杯，然后盖上陶瓦圆盖。双碟静置 5～10min，使牛津杯在琼脂内稍下沉稳定后，再开始滴加抗生素溶液。

④ 按顺序滴加标准品溶液、供试品溶液 每一培养皿中对角的 2 个牛津杯管中分别按 S₂、T₂、S₁、T₁ 顺序滴加相应的高剂量、低剂量的标准品溶液和供试品溶液。

注意：滴加链霉素溶液的毛细滴管在滴加之前必须用滴加液流洗 2～3 次，滴加溶液至牛津杯口平满，滴加溶液间隔不可过长。按 S₂、T₂、S₁、T₁ 顺序滴加。每种溶液必须各用 1 支毛细滴管。

（5）恒温培养 滴加完毕，用陶瓦圆盖覆盖，水平移入培养箱中间位置，于 35～37℃ 培养 14～16h。

（6）测量抑菌圈及记录 培养 14～16h 后，取出双碟，打开陶瓦圆盖，将牛津杯取出，放入消毒液中，换以玻璃盖。检查抑菌圈是否圆整，若破圈或抑菌圈不圆整，应弃之。用游标卡尺测量出每一抑菌圈的直径。测量时，眼睛视线应与读数刻度垂直，游标卡尺的尖端应与抑菌圈直径的切点垂直，然后测量并读数。数值保留至小数点后两位，记录于表中。亦可用 Z-82A 型或 ZX-300A 型抑菌圈面积测量仪测量。

（7）进行可靠性测验与效价计算。

4. 检验记录与报告

试验记录应包括抗生素的品种、剂型、规格、标示量、生产厂、批号、检验目的、检验依据、检验日期、温度、湿度，标准品与供试品的称量、稀释步骤与核对人，抑菌圈测量结果。当用游标卡尺测量抑菌圈时，应将测试数据以框图方式按双碟数记录清楚，当用抑菌圈测量仪测量时，要将电脑打印测试、计算、统计分析的打印纸贴附于记录上（表 3-1-4）。

表 3-1-4　链霉素抑菌圈直径记录表

品名		包装规格			
出厂批号		生产批次(检号)			
来源		取样日期	年	月	日
依据		报告日期	年	月	日
培养基批号		培养时间	培养温度	估计效价	
低层加量		上层加量　　菌　号　　菌液量			
称量	标准品	稀释步骤			
	供试品				
抑菌圈直径/mm	双碟号	d_{S_2}　　d_{S_1}　　d_{T_1}　　d_{T_2}			
	1				
	2				
	3				
	4	$S_2=$　　$S_1=$　　$T_2=$　　$T_1=$			
	5				
	6				
计算					
判定					
复核人		检验人			

学 习 小 结

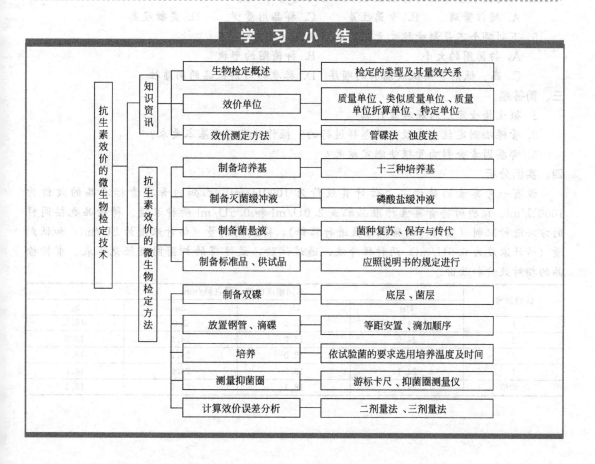

综合测试

一、填空题

1. 生物检定法以 _____ 为基础，以 _____ 为工具，测定供试品的效价。

2. 药品抗生素效价的微生物测定方法有 _____ 、 _____ 等方法。

3. 表示抗生素效价和单位的方法有 _____ 、 _____ 、 _____ 、 _____ 。

4. 生物检定法是利用药物对生物体 _____ 、 _____ 、 _____ 等的作用以测定其效价。

5. 生物反应基本上可分为以下两种类型，即 _____ 、 _____ 。

二、选择题

1. 抗生素的微生物检定法中制备双碟时菌层培养基的加入量为（   ）ml。
   A. 20   B. 5   C. 10   D. 15

2. 在生物检定法中，R 代表（   ）。
   A. 等反应剂量比   B. 对数等反应剂量比
   C. 效价   D. 标准品

3. 抗生素的微生物检定法中制备双碟时底层培养基的加入量为（   ）ml。
   A. 20   B. 5   C. 10   D. 15

4. 下列关于管碟法的特点叙述不正确的是（   ）。
   A. 操作繁琐   B. 专属性差   C. 样品用量少   D. 灵敏度高

5. 下列哪个不是影响抗生素测定的因素（   ）。
   A. 抑菌圈的大小   B. 抑菌圈的形状
   C. 高、低剂量供试液滴加的顺序 D. 标准品与供试品的同质性

三、简答题

1. 微生物检定法的原理是什么？
2. 管碟法测定抗生素效价是怎样进行的？操作时有哪些基本要求？
3. 哪些因素会影响管碟法测定结果？

四、实例分析

设有一青霉素的待检品，估计其效价为 1000U/ml，已知的青霉素标准品的效价为 1000U/ml。试验时将青霉素标准品配成 2.0U/ml 和 0.5U/ml 两种浓度。待检品也按同样的方法进行配制（按同样的稀释倍数进行稀释），得到高剂量（估计浓度为 2U/ml）和低剂量（估计浓度为 0.5U/ml）两种稀释液。通过试验，最终得的抑菌圈直径见下表。求待检品的相对效价和效价。

试验皿号	不同浓度的抑菌圈直径/mm			
	U_H	U_L	S_H	S_L
1	24.0	18.5	2.0	18.5
2	24.0	18.0	24.5	18.0
3	24.5	18.0	24.5	18.0
4	24.1	18.0	24.0	18.0
平均值	24.1	18.1	24.0	18.1

项目二

肝素的生物检定

■ **项目描述：**

肝素的生物检定是依据其药效作用，采用实验动物组织法来测定其生物学活性的。在本项目里学生需要掌握实验动物兔的抓取固定及采血方法，正确处理血浆，合理设置肝素高、中、低浓度，正确判断实验结果。

■ **能力目标：**

学生需要掌握实验动物兔的抓取固定及采血方法，标准品溶液的配制，正确处理血浆，合理设置肝素高、中、低浓度，正确判断实验结果。

■ **知识目标：**

肝素的生物学功能、主要药理作用及临床应用。

■ **职业素养：**

培养吃苦耐劳的职业精神，认真的学习态度和团队合作精神。

■ **教学资源：**

教材、参考资料、PPT、视频、工作单、考核单、评价单、评价表、实验室、网络资源、图片、题库、教学情境设计方案与实施方案。

■ **考核与评价**

　　考核方式：

　　包括过程考核与结果考核；以过程考核为主。学生自评（10%）、教师对小组评价（30%）、教师对学生评价（60%）、组间互评（加试）。

　　考核方法：

　　包括笔试、口试、操作、答辩等。

　　评价内容：

　　1. 基本知识及技能水平评价；

　　2. 方案设计能力评价；

　　3. 任务完成情况评价；

　　4. 团队合作情况评价；

　　5. 过程评价。

学生工作任务单

项目二:肝素的生物检定

工作任务描述:

　　根据教师提供的参考书、教学课件、音像资料、自己查阅的参考资料,学生能够在教师指导下完成肝素的生物检定任务,并在此过程中获得相关知识,掌握生物检定的技能

具体工作任务:

1. 获得相关资料与信息
　(1)了解肝素的来源
　(2)了解肝素的药理作用
　(3)掌握实验动物家兔的固定及采血方法
　(4)掌握血浆的制备方法
　(5)掌握标准品储备液与稀释液的配制方法
　(6)合理设置高、中、低浓度比值
2. 制订检查计划
　(1)根据任务需要,选择合适的肝素生物学检定方法
　(2)选择实验动物,采取新鲜血液或血浆
　(3)配制标准品储备液,合理设置高、中、低浓度比,并稀释储备液
　(4)肝素抗凝血效果检查
3. 提交产品、工作记录、小组互评单、个人考核单、工作总结,材料归档、整理
4. 讨论、反思产品的无菌检查过程,通过学生自查和教师指导找出肝素生物学活性检查过程中的不足之处

教学情境一　知识资讯

一、肝素的结构与来源

　　肝素（heparin）是含 N-硫酸和艾杜糖醛酸较多的一种糖胺聚糖,是由 D-β-葡糖醛酸（或 L-α-艾杜糖醛酸）和 N-乙酰氨基葡糖形成重复二糖单位组成的多糖。

　　肝素是一种抗凝剂,是由两种多糖交替连接而成的多聚体,在体内外都有抗凝血作用。临床上主要用于血栓栓塞性疾病、心肌梗死、心血管手术、心脏导管检查、体外循环、血液透析等。随着药理学及临床医学的进展,肝素的应用不断扩大。

　　肝素首先从肝脏发现而得名,它也存在于肺、血管壁、肠黏膜等组织中,是动物体内一种天然抗凝血物质。肺、心、肝、肌肉等组织中含量丰富,生理情况下血浆中含量甚微。主要是由肥大细胞和嗜碱粒细胞产生,现在主要从牛肺或猪小肠黏膜提取。

　　肝素制剂相对分子质量在 1200～40000,抗血栓与抗凝血活性与分子量大小有关。肝素具有强酸性,并带高度负电荷。

二、肝素的药理作用

　　抗凝血:增强抗凝血酶Ⅲ与凝血酶的亲和力,加速凝血酶的失活;抑制血小板的黏附聚集;增强蛋白 C 的活性,刺激血管内皮细胞释放抗凝物质和纤溶物质。

抑制血小板，增强血管壁的通透性，并可调控血管新生。

具有调血脂作用。

可作用于补体系统的多个环节，以抑制系统过度激活。

肝素还具有抗炎、抗过敏作用。

三、肝素的临床应用

肝素是需要迅速达到抗凝作用的首选药物，可用于外科预防血栓形成以及妊娠者的抗凝治疗，对于急性心肌梗死患者，可用肝素预防患者发生静脉栓塞病，并可预防大块的前壁透壁性心肌梗死患者发生动脉栓塞等。肝素的另一重要临床应用是在心脏、手术和肾脏透析时维持血液体外循环畅通。肝素还用于治疗各种原因引起的弥散性血管内凝血（DIC），也用于治疗肾小球肾炎、肾病综合征、类风湿关节炎等。

肝素的特效解毒剂为鱼精蛋白。

>>>> **知识链接** >>

低分子量肝素

低分子量肝素的活性/抗凝血活性的比值为 1.5～4.0，而普通的肝素为 1，保持了肝素的抗血栓作用而降低了出血的危险。具有半衰期长、生物利用度高等优点，正广泛应用于血栓栓塞性疾病的预防及治疗，其有效性和安全性均优于普通肝素，量效关系明确，可用固定剂量无需实验室监测调整剂量，应用方便。

>>>

教学情境二 肝素生物活性检测

肝素的生物活性检测方法系比较肝素标准品（S）与供试品（T）延长新鲜兔血或兔、猪血浆凝结时间的作用，以测定供试品的效价。

一、标准品溶液的配制

精密称取肝素标准品适量，按标示效价加灭菌注射用水溶解使成每 1ml 中含 100U 的溶液，分装于适宜的容器内，4～8℃贮存，如无沉淀析出，可在 3 个月内使用。

二、标准品稀释液的配制

试验当日，精密量取标准品溶液，按高、中、低剂量组（d_{S_3}、d_{S_2}、d_{S_1}）用 0.9%氯化钠溶液配成 3 种浓度的稀释液，相邻两浓度的比值（r）应相等；调节剂量使低剂量组各管的平均凝结时间较不加肝素对照管组明显延长。高剂量组各管的平均凝结时间，用新鲜兔血者，以不超过 60min 为宜，其稀释液一般可配成每 1ml 中含肝素 2～5U，r 为 1∶0.7 左右；用血浆者，以不超过 30min 为宜，其稀释液一般可配成每 1ml 中含肝素 0.5～1.5U，r 为 1∶0.85左右。

三、供试品溶液与稀释液的配制

按供试品的标示量或估计效价（A_T），照标准品溶液与稀释液的配制法配成高、中、低

（d_{T_3}、d_{T_2}、d_{T_1}）3 种浓度的稀释液。相邻两浓度之比值（r）应与标准品相等，供试品与标准品各剂量组的凝结时间应相近。

供试品如为粉末，可按标准品溶液的配制方法配制与稀释。供试品若为溶液，可按标示效价或估计效价于临使用时直接用生理氯化钠溶液稀释成适当浓度。

四、血浆的制备

1. 实验动物的选择

为了检定生物药物的活性，常采用整体实验动物法，或取局部组织器官进行检定。肝素的生物活性检测可采用兔或猪新鲜血液。实验用兔一般要求健康，雌雄均可，雌者应无孕，体重 2.5kg 以上。

2. 兔的固定

兔的正确抓取方式为左手抓住兔的双耳，右手托住兔的双臀（图 3-2-1），应避免仅抓其背部皮肤或双耳造成瘀血与惊吓。兔的固定一般采取固定箱法或兔台固定。在颈部以 1% 普鲁卡因局部麻醉后，切开皮肤，分离出一侧颈动脉，结扎远心端，向心端夹以动脉夹，切口后以 8 号针头连接 20ml 注射器抽取全血约 20ml。

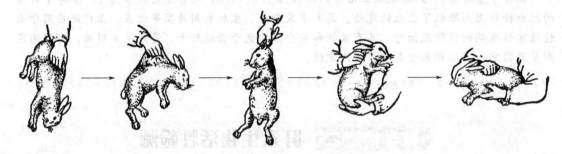

图 3-2-1　兔的正确抓取方式

3. 血浆的采集

迅速收集兔或猪血置预先放有 8% 枸橼酸钠溶液的容器中，枸橼酸钠溶液与血液容积之比为 1∶19，边收集边轻轻振摇，混匀，迅速离心约 20min（离心力不超过 $1500 \times g$ 为宜，g 为重力常数）。立即吸出血浆，分成若干份分装于适宜容器内，低温冻结贮存。临用时置（37.0 ± 0.5）℃水浴中融化，用两层纱布或快速滤纸过滤，使用过程中在 4～8℃放置。

五、测定法

1. 新鲜兔血法

取管径均匀（0.8cm×3.8cm 或 1.0cm×7.5cm）、清洁干燥的小试管若干支，每管加入一种浓度的标准品或供试品稀释液 0.1ml，每种浓度不得少于 3 管，各浓度的试管支数相等。取刚抽出的兔血适量，分别注入小试管内，每管 0.9ml，立即混匀，避免产生气泡，并开始计算时间。将小试管置（37.0 ± 0.5）℃恒温水浴中，从动物采血时起至小试管放入恒温水浴的时间不得超过 3min，注意观察并记录各管的凝结时间。

2. 血浆法

取上述规格的小试管若干支，分别加入血浆一定量，置（37.0 ± 0.5）℃恒温水浴中预热

5～10min 后，依次每管加入一种浓度的标准品或供试品稀释液及 1%氯化钙溶液，每种浓度不得少于 3 管，各浓度的试管支数相等，血浆、肝素稀释液和氯化钙溶液的加入量分别为 0.5ml、0.4ml 和 0.1ml（或 0.8ml、0.1ml 和 0.1ml），加入氯化钙溶液后，立即混匀，避免产生气泡，并开始计算时间，注意观察并记录各管凝结时间。将各管凝结时间换算成对数，照生物检定统计法（见项目五）中的量反应平行线测定法计算效价及实验误差。

新鲜兔血测定法的可信限率（FL%）不得大于 10%。血浆测定法的可信限率（FL%）不得大于 5%。

知识拓展

血浆是由 91%～93%水分、6%～7%血浆蛋白、0.9%无机盐和少量非蛋白有机物组成。血浆的功能主要包括运输功能、维持内环境相对稳定、参与凝血-纤溶等生理性止血、参与体液调节和防卫功能。血浆是由加抗凝剂的血液离心除去血细胞后所得的上清，而血清则是血液不加抗凝剂自然凝固后所析出的淡黄色透明液体，与血浆相比不含有参与凝血的纤维蛋白原和凝血因子。

教学情境三 教学实施设计

一、工作任务设置

（1）根据项目或工作单中要求实现的各项任务、肝素检定标准等具体情况，进行肝素检定方案、技术指标的调研。

（2）根据资讯阶段所获取的信息进行分析、讨论，并对任务如何实施作出决策。提出设计思路和初步肝素检定方案，阐述建立此方案的理由。

（3）根据设计方案并结合实际情况制订出肝素检定的工作计划以及检查与评价标准。

（4）根据计划完成肝素检定工作。

（5）根据工作计划检查肝素检定的全过程，并逐项填写检查情况，最后将相关的技术资料归档。

（6）学生和教师分别评价工作过程的优劣和工作结果的优劣，提出存在的问题与改进意见，学生对教学过程进行评价并给出评价意见和建议。

二、项目学习过程设计（六步法）

资讯 —→ 计划 —→ 决策 —→ 实施 —→ 检查 —→ 评估

具体设计参见附录。

技能考核标准

肝素的生物活性检定技术考核标准
小组名称＿＿＿＿＿＿＿＿＿＿ 序号＿＿＿＿＿＿＿＿＿＿
参考资料名称＿＿＿＿＿＿＿＿＿＿
实施日期＿＿＿＿＿＿＿＿＿＿ 肝素的生物活性检定过程记录共＿＿＿＿＿＿＿＿＿＿ 页

续表

肝素的生物活性检定技术考核标准

评价项目		评价内容	分值	教师评价	学生评价	得分	总分
过程评价	工作态度	到岗情况	2%	1%	1%		
		认真负责	3%	2%	1%		
		与人沟通	2%	1%	1%		
		团队协作	3%	2%	1%		
	工作方法	学习能力	3%	1%	2%		
		计划能力	3%	2%	1%		
		解决问题能力	4%	3%	1%		
	劳动保护	是否有劳动保护意识	5%	4%	1%		
		肝素的生物活性检定过程中是否注意安全问题	5%	4%	1%		
	实践操作	产品抽样是否合理	5%	4%	1%		
		兔采血过程及血浆质量	5%	4%	1%		
		试剂移取操作规范、准确	10%	8%	2%		
		肝素生物活性检定结果判定正确	10%	8%	2%		
总结性评价	肝素生物活性检定结果分析	肝素生物活性检定效果	10%	8%	2%		
		分析肝素生物活性检定结果的可信度	10%	8%	2%		
	肝素生物活性检定技术报告	填写是否正确、规范	20%	16%	4%		

实训十一　肝素的生物活性检定

一、实训目标

（1）学生能够阐述肝素生物活性检定的原理。

（2）学生能够独立完成新鲜兔血法检定肝素生物活性的操作过程。

二、实训原理

　　肝素是一种抗凝剂，是由两种多糖交替连接而成的多聚体，在体内外都有抗凝血作用。临床上主要用于血栓栓塞性疾病、心肌梗死、心血管手术、心脏导管检查、体外循环、血液透析等。随着药理学及临床医学的进展，肝素的应用不断扩大。其活性的检定采用新鲜兔血法或血浆法。

三、实训资料

　　实验动物：家兔，健康无伤，体重 2.5kg 以上（雌雄均可），1～3 只/组。
　　肝素标准品。

四、实训过程

1. 取血前准备

（1）准备小试管，做好标记　取管径均匀的小试管若干个，置试管架上，分别标明 S、T 各剂量管号及空白对照管，各 1～3 管。

（2）加入标准品或供试品稀释液　每管加入一种浓度的标准品或供试品稀释液 0.1ml，每种浓度不得少于 3 管，各浓度的试管支数相等。两个空白对照管各加入 0.1ml 0.9％氯化钠溶液。

2. 取血及新鲜兔血法检定

将家兔仰卧固定在手术台上，剪去颈部的毛，或用 0.9％氯化钠溶液润湿的棉花或纱布，将毛向两侧分开，皮下注入 1％普鲁卡因 2ml，10～20min 后，用手术刀（或手术剪）沿颈部正中线切开皮肤，用止血钳及直镊小心分离开肌肉、神经和血管，暴露颈动脉一段（约 3cm 长），两端分别用动脉夹夹住，中间刺一小孔。用尖端磨钝的 12 号针头插入颈动脉小孔内，用棉线打活结固定，接注射器，打开近心端动脉夹，血流入注射器内，血流至需要量后，迅速用动脉夹夹住，将抽出的兔血分别注入小试管内，每管 0.9ml，立即混匀，避免产生气泡，并开始计算时间。将小试管放在（37.0±0.5）℃恒温水浴中，从动物采血时起至小试管放入恒温水浴的时间不得超过 3min，注意观察血液凝结情况。

3. 血浆制备及血浆法检定

具体内容参见"教学情境二　肝素生物活性检测技术"的相关内容，在此不再赘述。

4. 终点观察

常用终点观察方法有两种。

（1）倒转法　小试管规格为 1.0cm×7.5cm 时采用此法。将小试管拿起，轻弹管壁，液面颤动厉害时，可隔 3min 观察一次，当轻弹管壁，液面不太颤动时，可隔 1min 观察一次，当液面接近凝固，轻弹管壁，液面停止颤动时，将试管轻轻倒立，液面不往下流为终点。

（2）压板法或测凝棒法　小试管规格 0.8cm×3.8cm 时采用此法。以测凝棒不能再插入液面为终点。

5. 结果处理

（1）结果计算

① 将各管的凝固时间换算成对数为反应值（y），按生物检定统计法表（表 3-2-1）的格式整理。

② 按量反应平行线测定法随机或随机区组设计处理结果，进行可靠性测验，实验结果成立者，计算 M、R、P_T、S_M、FL、FL％。

（2）结果判断

① 肝素法的可靠性测验应为剂间差异、回归变异非常显著，偏离平行、二次曲线和反向二次曲线不显著，否则实验结果不成立。

② 可靠性测验通过，实验结果成立，若供试品变异显著时，可根据 S 和 T 各剂量组的反应情况调整剂量，以减少误差。

③ 新鲜兔血法检定的可信限率（FL％）不得大于 10％。血浆法检定的可信限率（FL％）不得大于 5％。

表 3-2-1 肝素生物检定法

剂量/(U/管)	d_{S_1}		d_{S_2}		d_{S_3}		d_{T_1}		d_{T_2}		d_{T_3}		$\sum y_{(m)}$
	t	y	t	y	t	y	t	y	t	y	t	y	
测量结果 1													
2													
3													
$\sum y_{(k)}$	S_1		S_2		S_3		T_1		T_2		T_3		

五、思考题

1. 简述量反应平行线测定法的基本步骤。
2. 简述肝素的生物活性检定的两种方法。
3. 简述肝素的生物活性检定时终点观察的两种方法。

学 习 小 结

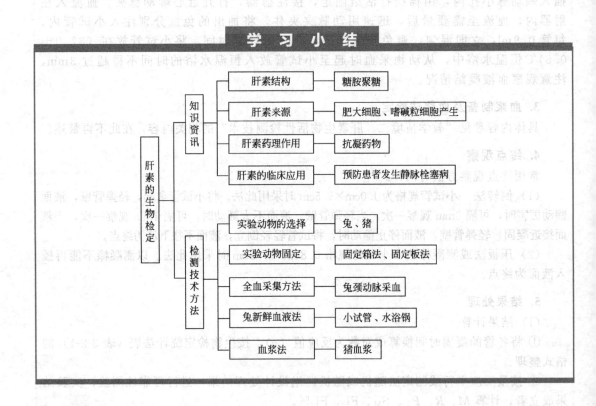

综合测试

一、填空题

1. 肝素化学结构上是由＿＿＿＿＿＿＿＿＿＿、＿＿＿＿＿＿＿＿＿＿形成重复二糖单位组成的多糖。

2. 肝素的有效解毒剂是＿＿＿＿＿＿＿＿＿＿＿＿＿＿＿＿＿＿＿＿＿＿＿＿。

3. 肝素的生物检定法包括：＿＿＿＿＿＿＿＿＿＿＿、＿＿＿＿＿＿＿＿＿＿。

4. 肝素的主要药理学作用是＿＿＿＿＿＿＿＿＿＿＿＿＿＿＿＿＿＿＿＿＿。

5. 肝素标准溶液的配制用 _____溶液。

二、选择题

1. 肝素是一种抗凝剂，其发挥抗凝血作用的场所是（　　）。

　　A. 体内　　　　　B. 体外　　　　　C. 血管内　　　　D. 体内和体外

2. 肝素标准品溶液在 4～8℃ 贮存，如无沉淀析出，可在（　　）个月内使用。

　　A. 1　　　　　　B. 2　　　　　　　C. 3　　　　　　　D. 6

3. 收集兔或猪血置预先放有 8% 枸橼酸钠溶液的容器中，轻轻振摇，混匀，迅速离心约（　　）min，离心力不超过（　　）×g 为宜。

　　A. 20、1500　　B. 30、1500　　C. 20、3000　　D. 20、10000

4. 肝素生物活性检定时高剂量组各管的平均凝结时间，用新鲜兔血者，以不超过 60min 为宜，其稀释液一般可配成每 1ml 中含肝素 2～5U，r 为（　　）左右。

　　A. 1:0.7　　　B. 1:0.85　　　C. 2:2　　　　D. 0.45

5. 肝素生物学活性检定时按高、中、低剂量组（d_{S_3}、d_{S_2}、d_{S_1}）配成 3 种浓度的稀释液，相邻两浓度的比值（r）应（　　）。

　　A. 不等　　　　　B. 相等　　　　C. 等差　　　　D. 等比例

三、简答题

1. 简述肝素的药理作用。

2. 简述兔的抓取固定方法。

3. 简述新鲜兔血法测定肝素生物学活性的过程。

项目三

胰岛素的生物检定

■ 项目描述：

　　胰岛素的主要药理作用是降低血糖，在人体代谢方面是一个很重要的激素。大剂量注入可引起惊厥、休克甚至死亡。

　　胰岛素一直采用生物检定法测定效价（活性），均以其降低血糖或由此而产生的惊厥作用为反应指标。USP（ⅩⅫ）、JP（Ⅺ）均采用兔血糖法，BP（1988）规定可用家兔或小鼠血糖降低法或小鼠惊厥法。《中国药典》（1963 年版、1977 年版、1985 年版）均采用小鼠惊厥法，此法为质反应。《中国药典》自 1990 年版后改为小鼠血糖法，并沿用至今。实验设计采用量反应平行线测定双交叉设计。

　　本学习项目胰岛素的生物检定技术主要运用六步教学法，学生自主完成资讯内容，学习并能自主完成仪器、试剂、实验动物的准备，供试品、标准品溶液及稀释液的配制；实验结果的处理，掌握胰岛素的生物检定方法，然后在教师的指导下能够完成生物检定法测定胰岛素效价工作；在实践中学会生物检定法测定胰岛素效价（活性）技术。

■ 能力目标：

　　1. 掌握生物检定法测定胰岛素效价（活性）的方法；
　　2. 熟悉标准品、供试品溶液与稀释液的制备方法；
　　3. 学会实验动物的选用；
　　4. 学会胰岛素生物检定实验结果计算。

■ 知识目标：

　　1. 胰岛素生物检定技术；
　　2. 胰岛素生物检定法常用的仪器、设备及药品；
　　3. 掌握胰岛素生物检定实验结果判断方法。

■ 职业素养：

　　培养良好的药品生物检定的职业道德观念，实事求是的工作态度和团队合作精神。

■ 教学资源：

　　教材、参考资料、PPT、视频、工作单、考核单、评价单、评价表、实验室、网络资源、图片、题库、教学情境设计方案与实施方案。

■ 考核与评价

考核方式：

　　包括过程考核与结果考核；以过程考核为主。学生自评（10%）、教师对小组评价（30%）、教师对学生评价（60%）、组间互评（加试）。

考核方法：

包括笔试、口试、操作、答辩等。

评价内容：

1. 基本知识及技能水平评价；
2. 方案设计能力评价；
3. 任务完成情况评价；
4. 团队合作情况评价；
5. 过程评价。

学生工作任务单

项目三：胰岛素的生物检定
工作任务描述： 　　根据胰岛素的生物检定需要，通过教师提供的参考书、教学课件、音像资料、自己查阅的参考资料，学生能够在教师指导下完成具体产品的胰岛素生物检定任务，并在胰岛素的生物检定过程中获得胰岛素的生物检定技术方面的知识，掌握生物检定法测定胰岛素效价（活性）的技术技能
具体工作任务： 　1. 获得相关资料与信息 　　(1)了解胰岛素生物检定的意义 　　(2)掌握胰岛素生物检定方法的准备工作 　　(3)熟悉胰岛素生物检定常用试剂的种类及配制方法 　　(4)熟悉胰岛素生物检定的常用设备及使用方法 　　(5)掌握胰岛素生物检定的测试方法 　　(6)掌握胰岛素生物检定的技术技能 　2. 制订检查计划 　　(1)根据任务需要，确定胰岛素的生物检定方法所需实验材料的准备工作 　　(2)常用试剂制备 　　(3)胰岛素的生物检定操作 　3. 提交产品、工作记录、小组互评单、个人考核单、工作总结、材料归档、整理 　4. 讨论、反思胰岛素的生物检定过程，通过学生自查和教师指导找出胰岛素的生物检定过程中的不足之处

教学情境一　胰岛素生物效价的检定

一、胰岛素的生物检定的基本知识

　　胰岛素是一种小分子蛋白质，是从哺乳动物胰腺的胰岛 B 细胞中提取的一种多肽类激素。1921 年首次从牛胰岛中分离出胰岛素，并于 1922 年用于临床治疗糖尿病。我国 1965 年首次成功合成牛胰岛素结晶。药用品胰岛素一般由以下几种方法制得：一是从猪、牛等哺乳动物胰岛中提取；二是由基因工程 DNA 重组技术生产，宿主细胞为大肠埃希菌，其临床运用比例正逐渐增加；三是由半合成法合成。

　　胰岛素相对分子质量约为 6000，含酸性氨基酸较多，易溶于 80% 的乙醇或酸性水溶液中，在 pH 2.5 的酸性溶液中比较稳定，不溶于乙醚、丙酮等有机溶剂及 pH 4.5～7.0 的溶液中，遇强碱强酸及蛋白酶即被破坏。等电点 pH 为 5.3～5.35。

　　药用品胰岛素在体液偏碱性的条件下，易被吸收，若与碱性蛋白（精蛋白或球蛋白）结合后，等电点与体液的 pH 相近，在皮下注射部位形成沉淀，使作用的时间延长，成为中效、长效制剂。

>>>> 知识链接 >>

《中国药典》（2010 年版）规定：胰岛素的生物检定法为小鼠血糖法，即比较胰岛素标准品（S）和供试品（T）引起小鼠血糖下降的作用，来测定供试品的效价。此法为量反应。

>>

二、胰岛素生物效价的检定方法

1. 实验材料及用具

（1）仪器设备　紫外分光光度计、标准品或供试品称量用天平（精度 0.01mg 或 0.1mg）、试剂称量用天平（精度 0.1mg 或 1mg）、小鼠称重用天平（精度 0.1g）、离心机、恒温水浴箱（37～100)℃±0.5℃、pH 计。

（2）用具　微量取样器、定量加样器、注射器（1ml 以下，精度 0.01ml）、容量瓶、吸管、移液管、小试管、小烧杯、量筒、凝集盘、眼科手术刀、脱脂棉、滤纸、安瓿。

（3）试剂　枸橼酸、枸橼酸三钠、氯化钠、无水葡萄糖、过氧化物酶（POD RZ＞3）、葡萄糖氧化酶（GOD）、二甲基苯胺、4-氨基安替吡啉（4-AA）、三氯乙酸、草酸钾、盐酸。

2. 实验动物

健康无伤、体重 20～26g，同一来源、同一性别、出生日期相近的小鼠 40 只，每次实验各鼠间体重相差不超过 3g，实验前按体重分盒放置。

3. 溶液配制

（1）0.1mol/L 枸橼酸缓冲液（pH 6.6）　精密称取枸橼酸 0.7350g，枸橼酸三钠 13.620g，加水至 500ml，混匀。pH 范围应在 5.4～7.0。

（2）葡萄糖氧化酶试剂

① POD 溶液　精密称取 POD 适量，用水溶解使成 3mg/ml 的溶液，置 4～8℃保存备用。

② 取 3mg/ml POD 溶液 0.2ml、GOD 120U、4-AA 10mg、二甲基苯胺 0.05ml 混合，加枸橼酸缓冲液至 200ml，置 4～8℃保存备用，如显淡红色即不宜使用。

或用血糖测定试剂盒。

（3）5％三氯乙酸溶液　称取三氯乙酸 5g，加水至 100ml。

（4）1％草酸钾溶液　称取草酸钾 1g，加水至 100ml。

（5）pH 2.5 生理盐水　称取氯化钠 4.5g，加水近 500ml，加苯酚 1g，用 3mol/L 盐酸调节 pH 至 2.5 后，补足水至 500ml（或不加苯酚）。

（6）葡萄糖标准溶液

① 精密称取无水葡萄糖 200mg，加煮沸放冷的水至 20ml 得 10mg/ml 溶液。

② 分别精密量取 10mg/ml 溶液 1.5ml、1.0ml、0.5ml、0.25ml 置 50ml 容量瓶中，加水至刻度，混匀得 30mg/100ml、20mg/100ml、10mg/100ml、5mg/100ml 的溶液。

上述葡萄糖标准溶液置 4～8℃保存备用，如出现混浊长菌时，不得使用。

（7）标准品溶液与稀释液

① 标准品溶液　取胰岛素标准品，放置至室温。割开标准品小管（注意勿使玻屑掉入），精密称量置小烧杯中。将称得的质量（mg），乘以标示单位数，得总单位数。精密加入 pH 2.5 生理盐水（含苯酚）配成 20U/ml 的溶液。置 4～8℃保存备用，可使用 5d。

② 标准品稀释液　实验当日取标准品溶液放置至室温。割开安瓿，精密量取 1.0ml 加 pH 2.5 生理盐水 19.0ml，使成 1.0U/ml 溶液。根据动物品系、来源、季节按《中国药典》胰岛素生物检定法的要求，取 1.0U/ml 溶液适量加 pH 2.5 生理盐水溶液（不含苯酚）配成高低两个浓度的溶液（d_{S_1}、d_{S_2}），高、低剂量比值（r）不得大于 1∶0.5，高浓度稀释液一般可配成 0.06～0.12U/ml。调节剂量使低剂量能引起血糖明显下降，高剂量不致引起血糖过度降低，高、低剂量间引起的血糖下降有明显差别。

（8）供试品溶液与稀释液　按胰岛素供试品的标示量或估计效价（A_T），照标准品溶液与其稀释液的配制法配制成高、低两种浓度的溶液，其比值（r）应与标准品相等，供试品和标准品高、低剂量所致的反应平均值应相近。

4. 检定法

（1）准备工作　准备 4 个实验用鼠盒，分别标明组别。当日将小鼠按体重随机分配于各剂量组盒中，每组 10 只，编号，供饲料及饮水（自来水）。取凝集盘每孔中加入相同量的 1% 草酸钾 2～3 滴，使其自然干燥备用（取血操作熟练者可不加草酸钾）。实验前取小试管 40 支，编号，每支加入 5% 三氯乙酸 0.36ml，另一套 40 支，编号备用。

（2）第一次实验

① 给药　第一次给药，按 d_{S_1}、d_{S_2}、d_{T_1}、d_{T_2} 组顺序（表 3-3-1）给小鼠颈部皮下注射标准品或供试品溶液 0.2～0.3ml/只，计时，每只动物给药间隔一定时间，自给药开始换盒、禁食、供水。

② 取血样　给药后 40min，按给药顺序依次用眼科手术刀（或其他方法）刺破小鼠眼静脉丛，使血液自然滴于凝集盘中。用微量取样器精密量取血液 0.06ml，按编号加入预先盛有 5% 三氯乙酸的小试管中摇匀。取血后的动物迅速用脱脂棉轻压伤口止血。每组动物采血后恢复供给饲料和饮水。

（3）测血糖值

① 将小试管放入离心机管架中，2500r/min 离心 15min 后取出。

② 精密量取离心后的上清液 0.20ml，放入相应编号的另一套小试管中。

③ 另取小试管 5 支，编号，分别加入葡萄糖标准系列溶液 0、5mg/ml、10mg/ml、20mg/ml、30mg/100ml，各管 0.20ml。

④ 将各管分别准确加入葡萄糖氧化酶试剂 2.0ml，混匀。

⑤ 小管同时放入（37.0±0.5）℃ 恒温水浴，保温 30min 取出，放置至室温。

⑥ 按分光光度法，于 550nm 波长处测定各管的吸收度。

（4）交叉实验　在第一次给药后间隔至少 3h 进行。交叉实验除给药顺序不同外（表 3-3-1），操作与第一次实验相同。

表 3-3-1　给药顺序表

	第一组	第二组	第三组	第四组
第一次	d_{S_1}	d_{S_2}	d_{T_1}	d_{T_2}
第二次	d_{T_2}	d_{T_1}	d_{S_2}	d_{S_1}

除给药顺序外，以下操作同第一次实验。

（5）实验结果计算

① 血糖值计算

a. 由葡萄糖标准曲线各浓度所测吸收度计算回归方程 $y = A + Bx$ 中的 A、B 值。

b. 通过回归方程式由各管吸收度计算血样相当的血糖值，以每 100ml 血中所含葡萄糖的质量（mg）表示。

c. 各管血糖值乘校正值（按本法取血 0.06ml，加入 0.36ml 5％三氯乙酸中，稀释 7 倍，即校正值为 7）即为各小鼠的血糖值。或将葡萄糖标准溶液与被测血样同法处理，通过回归方程式计算血样中的血糖值，即为各鼠的血糖值。

② 将每鼠反应值（y）按《中国药典》附录生物检定统计法列表格式整理。

③ 按量反应平行线测定法，双交叉设计处理结果。

进行可靠性测验，实验结果成立者，再计算 M、R、P_T、S_m、FL、FL％。以上计算也可以编制程序，用计算机计算。

④ 实验结果中出现的特大、特小等特异反应值，按《中国药典》规定判断其是否可以剔除。

（6）实验结果判断

① 胰岛素双交叉法的可靠性测验应为回归变异项非常显著，偏离平行不显著，否则实验结果不成立。对实验结果不成立者，应做以下检查。

a. 检查实验操作包括溶液配制、操作技术、实验动物的饲养等是否符合本实验的要求。

b. 试品间如非常显著说明测得效价与估计效价相差较大，应当调整剂量或估计效价重复试验。

c. 次间×试品间、次间×回归、次间×偏离平行如非常显著说明该项变异在第一次与第二次实验间有差别，对出现这种情况的检定结果，下结论时应当慎重，最好进行复试。

② 实验误差（FL％）的判断 按《中国药典》规定，FL％超过者，可做以下处理。

a. 检查动物来源、实验操作、对动物的照顾等是否符合本实验的要求。

b. 重复实验。

c. 按规定将几次实验结果合并计算，求得合并计算的效价及实验误差，应符合规定。

（7）胰岛素生物效价测定实验记录（表 3-3-2）

表 3-3-2　胰岛素生物效价测定实验记录

检品名称		检品分类	
供样单位		规格	
生产单位		包装	
批号		失效日期	
检验目的		检品数量	
检验依据		报告日期	
检验日期		检讫日期	
室温		湿度	
检验员		校对者	

实验日期：

动物：	来源：	性别：	体重：

溶液配制：

标准品溶液配制：第　　　次 标准品：U/ml

供试品溶液配制：

结果：

结论：

（8）实验注意事项

① 实验常用剂量，高剂量浓度为 30～130U/ml，具体使用时因各单位动物的饲养条件、

饲料配方不同而不同。一般小鼠的正常血糖浓度值为 6.66~8.88 mmol/L（全血）。实验中要求低剂量能使血糖下降 20%~30%，高剂量血糖值不要低于 2.78mmol/L（全血）。以保证在灵敏度较好的范围内，从而提高实验成功率。

② 动物质量与实验结果关系密切，应选用胎次、体重、年龄相近、性别相同的小鼠，可提高实验成功率，减少误差。

③ 季节、室温与胰岛素降糖作用有密切关系，所用剂量要因季节、室温而变，室温较高时，降糖作用较为敏感，试验过程中应保持室温恒定。

④ 血糖的测定方法很多。小鼠血糖法选用灵敏度较高的葡萄糖氧化酶法，为微量测定法，试验中的一切操作应注意力求达到一定精确度，尽量减少人为的误差。

⑤ 实验操作粗暴会导致小鼠应激和异常反应，给实验带来不良影响。

⑥ 效价限度规定 《中国药典》（2010 年版）二部规定胰岛素系自猪或牛胰中提取制得的具有降血糖作用的物质。按干燥品计算，每 1mg 的效价不得少于 26U。

中性胰岛素注射液为胰岛素（猪或牛）的灭菌水溶液。规格有：400 U/10ml、800U/10ml，其效价应为标示量的 91%~116%。

（9）计算举例

胰岛素效价测定——小鼠血糖法。

标准品　　　d_{S_1}　　　30mU/ml　　　0.25ml/鼠

　　　　　　d_{S_2}　　　60mU/ml　　　0.25ml/鼠

供试品　　　注射液　　标示效价　　170U/ml

　　　　　　d_{T_1}　　　30mU/ml　　　0.25ml 鼠

　　　　　　d_{T_2}　　　60mU/ml　　　0.25ml/鼠

$r=1:0.5$　　$I=0.301$　　$m=10$

反应值 y　血糖值 mg/100ml 血

结果见表 3-3-3。

表 3-3-3　胰岛素效价测定数据

	第一组			第二组			第三组			第四组			
	每(1)次 d_{S_1}	第(2) d_{T_2}	两次反应和	每(1)次 d_{S_2}	第(2) d_{T_1}	两次反应和	每(1)次 d_{T_1}	第(2) d_{S_2}	两次反应和	每(1)次 d_{T_2}	第(2) d_{S_1}	两次反应和	
	$y_{S_1(1)}$	$y_{T_2(2)}$	$y_{(1)}+y_{(2)}$	$y_{S_2(1)}$	$y_{T_1(2)}$	$y_{(1)}+y_{(2)}$	$y_{T_1(1)}$	$y_{S_2(2)}$	$y_{(1)}+y_{(2)}$	$y_{T_2(1)}$	$y_{S_1(2)}$	$y_{(1)}+y_{(2)}$	
反应值 y	108.5	74.7	183.2	103.0	123.6	226.6	117.6	57.4	175.0	82.8	117.6	200.4	
	126.0	60.6	186.6	71.0	127.8	198.8	92.9	58.2	151.1	127.1	119.2	246.3	
	89.4	96.5	185.9	78.7	101.7	180.4	96.5	84.9	181.4	58.2	91.2	149.4	
	103.0	76.7	179.7	81.7	99.1	180.8	100.1	80.7	180.8	86.0	103.8	189.8	
	82.8	57.4	140.2	92.9	139.3	232.2	114.5	63.9	178.4	62.6	90.5	153.1	
	141.4	60.6	202.2	71.0	133.4	204.4	105.2	52.8	158.0	77.7	106.0	183.7	
	120.9	83.9	204.8	79.7	97.8	177.5	138.5	83.9	222.4	44.4	104.3	148.7	
	119.9	63.9	183.8	54.3	57.4	111.7	126.0	67.5	193.5	61.2	84.9	146.1	
	135.3	67.4	202.7	80.7	90.5	171.2	107.7	48.5	156.2	67.4	114.5	181.9	
	95.3	70.4	165.7	80.7	90.5	171.2	100.4	56.2	156.2	83.9	87.1	171.0	总和
Σ	1122.5 $S_{1(1)}$			793.7 $S_{2(1)}$	1061.1 $T_{1(2)}$		654.0 $S_{2(2)}$	1099.4 $T_{1(1)}$			1019.1 $S_{1(2)}$		S_1 2141.6　S_2 1447.7
	712.1 $T_{2(2)}$									751.3 $T_{2(1)}$			T_1 2160.5　T_2 1463.4
Σy													7213.2

① 计算各项差方和

$$差方和_{(总)}=\sum y^2 \frac{(\sum y)^2}{2\times 4m}$$

$$=108.5^2+126.0^2+\cdots+114.5^2+87.1^2-\frac{7213.2^2}{2\times 4\times 10}=47342.602$$

$$f_{(总)}=2\times 4m-1=2\times 4\times 10-1=79$$

$$差方和_{(动物间)}=\frac{\sum[y_{(1)}+y_{(2)}]^2}{2}-\frac{(\sum y)^2}{2\times 4m}$$

$$=\frac{183.2^2+186.6^2+\cdots+181.9^2+171.0^2}{2}-\frac{7213.2^2}{2\times 4\times 10}=13706.052$$

$$f_{(动物间)}=4m-1=4\times 10-1=39$$

② 剂间变异分析及可靠性测验（表 3-3-4 和表 3-3-5）。

$$差方和_{(误差 I)}=差方和_{(总)}-差方和_{(动物间)}-差方和_{(试品间)}-$$
$$差方和_{(回归)}-差方和_{(次间)}-差方和_{(次间\times 偏离平行)}$$
$$=47342.602-13706.052-14.964-24186.012-1284.804-15.664$$
$$=8135.106$$

$$f_{(误差 I)}=f_{(总)}-f_{(动物间)}-f_{(试品间)}-f_{(回归)}-f_{(次间)}-f_{(次间\times 偏离平行)}$$
$$=4(m-1)=4(10-1)=36$$

$$差方和_{(误差 II)}=差方和_{(动物间)}-差方和_{(偏离平行)}-$$
$$差方和_{(次间\times 试品间)}-差方和_{(次间\times 回归)}$$
$$=13706.052-0.128-342.792-17.298=13345.834$$

$$f_{(误差 II)}=f_{(动物间)}-f_{(偏离平行)}-f_{(次间\times 试品间)}-f_{(次间\times 回归)}$$
$$=4(m-1)=4(10-1)=36$$

结论：回归非常显著，偏离平行不显著，实验结果成立。

③ 效价（P_T）及平均可信限率（FL%）计算

$$f=36 \qquad t=2.03 \qquad S^2=225.975$$

效价（P_T）的计算：

$$V=1/2(T_1+T_2-S_1-S_2)=1/2(2160.5+1463.4-2141.6-1447.7)=17.3$$

$$W=1/2(T_2-T_1+S_2-S_1)=1/2(1463.4-2160.5+1447.7-2141.6)=-695.5$$

$$R=Dantilg(IV/W)=\frac{60}{60}antilg(\frac{0.301\times 17.3}{-695.5})=0.9829$$

$$P_T=A_TR=40\times 0.9829=39.32U/ml$$

平均可信限率（FL%）的计算：

$$g=\frac{t^2S^2 2m}{W^2}=\frac{225.975\times 2.03^2\times 2\times 10}{(-695.5)^2}=0.0385$$

$$A=1 \qquad B=1$$

$$S_m=\frac{I}{W^2(1-g)}\sqrt{2mS^2[(1-g)AW^2+BV^2]}$$

$$=\frac{0.301}{(-695.5)^2(1-0.0385)}\sqrt{2\times10\times225.975\times[(1-0.0385)\times(-695.5)^2+17.3^2]}$$

$$=0.0297$$

$$R\text{ 的 FL}=\text{antilg}\left[\frac{\lg R}{1-g}\pm tS_m\right]$$

$$=\text{antilg}\left[\frac{\lg 0.9829}{1-0.0385}\pm2.03\times0.0297\right]=0.8549\sim1.1285$$

$$P_T\text{ 的 FL}=A_T\text{antilg}\left[\frac{\lg R}{1-g}\pm tS_m\right]$$

$$=40\times(0.8549\sim1.1285)=34.20\sim45.14\text{U/ml}$$

$$P_T\text{ 的 FL}\%=\frac{P_T\text{高限}-P_T\text{低限}}{2P_T}\times100\%$$

$$=\frac{45.14-34.20}{2\times39.32}\times100\%=13.91\%$$

表 3-3-4　胰岛素双交叉法剂间变异分析表

变异来源	第(1)次实验 $\Sigma y_{(1)}$				第(2)次实验 $\Sigma y_{(2)}$				$m\Sigma C_i^2$	$\Sigma[C_i\Sigma y_{(k)}]$	$\dfrac{\Sigma[C_i\Sigma y_{(k)}]^2}{m\Sigma C_i^2}$
	$S_{1(1)}$	$S_{2(1)}$	$T_{1(1)}$	$T_{2(1)}$	$S_{1(2)}$	$S_{2(2)}$	$T_{1(2)}$	$T_{2(2)}$			
	1122.5	793.7	1099.4	751.3	1019.1	654.0	1061.1	712.1			
	正交多项系数$(C_i\Sigma y)$										
试品间	−1	−1	1	1	−1	−1	1	1	10×8	34.6	14.964
回归	−1	1	−1	1	−1	1	−1	1	10×8	−1391.0	24186.012
偏离平行	1	−1	−1	1	1	−1	−1	1	10×8	−3.2	0.128
次间	−1	−1	−1	−1	1	1	1	1	10×8	−320.6	1284.804
次间×试品间	1	1	−1	−1	−1	−1	1	1	10×8	165.6	342.792
次间×回归	1	−1	1	−1	−1	1	−1	1	10×8	−37.2	17.298
次间×偏离平行	−1	1	1	−1	1	−1	−1	1	10×8	35.4	15.664

表 3-3-5　胰岛素双交叉法可靠性测验结果

变异来源	f	差方和	方差	F	P
偏离平行	1	0.128	0.128	<1	>0.05
次间×试品间	1	342.792	342.792	<1	>0.05
次间×回归	1	17.298	17.298	<1	
误差（Ⅱ）	6	13345.834	370.718(S_{II}^2)		>0.05
动物间	39	13706.052	351.437	1.56	>0.05
试品间	1	14.964	14.964	<1	>0.05
回归	1	24186.012	24186.012	107.03	<0.01
次间次间×偏离平行	1	1284.804	1284.804	5.68	<0.05
误差（Ⅰ）	1	15.664	15.664	<1	>0.05
	36	8135.106	225.975(S^2)		
总	79	47342.602			

教学情境二　教学实施设计

一、工作任务设置

(1) 根据项目或工作单中要求实现的各项任务、生物检定标准等具体情况，进行胰岛素的生物检定方案、技术指标的调研。

（2）根据资讯阶段所获取的信息进行分析、讨论，并对任务如何实施作出决策。提出设计思路和初步胰岛素的生物检定方案，阐述建立此方案的理由。

（3）根据设计方案并结合实际情况制订出胰岛素的生物检定工作计划以及检查与评价标准。

（4）根据计划完成胰岛素的生物检定工作。

（5）根据工作计划检查胰岛素的生物检定的全过程，并逐项填写检定情况，最后将相关的技术资料归档。

（6）学生和教师分别评价工作过程的优劣和工作结果的优劣，提出存在的问题与改进意见，学生对教学过程进行评价并给出评价意见和建议。

二、项目学习过程设计（六步法）

资讯 ──→ 计划 ──→ 决策 ──→ 实施 ──→ 检查 ──→ 评估

具体设计参见附录。

技能考核标准

胰岛素的生物检定考核标准							

小组名称＿＿＿＿＿＿＿＿＿＿ 序号＿＿＿＿＿＿＿＿＿

参考资料名称＿＿＿＿＿＿＿＿＿＿

实施日期＿＿＿＿＿＿＿＿＿胰岛素的生物检定过程记录共＿＿＿＿＿＿＿＿＿页

评价项目		评价内容	分值	教师评价	学生评价	得分	总分
过程评价	工作态度	到岗情况	2%	1%	1%		
		认真负责	3%	2%	1%		
		与人沟通	2%	1%	1%		
		团队协作	3%	2%	1%		
	工作方法	学习能力	3%	1%	2%		
		计划能力	3%	2%	1%		
		解决问题能力	4%	3%	1%		
	劳动保护	是否有劳动保护意识	5%	4%	1%		
		检定过程中是否注意安全问题	5%	4%	1%		
	实践操作	标准品溶液和稀释液的配制是否合理	5%	4%	1%		
		供试品溶液和稀释液的配制是否合理	5%	4%	1%		
		实验动物的选择是否正确	10%	8%	2%		
		检定操作是否正确	10%	8%	2%		
总结性评价	胰岛素的生物检定结果分析	胰岛素的生物检定结果计算	10%	8%	2%		
		胰岛素的生物检定结果的判断	10%	8%	2%		
	胰岛素的生物检定技术报告	填写是否正确、规范	20%	16%	4%		

学 习 小 结

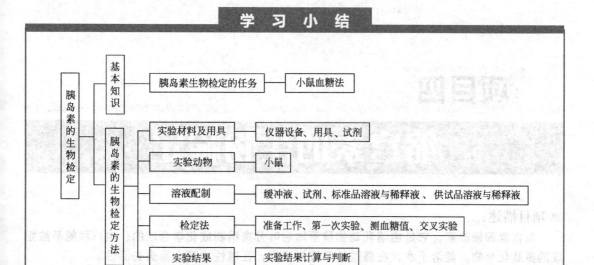

综合测试

一、填空题

1. 胰岛素的生物检定法为 _____，即比较 _____ 和 _____ 引起小鼠血糖 _____ 的作用，来测定供试品的效价。

2. 在进行交叉实验时，在第一次给药后间隔至少 _____ 进行。交叉实验除 _____ 不同外，操作与第一次实验相同。

3. 小鼠血糖法选用灵敏度较高的 _____，为 _____ 测定法，试验中的一切操作应注意力求达到一定精确度，尽量减少人为的误差。

4. 效价限度规定 《中国药典》(2010 年版) 二部规定：胰岛素系自猪或牛胰中提取制得的具有 _____ 作用的物质。按干燥品计算，每 1mg 的效价不得少于 _____ U。

二、简答题

1. 何谓胰岛素的生物检定方法？

2. 胰岛素生物检定过程中应注意什么？

项目四

缩宫素的生物检定

▨ 项目描述：

缩宫素即催产素，它是由哺乳动物脑垂体后叶分离精制或化学合成的、由八种氨基酸组成的多肽化合物。能溶于水，在弱酸性溶液中稳定，在碱性溶液中易失去活性。

缩宫素主要药理作用为收缩平滑肌，对子宫平滑肌有选择性兴奋作用，在一定的生理状态下，使子宫产生节律性收缩，并有生乳作用。

各国检定方法不同，USP ⅩⅫ与JP Ⅺ用鸡血压法；BP（1988）用鸡血压法、大鼠离体子宫法与大鼠泌乳压测量法；《中国药典》自1990年版后采用大鼠离体子宫法，该法系比较垂体后叶标准品（S）与供试品（T）引起离体大鼠子宫收缩的作用，以测定供试品的效价（活性）。

▨ 能力目标：

1. 掌握生物检定法测定缩宫素效价（活性）的方法；
2. 熟悉标准品、供试品溶液与稀释液的制备方法；
3. 学会实验动物的选用；
4. 学会缩宫素生物检定实验结果计算。

▨ 知识目标：

1. 缩宫素生物检定技术；
2. 缩宫素生物检定法常用的仪器、设备及药品；
3. 掌握缩宫素生物检定实验结果判断方法。

▨ 职业素养：

培养踏实肯干的工作作风和锐意进取的创新精神，认真的学习态度和团队合作精神以及解决质量问题和异常情况能力。

▨ 教学资源：

教材、参考资料、PPT、视频、工作单、考核单、评价单、评价表、实验室、网络资源、图片、题库、教学情境设计方案与实施方案。

▨ 考核与评价

考核方式：

包括过程考核与结果考核；以过程考核为主。学生自评（10%）、教师对小组评价（30%）、教师对学生评价（60%）、组间互评（加试）。

考核方法：

包括笔试、口试、操作、答辩等。

评价内容：

1. 基本知识及技能水平评价；
2. 方案设计能力评价；
3. 任务完成情况评价；
4. 团队合作情况评价；
5. 过程评价。

学生工作任务单

项目四：缩宫素的生物检定
工作任务描述： 　　根据缩宫素的生物检定需要，通过教师提供的参考书、教学课件、音像资料、自己查阅的参考资料，学生能够在教师指导下完成具体产品的缩宫素的生物检定任务，并在缩宫素的生物检定过程中获得缩宫素的生物检定技术方面的知识，掌握生物检定法测定缩宫素效价(活性)的技术技能
具体工作任务： 　1. 获得相关资料与信息 　　(1)了解缩宫素生物检定的意义 　　(2)掌握缩宫素生物检定方法的准备工作 　　(3)熟悉缩宫素生物检定常用试剂的种类及配制方法 　　(4)熟悉缩宫素生物检定的常用设备及使用方法 　　(5)掌握缩宫素生物检定测试方法 　　(6)掌握缩宫素生物检定技术技能 　2. 制订检查计划 　　(1)根据任务需要,确定缩宫素的生物检定方法所需实验材料准备工作 　　(2)常用试剂制备 　　(3)缩宫素的生物检定操作 　3. 提交产品、工作记录、小组互评单、个人考核单、工作总结,材料归档、整理 　4. 讨论、反思缩宫素的生物检定过程,通过学生自查和教师指导找出缩宫素生物检定过程中的不足之处

教学情境一　知识资讯

一、缩宫素生物检定的基本知识

　　缩宫素结构与人体垂体后叶产生的天然催产素相同，能直接兴奋子宫平滑肌，刺激其节律性收缩，为子宫收缩药。缩宫素的效价测定一般采用离体子宫法，离体子宫为生物活性组织。

>>>> **知识链接** >>>

　　《中国药典》(2010年版)规定：缩宫素的生物检定法为大鼠离体子宫法，本法系比较垂体后叶或合成缩宫素标准品（S）与供试品（T）引起离体大鼠子宫收缩的作用，以测定供试品的效价。

二、缩宫素生物效价的检定方法

1. 实验材料及用具

（1）仪器设备 标准品或供试品称量用天平（精度 0.01mg 或 0.1mg）、试剂称量用天平（精度 1mg）、大鼠称重用天平（精度 1g）、离体恒温水浴、描记及记录装置、供气装置、显微镜。

（2）用具 大鼠固定板、注射器（1ml，精度 0.01ml）、小研磨器、大烧瓶、量筒、容量瓶、吸管、移液管、烧杯、带塞三角瓶、带塞小瓶、硬质大试管（或三角瓶）附空心玻璃球（盖管口用）、小漏斗、安瓿、电炉、水浴锅、测量尺、计时器、涂片用具（包括滴管、载玻片等）、线绳、滤纸、手术剪、直镊、眼科直镊、眼科弯镊、缝针线。

（3）试剂 氯化钠、氯化钾、氯化钙、葡萄糖、碳酸氢钠、冰醋酸、二丙酸已烯雌酚或已烯雌酚油溶液。

2. 供试用动物

取健康合格的成年雌性大鼠，断乳后即与雄鼠隔离，出生后不超过 3 个月，体重 160～240g。试验当日，选择阴道涂片在动情前期的动物，也可用雌性激素处理使子宫涂片为动情前期或动情期的动物。

3. 溶液配制

（1）0.25％冰醋酸溶液 量取冰醋酸适量，加新鲜煮沸放冷的水配成 0.25％冰醋酸溶液。

（2）生理盐水 称取氯化钠适量，加水配成 0.9％溶液。

（3）子宫肌蓄养液 试验当日，称取氯化钠 9g、氯化钾 0.42g、氯化钙（按无水物计算）0.06g 与葡萄糖 0.5g，加水 700ml 使溶解，另取碳酸氢钠 0.5g，加水约 200ml 溶解后，缓缓倾注于前一溶液中，随加随搅拌，最后加水适量使成 1000ml。（本蓄养液一般一次配制 3000～6000ml 为宜。）

（4）标准品溶液与稀释液

① 垂体后叶标准品溶液 取垂体后叶标准品，放置至室温。割开标准品小管（注意勿使玻屑掉入），迅速精密称取垂体后叶标准品适量，置小研磨器中，并注意避免吸潮。将称得的质量（mg），乘以标示的缩宫素单位数，得总单位数。精密加 0.25％冰醋酸溶液 0.5ml，仔细研磨成匀浆。将研磨器移到硬质大试管中，再精密补加 0.25％冰醋酸溶液使成 1.0U/ml 的溶液。试管口轻放一空心玻璃球，将试管浸入沸腾的水浴中，沸水浴液面要超过试管内溶液液面，时时振摇试管，准确加热煮沸提取 5min，取出迅速冷却至室温，用滤纸过滤。滤液分装于安瓿中，熔封，置 4～8℃保存备用，如无沉淀析出，可在 3 个月内使用。

② 合成缩宫素标准品溶液 实验当日，取合成缩宫素标准品，放置至室温。割开安瓿（注意勿使内容物损失），用生理盐水配成 1U/ml 的溶液。

③ 标准品稀释液 试验当日，取垂体后叶或合成缩宫素标准品溶液，放置至室温。精密量取垂体后叶标准品溶液适量或取合成缩宫素标准品，按标示效价加入 0.9％氯化钠溶液制成每 1ml 中含缩宫素 1U 的溶液，按高低剂量组（d_{S_2}，d_{S_1}）加 0.9％氯化钠溶液制成两种浓度的稀释液，一般高浓度稀释液可配成每 1ml 中含 0.01～0.02U，高低剂量的比值（r）一般不得大于 1∶0.7。调节剂量使低剂量能引起子宫收缩，记录仪指针一般在 20～50mm；高剂量应不致使子宫收缩达到极限，记录仪指针一般为 50～85mm，且高低剂量所致子宫的收缩应有明显差别。

（5）供试品溶液与稀释液　供试品如为粉末，可精密称取适量，按标示量或估计效价（A_T），照标准品溶液及其稀释液的配制方法配制；供试品如为注射剂，则取供试品，放置至室温，割开安瓿，精密量取适量溶液，加入容量瓶中，再加生理盐水至刻度，配成 1.0U/ml 的溶液，然后同标准品溶液的稀释方法，配制稀释液。且高低两种浓度的稀释液，其比值（r）应与标准品相等，供试品和标准品高低剂量所致的反应均值应相近。

4. 检定法

（1）子宫的选择　采用阴道涂片法，即用滴管吸取适量生理盐水，反复冲洗阴道，吸取适量冲洗液置载玻片上，在显微镜下观察。观察涂片，选全部上皮细胞，或有少量角化细胞的子宫，以天然动情前期为好。或采用药物处理法，即将上述规格的动物，在实验前 38～42h，皮下注射二丙酸己烯雌酚油溶液 10μg，或己烯雌酚油溶液 0.4～0.6mg，造成人工动情期。

（2）子宫肌的固定　将符合要求的动物切断颈动脉，放血处死。剖腹并小心分离子宫，避免牵拉使子宫受损，在二角子宫相连处之下端剪断，取出子宫，置于盛有蓄养液的培养皿内。皿内放脱脂棉少许，将子宫平放在浸湿的脱脂棉上，仔细清除附着的结缔组织和脂肪。在子宫的二角相连处剪开，取一角做实验，另一角则置蓄养液中冷藏（勿冻）备用，一般不宜超过 48h。取一角子宫，下端穿线固定于通气管口处的弯曲端，另一端穿线与记录装置（杠杆或肌力换能器）相连。立即将连接好的子宫移至含有蓄养液，并恒温供气的浴槽中，蓄养液的量一般为 30～50ml 中任一恒定的体积，需全部浸没子宫，调节水浴温度为 30～35℃间任一适宜的温度，保持恒温（±0.5℃）。

（3）记录装置的调节　连接和安装好记录装置系统后，给子宫肌一定量的负荷，使子宫肌在更换蓄养液时不贴浴槽壁为宜。子宫肌在浴槽中静置 0.5～1h，并间隔一定时间更换蓄养液。

（4）子宫肌灵敏度的测试　取标准品或供试品稀释液从小量开始分别加入浴槽中，开动记录系统，记录子宫肌收缩的高度，待子宫肌收缩达最高点并开始松弛时关上记录系统，更换蓄养液。记录笔自动复位后给第二次剂量，给药间隔时间应固定。重复前面操作，逐渐加大剂量，直到高、低剂量使子宫肌收缩高度适当，且高剂量所致反应明显大于低剂量（剂距不得大于 1∶0.7），可用于实验。

（5）给药　选择标准品和供试品反应适度的高低两个剂量。标准品和供试品高低四个剂量为一组，以 A、B、C、D 表示，做出 4～6 组收缩记录，可按以下顺序给药：ABCD、BCDA、CDAB、DABC、ACBD、CBDA、BDAC、DACB、ADCB、DCBA…。实验要求供试品与标准品相当的剂量引起各反应高度应相近，在同一组内高剂量引起的反应要显著大于低剂量组。实验完毕后，测量各反应的高度为反应值（y）。

本法的可信限率（FL%）不得大于 10%。

（6）实验结果计算

① 将反应值（y）按《中国药典》附录生物检定统计法列表的格式整理，剂量以各组每次实际加入的单位数表示。

② 按量反应平行线测定（2.2）法随机区组设计的公式处理结果。

a. 进行可靠性测验，实验结果成立者，再进行以下计算。

b. 计算 M、R、P_T、S_m，FL，FL%。

以上计算也可编制程序，用计算机计算。

③ 实验结果中出现的特大、特小等特异反应值，按《中国药典》规定判断其是否可以剔除，个别剂量组缺失的数据，如符合药典附录的要求，按所规定的方法补足。

（7）实验结果判断

① 缩宫素（2.2）法的可靠性测验，应为剂间、回归变异项非常显著，偏离平行不显著，否则实验不成立，对实验结果不成立者应做以下检查。

a. 检查实验操作，包括溶液配制、加药时间、蓄养液的量、实验动物的要求等是否符合本规程。

b. 如果剂间、回归不显著，说明剂量-反应直线的斜率太小，应重新调整剂量复试。

c. 区组间差异显著，分离区组间变异可减小实验误差。

② 可靠性测验实验结果成立，但试品间变异显著时，可根据 S 和 T 各剂量组的反应情况，调整剂量以减小实验误差。

a. T 各剂量组反应值明显高于 S 剂量组时，可调低 T 的剂量，或提高 T 的估计效价。

b. T 各剂量组反应值明显低于 S 剂量组时，可调高 T 的剂量，或降低 T 的估计效价。

③ 实验误差（FL％）的判断 按药典规定，FL％超过者，可做以下处理。

a. 检查动物来源、饲养管理、实验操作等是否符合本实验的要求。

b. 重复实验。

c. 增加实验组数。

d. 按规定将几次实验结果合并计算，求得合并计算的效价及实验误差，应符合规定。

（8）缩宫素生物效价测定实验记录（表 3-4-1）

表 3-4-1 缩宫素生物效价测定实验记录

检品名称	检品分类
供样单位	规　　格
生产单位	包　　装
批　　号	失效日期
检验目的	检品数量
检验依据	报告日期
检验日期	检讫日期
室　　温	湿　　度
检验员	校对者

实验日期：

动物：　　　　来源：　　　　性别：　　　　体重：

溶液配制：

标准品溶液配制：第　　　　次　　　　标准品：U/mg

供试品溶液配制：

结果：

结论：

（9）注意事项

① 配制标准品溶液时，需先加少量的 0.25％冰醋酸仔细研磨，再稀释成所需浓度，以防止由于原料粉末粗细不均影响提取。

② 蓄养液直接影响子宫肌反应的灵敏度，尤其是 Ca^{2+} 的浓度过高易产生自动收缩，过低则反应不灵敏。故在配制时，应先配制成适宜的浓溶液，经标定后稀释成每 1ml 含无水氯化钙 60mg 的溶液，配制时按每 1000ml 蓄养液加入 1ml 的量吸取该溶液。此外，在配制

时，氯化钙和碳酸氢钠应分别稀释后再混合，否则由于局部碳酸钙过饱和而析出沉淀。

③ 当所用子宫出现明显自动收缩时，可以用下列方法消除：

a. 降低水浴温度；

b. 将子宫放冰箱冷藏一定时间；

c. 改变蓄养液处方为每1000ml内含氯化钠7.19g，氯化钾0.37g，碳酸氢钠2.20g，氯化镁0.44g，无水氯化钙0.03g，磷酸二氢钾1.70g，葡萄糖1.00g，蒸馏水加至1000ml；

d. 在原蓄养液内加入少许氯化镁溶液。

④ 实验过程中，大多数子宫都易生产疲劳现象，反应灵敏度降低，可适当升高水浴温度或加少许氯化钙溶液（100ml蓄养液增加6％氯化钙0.2~0.5ml）。

⑤ 每次加入标准品和供试品时，针头插入麦氏浴槽的位置及加注速度要一致，使子宫肌接触药液浓度与剂量相应，以减少人为的误差。

⑥ 当子宫收缩幅度较大，高低剂量的反应差别不显著时，可适当加重负荷；收缩幅度小，起始收缩时间又较长时，可适当降低负荷。

⑦ 蓄养液pH应在7.0±0.2以内。

⑧ 缩宫素注射液系自猪或牛的脑垂体后叶中提取或化学合成的缩宫素的灭菌水溶液，规格有2.5U/0.5ml、5U/ml、10U/ml三种，其效价应为标示量的91％~116％。

(10) 计算举例

缩宫素效价测定——大鼠子宫法。

标准品	d_{S_1}	0.0021U
	d_{S_2}	0.0030U
供试品	标示效价	1.86U/mg
	d_{T_1}	0.0021U
	d_{T_2}	0.0030U

$r=1:0.7$ $I=0.1549$ $m=6$

反应值 y 子宫收缩高度(mm)

测量各反应高度（mm），结果见表3-4-2。

表 3-4-2 缩宫素大鼠子宫法效价测定数据

剂量	d_{S_1} 0.0021(D)	d_{S_2} 0.0030(C)	d_{T_1} 0.0021(B)	d_{T_2} 0.0030(A)	$\sum y_m$
	47.0	71.0	36.0	66.0	220.0
	36.5	63.5	37.5	59.0	196.5
反应值 y	30.0	65.0	30.0	62.5	187.5
	26.5	60.5	34.5	69.5	191.0
	36.5	55.5	29.0	72.5	193.5
	24.0	66.5	22.0	58.5	171.0
$\sum y_{(k)}$	200.5	382.0	189.0	388.0	1159.5
	S₁	S₂	T₁	T₂	

① 计算各项差方和

$$差方和_{(总)} = \sum y^2 - \frac{(\sum y)^2}{mk}$$

$$= 47.0^2 + 36.5^2 + \cdots + 72.5^2 + 58.5^2 - \frac{1159.5^2}{6 \times 4}$$

$$= 6863.91$$

$$f_{(\text{总})}=mk-1=6\times4-1=23$$

$$\begin{aligned}
\text{差方和}_{(\text{列间})}&=\frac{\sum[\sum y_{(k)}(k)]^2}{m}-\frac{(\sum y)^2}{mk}\\
&=\frac{200.5^2+382.0^2+189.0^2+388.0^2}{6}-\frac{1159.5^2}{6\times4}\\
&=6046.53
\end{aligned}$$

$$f_{(\text{列间})}=k-1=4-1=3$$

$$\begin{aligned}
\text{差方和}_{(\text{行间})}&=\frac{\sum[\sum y_{(k)}]^2}{k}-\frac{(\sum y)^2}{mk}\\
&=\frac{220.0^2+196.5^2+187.5^2+191.0^2+193.5^2+171.0^2}{4}-\frac{1159.5^2}{6\times4}\\
&=314.84
\end{aligned}$$

$$f_{(\text{行间})}=m-1=6-1=5$$

$$\begin{aligned}
\text{差方和}_{(\text{误差})}&=\text{差方和}_{(\text{总})}-\text{差方和}_{(\text{列间})}-\text{差方和}_{(\text{行间})}\\
&=6863.91-6046.53-314.84\\
&=502.54
\end{aligned}$$

$$f_{(\text{误差})}=f_{(\text{总})}-f_{(\text{列间})}-f_{(\text{行间})}=23-3-5=15$$

② 剂间变异分析及可靠性测验（表 3-4-3 和表 3-4-4）

表 3-4-3 缩宫素（2.2）法剂间变异分析

变异来源	$\sum y_{(k)}$				$m\sum C_i^2$	$\sum[C_i\sum y_{(k)}]$	$\dfrac{\{\sum[C_i\sum y_{(k)}]\}^2}{m\sum C_i^2}$
	S_1 200.5	S_2 382.0	T_1 189.0	T_2 388.0			
	正交多项系数（C_i）						
试品间	−1	−1	1	1	6×4	−5.5	1.26
回归	−1	1	−1	1	6×4	380.5	6032.51
偏离平行	1	−1	−1	1	6×4	17.5	12.76

表 3-4-4 缩宫素（2.2）法可靠性测验结果

变异来源	f	差方和	方差	F	P
试品间	1	1.26	1.26	<1	>0.05
回归	1	6032.51	6032.51	180.07	<0.01
偏离平行	1	12.76	12.76	<1	>0.05
剂间	3	6046.53	2015.51	60.16	<0.01
区组间	5	314.84	62.97	1.88	>0.05
误差	15	502.54	33.50(S^2)		
总	28	6863.91	298.43		

结论：回归、剂间非常显著，偏离平行、试品间、区组间均不显著，实验结果成立。

③ 效价（P_T）及平均可信限率（FL%）计算

$$f=15 \qquad t=2.13 \qquad S^2=33.50$$

效价（P_T）的计算：

$$V=1/2(T_1+T_2-S_1-S_2)=1/2(189.0+388.0-200.5-382.0)=-2.75$$

$$W=1/2(T_2-T_1+S_2-S_1)=1/2(388.0-189.0+382.0-200.5)=190.25$$

$$R=D\,\text{antilg}(IV/W)=\frac{0.0030}{0.0030}\text{antilg}\left[\frac{0.1549\times(-2.75)}{190.25}\right]=0.9948$$

$$P_T = A_T R = 1.86 \times 0.9948 = 1.85 \text{U/mg}$$

平均可信限率（FL%）的计算：

$$g = \frac{t^2 S^2 m}{W^2} = \frac{2.13^2 \times 33.50 \times 6}{190.25^2} = 0.0252$$

$$S_m = \frac{I}{W^2(1-g)} \sqrt{mS^2\left[(1-g)W^2 + V^2\right]}$$

$$= \frac{0.1549}{190.25^2(1-0.0252)} \sqrt{6 \times 33.5\left[(1-0.0252) \times 190.25^2 + (-2.75)^2\right]}$$

$$= 0.0117$$

$$R \text{ 的 FL} = \text{antilg}\left[\frac{\lg R}{1-g} \pm tS_m\right]$$

$$= \text{antilg}\left[\frac{\lg 0.9948}{1-0.0252} \pm 2.13 \times 0.0117\right] = 0.9392 \sim 1.0534$$

$$P_T \text{ 的 FL} = A_T \cdot \text{antilg}\left[\frac{\lg R}{1-g} \pm tS_m\right]$$

$$= 1.86 \times (0.9293 \sim 1.0534) = 1.75 \sim 1.96 \text{U/mg}$$

$$P_T \text{ 的 FL%} = \frac{P_T \text{高限} - P_T \text{低限}}{2P_T} \times 100\%$$

$$= \frac{1.96 - 1.75}{2 \times 1.85} \times 100\% = 5.68\%$$

教学情境二 教学实施设计

一、工作任务设置

（1）根据项目或工作单中要求实现的各项任务、生物检定标准等具体情况，进行缩宫素的生物检定方案、技术指标的调研。

（2）根据资讯阶段所获取的信息进行分析、讨论，并对任务如何实施作出决策。提出设计思路和初步缩宫素的生物检定方案，阐述建立此方案的理由。

（3）根据设计方案并结合实际情况制订出缩宫素生物检定的工作计划以及检查与评价标准。

（4）根据计划完成缩宫素的生物检定工作。

（5）根据工作计划检查缩宫素的生物检定的全过程，并逐项填写检定情况，最后将相关的技术资料归档。

（6）学生和教师分别评价工作过程的优劣和工作结果的优劣，提出存在的问题与改进意见，学生对教学过程进行评价并给出评价意见和建议。

二、项目学习过程设计（六步法）

资讯 ⟶ 计划 ⟶ 决策 ⟶ 实施 ⟶ 检查 ⟶ 评估

具体设计参见附录。

技能考核标准

| | | 缩宫素的生物检定考核标准 | | | | | |

小组名称_____ **序号**_____

参考资料名称_____

实施日期_____ 缩宫素的生物检定过程记录共_____页

评价项目		评价内容	分值	教师评价	学生评价	得分	总分
过程评价	工作态度	到岗情况	2%	1%	1%		
		认真负责	3%	2%	1%		
		与人沟通	2%	1%	1%		
		团队协作	3%	2%	1%		
	工作方法	学习能力	3%	1%	2%		
		计划能力	3%	2%	1%		
		解决问题能力	4%	3%	1%		
	劳动保护	是否有劳动保护意识	5%	4%	1%		
		检定过程中是否注意安全问题	5%	4%	1%		
	实践操作	标准品溶液和稀释液的配制是否合理	5%	4%	1%		
		供试品溶液和稀释液的配制是否合理	5%	4%	1%		
		子宫的选择是否正确	5%	4%	1%		
		子宫肌的固定操作是否正确	5%	4%	1%		
		记录装置的调节是否到位	5%	4%	1%		
		子宫肌灵敏度的测试是否正确	5%	4%	1%		
		给药是否正确	5%	4%	1%		
总结性评价	缩宫素的生物检定结果分析	结果计算是否正确	5%	4%	1%		
		结果的判断是否正确	10%	8%	2%		
	缩宫素的生物检定技术报告	填写是否正确、规范	20%	16%	4%		

学 习 小 结

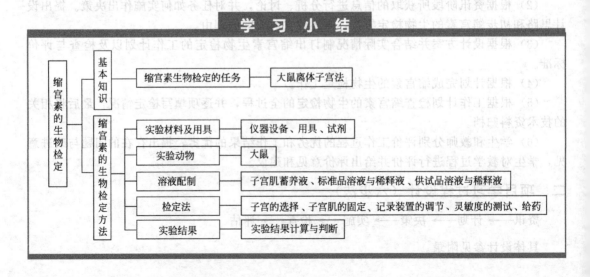

综合测试

一、填空题

1. 缩宫素的生物检定法为 _____，本法系比较 _____ 与供试品 (T) 引起离体大鼠子宫 _____ 的作用，以测定供试品的效价。

2. 蓄养液 pH 应为 _____ 以内。

二、简答题

1. 何谓缩宫素的生物检定方法？
2. 缩宫素的生物检定过程中应注意什么？

项目五

洋地黄的生物检定

■ 项目描述：

由于洋地黄含有多种强心苷，且随产地、采集季节等不同可使各种有效成分含量的比例不同，致使效价相差悬殊，故不宜用化学方法测定含量。以生物检定法进行效价测定是根据适量强心苷可增强心肌收缩力，过量则导致被测动物心室颤动而死亡，效价与毒性基本上呈平行关系而设计的。作为原料使用的洋地黄干叶，每 1g 效价不得低于 10U，常用的片剂每片 0.1g，即 1U。本品排泄慢，易蓄积中毒，可引起恶心，呕吐，心律失常，以致死亡。

本品的生物效价测定正是根据洋地黄对鸽的心脏毒性，采用鸽最小致死量（MLD）测洋地黄的效价，中国、英国、美国、日本等国的药典均采用此法，只是具体要求稍有不同。

■ 能力目标：

1. 掌握生物检定法测定洋地黄效价（活性）的方法；
2. 熟悉标准品、供试品溶液与稀释液的制备方法；
3. 学会实验动物的选用；
4. 学会洋地黄生物检定实验结果计算。

■ 知识目标：

1. 洋地黄生物检定技术；
2. 洋地黄生物检定法常用的仪器、设备及药品；
3. 掌握洋地黄生物检定实验结果判断方法。

■ 职业素养：

培养良好的药品生物检定职业道德观念、实事求是的科学态度、严谨的工作作风和团队合作精神。

■ 教学资源：

教材、参考资料、PPT、视频、工作单、考核单、评价单、评价表、实验室、网络资源、图片、题库、教学情境设计方案与实施方案。

■ 考核与评价

考核方式：

包括过程考核与结果考核；以过程考核为主。学生自评（10%）、教师对小组评价（30%）、教师对学生评价（60%）、组间互评（加试）。

考核方法：

包括笔试、口试、操作、答辩等。

评价内容：

1. 基本知识及技能水平评价;
2. 方案设计能力评价;
3. 任务完成情况评价;
4. 团队合作情况评价;
5. 过程评价。

学生工作任务单

项目五:洋地黄的生物检定
工作任务描述: 　　根据洋地黄的生物检定需要,通过教师提供的参考书、教学课件、音像资料、自己查阅的参考资料,学生能够在教师指导下完成具体产品的洋地黄生物检定任务,并在洋地黄生物检定过程中获得洋地黄生物检定技术方面的知识,掌握生物检定法测定洋地黄效价(活性)的技术技能
具体工作任务: 　1. 获得相关资料与信息 　　(1)了解洋地黄生物检定的意义 　　(2)掌握洋地黄生物检定方法的准备工作 　　(3)熟悉洋地黄生物检定常用试剂的种类及配制方法 　　(4)熟悉洋地黄生物检定的常用设备及使用方法 　　(5)掌握洋地黄生物检定测试方法 　　(6)掌握洋地黄的生物检定技术技能 　2. 制订检查计划 　　(1)根据任务需要,确定洋地黄的生物检定方法所需实验材料准备工作 　　(2)常用试剂制备 　　(3)洋地黄的生物检定操作 　3. 提交产品、工作记录、小组互评单、个人考核单、工作总结,材料归档、整理 　4. 讨论、反思洋地黄的生物检定过程,通过学生自省和教师指导找出洋地黄的生物检定过程中的不足之处

教学情境一　知识资讯

一、洋地黄的生物检定的基本知识

　　洋地黄为玄参科植物紫花洋地黄的干燥叶或其粉末,主要作用为增强心肌收缩力,减慢心率,改善衰竭心脏的功能,临床上用于治疗各种原因引起的慢性心功能不全(充血性心力衰竭)。其有效成分为洋地黄毒苷、吉妥辛等,可溶于稀醇中,不溶或难溶于水。

　　洋地黄生物检定法《中国药典》1953 年版开始收载。可以用多种动物进行试验,如乳鸽、豚鼠、蛙等;鸽法是常用方法之一,多年实验证明,鸽比较好驯服,只要固定好,动物不麻醉也能保持安静不动,不影响实验,并可避免麻醉深浅不均带来的误差,亦可节省试药。此方法具有直观易观察、便于操作等优点。鸽法测定的洋地黄生物效价,均根据其效价与毒性呈平行关系的原理。

>>>> **知识链接** >>>

　　《中国药典》(2010 年版)规定洋地黄的生物检定法为鸽最小致死量(MLD)法,即比较洋地黄标准品(S)与供试品(T)对鸽的最小致死量(U/kg),以测定供试品的效价。

二、洋地黄生物效价的检定方法

1. 实验材料及用具

（1）仪器设备　标准品或供试品称量用天平（精度 0.1mg）、试剂称量用天平（精度 1mg）、鸽称重用天平（精度 1g）、离心机、振荡机。

（2）用具

① 灌注装置　包括滴定管架、滴定管夹、酸式滴定管（15ml，精度 0.02ml）、连接用玻璃管及胶管、螺旋夹、针管头（1ml）、弯针头或小儿头皮针。

② 实验用具　鸽固定板、大夹子、容量瓶、带塞玻璃小瓶、烧杯、量筒、吸管、移液管、脱脂棉、计时器。

③ 手术用器械　手术剪、直镊、眼科镊、止血镊。

（3）试剂　氯化钠、乙醇。

2. 供试用动物

取健康无伤的鸽，雌雄均可，于试验前16～24h移去饲料，但仍给予饮水，临试验前称重，选取体重在 250～400g（每次试验各鸽间体重相差不得超过100g）的鸽。实验当日，按体重均匀分成两组，每组至少6只，一组为标准品组，一组为供试品组，两组间鸽的一切情况应尽可能相近。

3. 溶液配制

（1）76％乙醇　95％乙醇与水（4∶1）。

（2）生理盐水　称取氯化钠适量，加水配成0.9％溶液。

（3）标准品溶液与稀释液

① 标准品溶液　取洋地黄标准品，放置至室温。割开安瓿（注意勿使玻屑掉入），迅速精密称取洋地黄标准品适量，置玻璃容器中。将称得的质量（mg），乘以洋地黄标准品的标示单位数，得总单位数。精密加入76％乙醇，配成1.0U/ml溶液，密塞。连续振摇1h，静置片刻，用干燥滤器迅速滤过或离心，溶液贮于适宜容器中，密塞，防止乙醇挥发。置4～8℃贮存备用。如无沉淀析出可以在1个月内使用。

② 标准品稀释液　实验当日，取标准品溶液放置至室温。精密量取适量，用生理盐水稀释，浓度应调节适当（一般可用1→30），使鸽的平均最小千克致死量在25～34ml。

（4）供试品溶液和稀释液　供试品如为粉末，可精密称取适量，按标示量或估计效价（A_T），照标准溶液及其稀释液的配制方法配制；供试品如为片剂，取洋地黄片 20 片以上，精密称重，求出平均片重，迅速研磨成细粉，再精密称取不少于 20 片的粉末，按片重及标示效价折算估计单位计算，照标准溶液及其稀释液配制方法配制；供试品如为酊剂，按标准品稀释液的配制方法操作。供试品稀释液应和标准品稀释液的鸽平均最小千克致死量（ml）相近。

4. 检定法

（1）将标准品或供试品稀释液给鸽静脉灌注，测定每只动物的致死量

① 将鸽称重后使仰卧于鸽固定板上，固定两翅及两脚，卡住颈部使鸽不能挣扎。

② 灌注装置中充满供试溶液，排尽气泡。

③ 滴定管灌注溶液调至零点。

④ 手术　在一侧翼静脉处拔除羽毛少许，使翼静脉清晰可见，将连接灌注装置的注射针头向心端插入翼静脉。

⑤ 打开滴定管活塞，灌注溶液开始时一次快速注入 0.5ml，然后以 0.2ml/min 的等速连续注入，灌注开始记录时间。整个过程按表 3-5-2 随时核对时间与进入药液速度，相差不得超过 0.4ml。

开始插入弯针头时，如发现不通畅或打开滴定管活塞时出现进针处有肿胀，说明针头未插入静脉，应关闭活塞，可另换一侧翼静脉重插，如灌注中途出现肿胀，结果应废弃。

⑥ 终点观察　鸽中毒死亡，立即停止注入稀释液。一般鸽死亡前有强烈颤抖、恶心呕吐、排便等现象，至瞳孔迅速放大、呼吸停止为终点，记录注入稀释液的总量（ml）。

本法的可信限率（FL％）不得大于 15％。

（2）实验结果计算

① 将每只鸽注入稀释液的总量（ml）换算成每千克体重致死量（ml）中所含单位数（U/kg），取其 10 倍量的对数值作为反应值（计算最小致死量的对数时，为避免负对数值的麻烦，将各反应值均乘以 10，这样不影响曲线的形态及误差的估计）。

② 将反应值按《中国药典》附录生物检定统计法列表的格式整理。

③ 按直接测定法公式处理结果，计算 M、R、P_T、S_m、FL、FL％。

以上计算也可编制程序，用计算机计算。

（3）实验结果判断　实验误差（FL％）的判断，按药典规定，FL％超过者，可做以下处理。

① 检查动物来源、实验操作等是否符合本实验的要求。

② 重复实验。

③ 增加每组实验动物以减小误差。

（4）洋地黄生物效价测定实验记录（表 3-5-1）。

表 3-5-1　洋地黄生物效价测定实验记录

检品名称	检品分类
供样单位	规　格
生产单位	包　装
批　号	失效日期
检验目的	检品数量
检验依据	报告日期
检验日期	检讫日期
室　温	湿　度
检验员	校对者

实验日期：

动物：　　　来源：　　　性别：　　　体重：

溶液配制：

标准品溶液配制:第　　次　　　标准品:U/g

供试品溶液配制：

结果：

结论：

（5）注意事项

① 配制标准品或供试品溶液时，过滤时间应尽量缩短，以防止乙醇挥发，影响浓度，室温较高时更应注意。提取用容器应加盖，于振摇后放置片刻或经过离心再倾出上清液过滤，可加快过滤速度。

② 插翼静脉可选用 5 号半至 6 号半的针头，为减少阻力，可将头皮针的连接管剪去 1/2～2/3，通过塑料输液器中的尼龙接管与滴定管相连，由于管子质量轻，鸽子抖动时不易掉出，而且由于连接管可任意弯曲，便于插入静脉。

③ 插翼静脉时，将鸽子仰缚于鸽板上（图 3-5-1），固定好后，拔除翼下羽毛致静脉清晰可见，用手指压住向心端并逆血流方向轻轻挤压，或用酒精棉球擦拭局部，使静脉扩张，选择较直的一段静脉，以与血管平行方向将针头插入约 8mm。注意勿将针头口放于静脉分支处，以防回血凝塞针头。

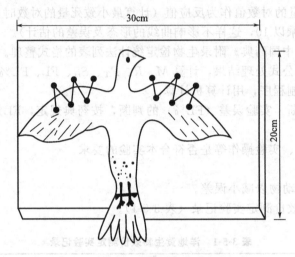

图 3-5-1　鸽固定方法

④ 针头插入静脉前应看好滴定管刻度，插入静脉后，应立即打开活塞灌注 0.5ml 溶液，将回血冲入静脉以防止凝血，此后再按实验要求迅速调好灌注速度。灌入溶液时如发现注入困难或注射部位有水疱肿起，则针头未插入静脉，应将针孔处用止血钳夹住再拔出针头，以防止大出血。此时如静脉仍清晰，可再插，否则应换另侧翼静脉。如在注射药液过程中，发现针头凝塞，可先将滴定管活塞关住，捏挤滴定管下方的橡皮管，使橡皮管内药液压入静脉冲去凝块，待转开活塞后再放松橡皮管，继续注入药液（此时如鸽立即死亡，则实验结果不能用）。如凝块仍不能去除，可将注入的容量记录后拔出针头，洗净凝块再插入静脉继续灌注。但操作要求迅速，此段时间应尽量缩短，否则影响全部灌注速度，使结果不准确。

⑤ 实验一般每组用 6 只动物即可，但如组内最小千克致死量太分散，可适当增加动物数，以减少实验误差。

⑥ 给药整个过程中，要随时核对注入的药液总量是否符合在规定速度下应注入的药液总量（表 3-5-2）。

（6）计算举例　洋地黄效价测定——鸽法。

标准品溶液　　　　1.0U/ml　　　　稀释 1→30

供试品　　　　　　叶粉　　　　　　估计效价　　　　10U/g

供试品溶液　　　　0.1g/ml　　　　稀释 1→30

结果见表 3-5-2、表 3-5-3。

表 3-5-2 注入时间与注入药液总量核对表

时间/min	注入药液总量/ml	时间/min	注入药液总量/ml	时间/min	注入药液总量 ml	时间/min	注入药液总量/ml
0	0.5						
1	0.7	16	3.7	31	6.7	46	9.7
2	0.9	17	3.9	32	6.9	47	9.9
3	1.1	18	4.1	33	7.1	48	10.1
4	1.3	19	4.3	34	7.3	49	10.3
5	1.5	20	4.5	35	7.5	50	10.7
6	1.7	21	4.7	36	7.7	51	10.5
7	1.9	22	4.9	37	7.9	52	10.9
8	2.1	23	5.1	38	8.1	53	11.1
9	2.3	24	5.3	39	8.3	54	11.3
10	2.5	25	5.5	40	8.5	55	11.5
11	2.7	26	5.7	41	8.7	56	11.7
12	2.9	27	5.9	42	8.9	57	11.9
13	3.1	28	6.1	43	9.1	58	12.1
14	3.3	29	6.3	44	9.3	59	12.3
15	3.5	30	6.5	45	9.5	60	12.5

表 3-5-3 洋地黄粉效价测定数据

标 准 品 组

编号	鸽重/g	稀释液致死量/ml	稀释液最小致死量/(ml/kg)	最小致死量/d_S(U/kg)	最小致死量×10 的对数(X_S)
1	312	10.70	34.29	1.1430	1.0580
2	295	8.93	30.27	1.0090	1.0039
3	323	10.29	31.86	1.0620	1.0261
4	291	8.71	29.93	0.9977	0.9990
5	305	9.68	31.74	1.0580	1.0245
6	287	8.00	27.87	0.9290	0.9680

供 试 品 组

编号	鸽重/g	稀释液致死量/ml	稀释液最小致死量/(ml/kg)	最小致死量/d_S(U/kg)	最小致死量×10 的对数(X_S)
1	318	10.63	33.43	1.1143	1.0470
2	285	8.59	30.14	1.0047	1.0020
3	306	8.03	26.24	0.8747	0.9418
4	294	8.81	29.96	0.9987	0.9994
5	290	8.64	29.79	0.9930	0.9969
6	328	9.11	27.77	0.9257	0.9665

在计算中为了避免负对数值的麻烦，将各反应值均乘以 10，这样不影响曲线的形态及误差的估计。

① 效价（P_T）的计算

$$M = \overline{X}_S - \overline{X}_T = 1.0132 - 0.9923 = 0.0209$$

$$R = \text{antilg } M = \text{antilg} 0.0209 = 1.0493$$

$$P_T = A_T R = 10 \times 1.0493 = 10.493 \text{U/g}$$

② 平均可信限率（FL%）的计算

$$S^2 = \frac{\sum X_S^2 - \frac{(\sum X_S)^2}{n_S} + \sum X_T^2 - \frac{(\sum X_T)^2}{n_T}}{n_S + n_T - 2}$$

$$= \frac{6.1647 - \frac{6.0795^2}{6} + 5.9139 - \frac{5.9536^2}{6}}{6 + 6 - 2} = 0.0011$$

$$f = n_S + n_T - 2 = 6 + 6 - 2 = 10$$

$$t = 2.23$$

$$S_m = \sqrt{S^2 \times \frac{n_S + n_T}{n_S n_T}} = \sqrt{0.0011 \times \frac{6 + 6}{6 \times 6}} = 0.0191$$

P_T 的 $FL = A_T \text{antilg}(M \pm t S_m)$

$$= 10 \times \text{antilg}(0.0209 \pm 2.23 \times 0.0191) = 9.513 \sim 11.574$$

$$P_T \text{ 的 } FL\% = \frac{P_T 高限 - P_T 低限}{2 P_T} \times 100\% = \frac{11.574 - 9.513}{2 \times 10.493} \times 100\% = 9.82\%$$

洋地黄粉效价测定数据见表 3-5-4。

表 3-5-4　洋地黄粉效价测定数据

S		T	
$MLD_S(d_S)$/(U/kg 体重)	$X_S \lg(d_S \times 10)$	$MLD_T(d_T)$/(U/kg 体重)	$X_T \lg(d_T \times 10)$
1.1430	1.0580	1.1143	1.0470
1.0090	1.0039	1.0047	1.0020
1.0620	1.0261	0.8747	0.9418
0.9976	0.9990	0.9987	0.9994
1.0580	1.0245	0.9930	0.9969
0.9290	0.9680	0.9257	0.9665
$\sum X_S$	6.0795	$\sum X_T$	5.9536
$\overline{X}_S$	1.0132	$\overline{X}_T$	0.9923
$\sum X_S^2$	6.1647	$\sum X_T^2$	5.9139

教学情境二　教学实施设计

一、工作任务设置

（1）根据项目或工作单中要求实现的各项任务、生物检定标准等具体情况，进行洋地黄的生物检定方案、技术指标的调研。

（2）根据资讯阶段所获取的信息进行分析、讨论，并对任务如何实施作出决策。提出设计思路和初步洋地黄的生物检定方案，阐述建立此方案的理由。

（3）根据设计方案并结合实际情况制订出洋地黄生物检定的工作计划以及检查与评价标准。

（4）根据计划完成洋地黄的生物检定工作。

（5）根据工作计划检查洋地黄的生物检定的全过程，并逐项填写检定情况，最后将相关的技术资料归档。

（6）学生和教师分别评价工作过程的优劣和工作结果的优劣，提出存在的问题与改进意见，学生对教学过程进行评价并给出评价意见和建议。

二、项目学习过程设计（六步法）

资讯 ⟶ 计划 ⟶ 决策 ⟶ 实施 ⟶ 检查 ⟶ 评估

具体设计参见附录。

技能考核标准

	洋地黄的生物检定考核标准						

小组名称_____　　序号_____

参考资料名称_____

实施日期_____　洋地黄的生物检定过程记录共_____页

评价项目		评价内容	分值	教师评价	学生评价	得分	总分
过程评价	工作态度	到岗情况	2%	1%	1%		
		认真负责	3%	2%	1%		
		与人沟通	2%	1%	1%		
		团队协作	3%	2%	1%		
	工作方法	学习能力	3%	1%	2%		
		计划能力	3%	2%	1%		
		解决问题能力	4%	3%	1%		
	劳动保护	是否有劳动保护意识	5%	4%	1%		
		检定过程中是否注意安全问题	5%	4%	1%		
	实践操作	标准品溶液和稀释液的配制是否合理	5%	4%	1%		
		供试品溶液和稀释液的配制是否合理	5%	4%	1%		
		实验动物的选择是否正确	10%	8%	2%		
		检定操作是否正确	10%	8%	2%		
总结性评价	洋地黄的生物检定结果分析	洋地黄的生物检定结果计算	10%	8%	2%		
		洋地黄的生物检定结果的判断	10%	8%	2%		
	洋地黄的生物检定技术报告	填写是否正确、规范	20%	16%	4%		

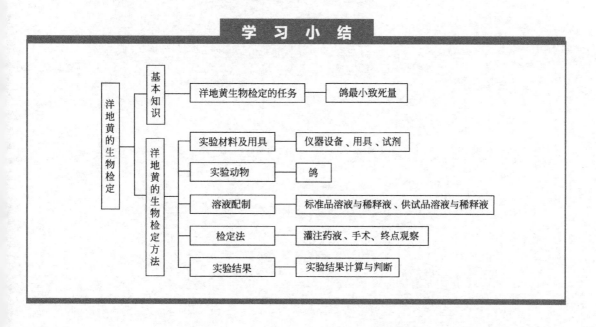

综合测试

一、填空题

1. 洋地黄的生物检定法为_____法，即比较洋地黄标准品（S）与供试品（T）对鸽的_____，以测定供试品的效价。

2. 进行手术时，在一侧翼静脉处拔除羽毛少许，使翼静脉清晰可见，将连接灌注装置的注射针头向心端插入_____。打开滴定管活塞，灌注溶液开始时一次快速注入_____，然后以_____的等速连续注入，灌注开始记录时间。

3. 进行终点观察时，鸽中毒死亡，立即停止注入稀释液。一般鸽死亡前有_____、_____、_____等现象，至_____、_____为终点，记录注入_____。

二、简答题

1. 何谓洋地黄的生物检定方法？

2. 洋地黄生物检定过程中应注意什么？

项目六

硫酸鱼精蛋白的生物检定

■ 项目描述：

硫酸鱼精蛋白的效价，以其每 1ml 能中和肝素抗凝血作用的单位数表示。《中国药典》规定，按干燥品计算，每 1mg 硫酸鱼精蛋白所中和的肝素抗凝血作用不得少于 100U。

BP（1980）均用枸橼酸血浆，1988 年废除了此法，以分光光度法测定。JP（XI，XII）均用硫酸钠牛血，USP（XXI，XXII）均用羊血浆；《中国药典》自 1995 年版后均用新鲜兔血或兔、猪血浆。

硫酸鱼精蛋白的效价（活性）测定法取源于肝素生物检定，系指测定硫酸鱼精蛋白供试品（T）中和肝素标准品（S）所致延长新鲜兔血或猪、兔血浆凝结时间的程度，以测定供试品效价的方法。

■ 能力目标：

1. 掌握生物检定法测定硫酸鱼精蛋白效价（活性）的方法；
2. 熟悉标准品、供试品溶液与稀释液的制备方法；
3. 学会实验动物的选用；
4. 学会硫酸鱼精蛋白生物检定实验结果计算。

■ 知识目标：

1. 硫酸鱼精蛋白生物检定技术；
2. 硫酸鱼精蛋白生物检定法常用的仪器、设备及药品；
3. 掌握硫酸鱼精蛋白生物检定实验结果判断方法。

■ 职业素养：

培养良好的药品生物检定职业道德观念，认真的学习态度和团队合作精神。

■ 教学资源：

教材、参考资料、PPT、视频、工作单、考核单、评价单、评价表、实验室、网络资源、图片、题库、教学情境设计方案与实施方案。

■ 考核与评价

考核方式：

包括过程考核与结果考核；以过程考核为主。学生自评（10%）、教师对小组评价（30%）、教师对学生评价（60%）、组间互评（加试）。

考核方法：

包括笔试、口试、操作、答辩等。

评价内容：

1. 基本知识及技能水平评价；
2. 方案设计能力评价；
3. 任务完成情况评价；
4. 团队合作情况评价；
5. 过程评价。

学生工作任务单

项目六：硫酸鱼精蛋白的生物检定
工作任务描述： 　　根据硫酸鱼精蛋白的生物检定需要，通过教师提供的参考书、教学课件、音像资料、自己查阅的参考资料，学生能够在教师指导下完成具体产品的硫酸鱼精蛋白的生物检定任务，并在硫酸鱼精蛋白的生物检定过程中获得硫酸鱼精蛋白的生物检定技术方面的知识，掌握生物检定法测定硫酸鱼精蛋白效价(活性)的技术技能
具体工作任务： 　1. 获得相关资料与信息 　　(1)了解硫酸鱼精蛋白生物检定的意义 　　(2)掌握硫酸鱼精蛋白生物检定方法的准备工作 　　(3)熟悉硫酸鱼精蛋白生物检定常用试剂的种类及配制方法 　　(4)熟悉硫酸鱼精蛋白生物检定的常用设备及使用方法 　　(5)掌握硫酸鱼精蛋白生物检定测试方法 　　(6)掌握硫酸鱼精蛋白的生物检定技术技能 　2. 制订检查计划 　　(1)根据任务需要，确定硫酸鱼精蛋白的生物检定方法所需实验材料准备工作 　　(2)常用试剂制备 　　(3)硫酸鱼精蛋白的生物检定操作 　3. 提交产品、工作记录、小组互评单、个人考核单、工作总结，材料归档、整理 　4. 讨论、反思硫酸鱼精蛋白的生物检定过程，通过学生自查和教师指导找出硫酸鱼精蛋白生物检定过程中的不足之处

教学情境一　硫酸鱼精蛋白生物效价的检定方法

一、硫酸鱼精蛋白的生物检定的基本知识

　　硫酸鱼精蛋白系从适宜的雄性鱼类新鲜成熟精子中提取的一种低分子碱性蛋白质的硫酸盐，为白色或类白色粉末，略溶于水，不溶于乙醇。

　　鱼精蛋白可与肝素在溶液中反应，形成一种稳定的无抗凝活性的"鱼精白-肝素"复合体，从而中和肝素的抗凝血作用，为肝素拮抗剂。临床上主要用于治疗、预防因肝素过量引起的出血。

　　本品具有强碱性基团，在体内可与强酸性的肝素结合，形成稳定的复合物，从而使肝素失去抗凝能力。尚具有轻度抗凝血酶原激酶作用，临床一般不用于对抗非肝素所致抗凝作用。由于本品能与一些蛋白质、多肽结合，可用来与硫酸鱼精蛋白、促皮质激素等形成络合物，以制备长效注射剂。

>>>> **知识链接** >>>

《中国药典》（2010 年版）规定：本法系测定硫酸鱼精蛋白供试品（T）中和肝素标准品（S）所致延长新鲜兔血或猪、兔血浆凝结时间的程度，以测定供试品效价的方法。

>>

二、硫酸鱼精蛋白生物效价的检定方法——兔全血法

1. 实验材料及用具

（1）仪器设备 肝素标准品或供试品称量用天平（精度 0.01mg 或 0.1mg）、试剂称量用天平（精度 1mg）、家兔称重用天平（精度 10g）、恒温水浴（37.0±0.5）℃、压板测凝器或测凝棒。

（2）用具 兔固定板、注射器及取血用针头、吸管、移液管、烧杯、带塞玻璃小瓶、小试管（0.8cm×3.8cm 或 1.0cm×7.5cm，有 1cm 刻度）、试管架、不锈钢或细玻璃搅棒、计时器、安瓿、脱脂棉、纱布、线、绳、剪毛剪、手术刀、直镊、止血镊、眼科直镊、眼科弯镊、动脉夹。

（3）试剂 氯化钠、局部麻醉剂（如普鲁卡因）。

2. 实验动物

健康无伤，体重 2.5kg 以上的家兔，雌雄均可，雌者无孕。

3. 溶液配制

（1）生理盐水 称取氯化钠适量，加水配成 0.9% 溶液。

（2）1% 普鲁卡因溶液 称取普鲁卡因粉末适量，用生理盐水配成 1% 溶液。

（3）标准品溶液与稀释液

① 肝素标准品溶液 取肝素标准品，放置至室温。割开标准品小管（注意勿使玻屑掉入），精密称量，置小烧杯中。将称得的质量（mg），乘以标示单位数，即得总单位数。精密加生理盐水，配成 200U/ml 溶液，密塞，置 4~8℃ 保存备用，可以在一周之内使用。

② 肝素标准品稀释液 实验当日，取肝素标准品溶液，放置至室温。精密量取标准品溶液一定量，用生理盐水配成 85U/ml、90U/ml、95U/ml、100U/ml、105U/ml、110U/ml、115U/ml、120U/ml、125U/ml 的标准品稀释液。

（4）供试品溶液

供试品如果是粉末，实验当日，精密称取供试品适量，按干燥品计算，用生理盐水溶解配成 1mg/ml 的溶液，充分混匀。

供试品如果是注射液，取供试品，放置至室温，割开安瓿。精密量取安瓿内溶液一定量，按标示含量计算，加生理盐水稀释成 1mg/ml 的溶液。

4. 检定法

（1）取血前的准备 实验当日，将实验动物仰卧固定在手术台上，剪去颈部的毛，或用生理盐水湿润的棉花或纱布，将毛向两侧分开，皮下注入 1% 普鲁卡因溶液 2ml，10~20min 后，用手术刀沿颈部正中线切开皮肤，用止血钳、镊小心分离开肌肉和血管，暴露并剥离一侧颈动脉一段（约 3cm 长），两端分别用动脉夹夹住，或结扎远心端，用另一较粗的棉线在此段血管下穿过，打一活结，于棉线结扎处刺一小孔，做好取血前的准备。

（2）选取对照管与供试管 取管径均匀小试管 8 支，置试管架上，第 1 和第 8 管为空白对照管，第 2~7 管为供试品管。分别在试管上编号。

（3）加药 空白对照管中加入 0.2ml 的生理盐水，第 2~7 管中分别加入供试品溶

液 0.1ml。

第 2～7 管中再分别加入上述肝素标准品稀释液 0.1ml，立即混匀。

（4）取血　用尖端磨钝的 12 号针头，插入兔颈动脉小孔内，用棉线打活结固定，每次取血时，放出少量血丢弃，然后接注射器，打开近心端动脉夹，血即流入注射器内，此时开始计时，至需要量后，迅速用动脉夹夹住，取下注射器，并立即接一较粗长的针头，按编号顺序，依次插入到各试管刻度上方，加血到刻度，迅速搅匀，注意勿产生气泡。

最后一管搅拌后，立即将试管架放入（37.0±0.5）℃恒温水浴中，血液抽出到试管架放入水浴时间不得超过 2min，注意观察血液凝固情况。

（5）终点观察　常用终点观察有两种方法。

① 倒转法　当小试管规格为 1.0cm×7.5cm 时采用此法。将小试管拿起，轻弹管壁，液面颤动厉害时，可隔 3min 观察 1 次，当轻弹管壁，液面不太颤动时，隔 1min 观察 1 次，当液面接近凝固，轻弹管壁液面停止颤动时，将试管轻轻倒立，液面不往下流为终点。

② 压板法或测凝棒法　当小试管规格为 0.8cm×3.8cm 时采用此法，以测凝棒不能再插入血液面为终点。

（6）重复操作　重复（2）～（5）操作，至少得 5 次结果。

（7）实验结果判断

① 两支对照管的凝结时间相差不得超过 1.35 倍，如超过，则本次实验不能成立，要重新进行实验。

② 在供试品管的凝结时间不超过两支对照管平均凝结时间的 1.5 倍的各管中，以中和肝素浓度最高的一管作为终点管。

③ 重复 5 次实验测得终点管的肝素浓度，相差不得大于 10U，5 次实验结果的平值即为硫酸鱼精蛋白供试品 1mg 中和肝素的单位数。

（8）硫酸鱼精蛋白生物效价测定实验记录（表 3-6-1）

表 3-6-1　硫酸鱼精蛋白生物效价测定实验记录

检品名称		检品分类	
供样单位		规　　格	
生产单位		包　　装	
批　　号		失效日期	
检验目的		检品数量	
检验依据		报告日期	
检验日期		检讫日期	
室　　温		湿　　度	
检验员		校对者	

实验日期：

动物：　　　　　来源：　　　　　性别：　　　　　体重：

溶液配制：

标准品溶液配制：第　　　　　次　　　　　标准品：U/mg

供试品溶液配制：

结果：

结论：

（9）实验注意事项

① 硫酸鱼精蛋白效价测定法的实验设计属生物检定定量反应的阈剂量直接测定法，即通过实验直接测得每 1mg 硫酸鱼精蛋白能中和肝素抗血凝作用的最大剂量，以肝素的效价单位数表示。从重复 5 次实验所得的结果，计算出每 1mg 硫酸鱼精蛋白中和肝素的效价单位数，即为鱼精蛋白的抗肝素效价。因此，鱼精蛋白生物检定法应当用肝素国家标准品。本检定法一般不需要与鱼精蛋白标准品同时对比，故不设鱼精蛋白标准品组。

② 本法不严格要求剂量反应的直线关系，为操作方便，肝素国家标准品的一系列稀释液按等差级数排列，每级剂量相差 5U。

③ 空白对照管的血凝时间是判断结果的标准，为了减少各试管操作时加液先后对实验结果的影响，故实验时安排第 1 管和第 8 管为空白对照管，并规定两个对照管中凝结时间较长的一管不得超过另一管的 1.35 倍，实验结果才成立，才可以两管的平均凝结时间作为对照管的凝结时间。还规定肝素试验管的凝结时间不超过对照管平均凝结时间的 150% 为肝素的抗凝作用已被中和的标准，其中最大浓度肝素管即为 1mg 硫酸鱼精蛋白中和肝素的效价单位。

④ 空白对照管只加 0.9% 氯化钠溶液不加硫酸鱼精蛋白，这是由于鱼精蛋白本身也有抗凝血作用，在肝素的抗凝作用基本被鱼精蛋白中和的各试管中，鱼精蛋白与肝素形成了复合物，试管内未结合的鱼精蛋白量很少；为了使空白对照管和试管中未结合的鱼精蛋白的量基本接近，故在空白对照管中不加硫酸鱼精蛋白，只加 0.9% 氯化钠溶液。

⑤ 取血方法、血和药液混匀搅拌方法、终点观察等可参照肝素生物检定法。硫酸鱼精蛋白效价测定——兔全血法结果见表 3-6-2。

表 3-6-2 硫酸鱼精蛋白效价测定结果（兔全血法）

凝结时间/min 实验次数	空白对照 空白对照管（生理盐水）	肝素浓度/(U/ml)						空白对照管		1mg 硫酸鱼精蛋白中和肝素浓度/U
		125	120	115	110	105	100	空白对照管（生理盐水）	空白管平均凝结时间的 150%	
1	13.5	>26	>26	>26	18.5	16.5	15.0	12.5	19.5	110
2	11.0	>21	>21	>21	16.0	14.0	12.5	10.5	16.1	110
3	11.5	>22	>22	>22	16.0	15.5	14.0	11.5	17.2	110
4	11.0	>21	>21	>21	17.5	13.5	13.0	11.0	16.5	105
5	10.5	>31	>31	11.5	11.0	10.5	10.0	9.5	15.0	115

结果 1mg 硫酸鱼精蛋白（干燥品）中和肝素为：(110＋110＋110＋105＋115)/5＝110U

三、硫酸鱼精蛋白生物效价的检定方法——兔、猪血浆法

1. 实验材料及用具

（1）仪器设备 肝素标准品或供试品称量用天平（精度 0.01mg 或 0.1mg）、试剂称量用天平（精度 1mg）、家兔称重用天平（精度 10g）、恒温水浴（37.0±0.5）℃、离心机、压板测凝器或测凝棒。

（2）用具 兔固定板、注射器及取血用针头、吸管、移液管、烧杯、带塞玻璃小瓶、小试管（0.8cm×3.8cm 或 1.0cm×7.5cm，有 1cm 刻度）、试管架、不锈钢或细玻璃搅拌棒、计

时器、安瓿、脱脂棉、纱布、线、绳、剪毛剪、手术刀、直镊、止血镊、眼科直镊、眼科弯镊、动脉夹。

（3）试剂　氯化钠、局部麻醉剂（如普鲁卡因）、枸橼酸钠、氯化钙。

2. 溶液配制

（1）生理盐水　同兔全血法。

（2）1％普鲁卡因溶液　同兔全血法。

（3）1％氯化钙　称取枸化钙（按干燥品计）适量，加水使成1％溶液，过滤，置4～8℃保存备用。

（4）8％枸橼酸钠溶液　称取枸橼酸钠（按干燥品计）适量，加水使成8％溶液。

（5）肝素标准品溶液　同兔全血法。

（6）供试品溶液　同兔全血法。

（7）血浆的制备

① 加适量8％枸橼酸钠溶液到三角瓶中，使其与欲收集的兔血或猪血的容量比为1∶19，并在容器上标记好最终体积，供采血时用。

② 兔血的采集　由颈动脉放血，手术全部操作同兔全血法，或直接心脏穿刺采血。猪血的采集一般在宰猪时直接收集流出的新鲜血。采集的兔血或猪血沿着采血用的三角瓶壁流入，同时不停地缓慢摇动采血瓶，使血立即与抗凝剂混合均匀，直到加入的血达到标记总体积时为止。

③ 抗凝血立即分放到适宜容量的离心管中，离心。离心条件一般为4～10℃、1000～1500×g，20min。

④ 分离血浆，并将所得的血浆混合。

⑤ 取血浆1ml于实验用小试管中，加入1％氯化钙溶液0.2ml，混匀后放在（37.0±0.5)℃恒温水浴中保温，在3～5min内凝固的血浆，可供实验用。

⑥ 将血浆按一次实验量分装，除当日实验用外，其余血浆于－20～－30℃贮存，可在半年内使用。

3. 检定法

（1）实验当日，取出1％氯化钙溶液，放置至室温。

（2）实验当日，取出冰冻血浆，置低于（37.0±0.5)℃恒温水浴中，待完全融化，用2层纱布或快速滤纸过滤，使用过程中于4～8℃放置。

（3）取管径均匀干燥小试管8支，第1和第8管为空白对照管，第2～7管为供试品管，分别在试管上编号。

（4）空白对照管中加入0.2ml生理盐水，第2～7管中分别加入供试品0.1ml。

（5）第2～7管中再分别加入上述标准品稀释液各0.1ml，立即混匀。

（6）取出血浆，从第1～8管分别准确加入血浆0.7ml，轻轻混匀，注意避免产生气泡。

（7）将上述小试管同时放在（37.0±0.5)℃恒温水浴中保温5～10min。再每管分别加入1％氯化钙0.1ml，立即记录时间，混匀（勿产生气泡），每管加入氯化钙溶液间隔30s，以便精确计算凝结时间。观察并记录各管凝结时间，终点观察同兔全血法。

（8）重复（3）～（7）的操作，至少进行5次实验。

（9）结果判断　同兔全血法。

原始记录内容如下（表3-6-3）。

表 3-6-3　原始记录内容

检品名称		检品分类	
供样单位		规　格	
生产单位		包　装	
批　　号		失效日期	
检验目的		检品数量	
检验依据		报告日期	
检验日期		检讫日期	
室　　温		湿　度	
检验员		校对者	

实验日期：

动物：　　　　　　来源：　　　　　　性别：　　　　　　体重：

溶液配制：

标准品溶液配制：第　　　　次　　　　　　标准品：U/mg

供试品溶液配制：

结果：

结论：

知识拓展

精蛋白锌硫酸鱼精蛋白注射液延缓作用检查法

精蛋白锌硫酸鱼精蛋白注射液为含有鱼精蛋白与氯化锌的硫酸鱼精蛋白（从猪或牛胰中提取制得）的灭菌混悬液，其效价应为标示量的 86%～120%。

为了判定精蛋白锌硫酸鱼精蛋白注射液是否有延缓作用，采用《中国药典》（2010 年版）家兔降血糖法检查其延缓作用。即比较硫酸鱼精蛋白标准品（S）与供试品（T）降低饥饿家兔血糖的情况，以判定供试品延缓作用是否符合规定。具体检定过程如下。

1. 准备工作

家兔（健康无伤，体重 2.0～3.0kg 的家兔若干只，雌雄均可，雌者无孕，一笼一只，编号）。在实验前 18～20h 移去饲料，但仍给予饮水，然后均匀分为两组（每组 6～8 只），一组为硫酸鱼精蛋白标准品组，一组为供试品组，两组间家兔的性别和体重的分配情况应尽可能相同。

实验前将耳静脉取血处去毛，并擦拭干净，取血时可用灯照保温，使静脉充血。实验过程中停止供水，并注意避免惊扰。

取与动物数相等数量的小试管，编号，每支加入 5% 三氯乙酸溶液 0.36ml，另一套相等数量小试管编号备用。

2. 正常家兔血样的采集

用针头刺破血管，立即用微量取液器精密量取血液 0.06ml，按编号加入预先装有 5% 三氯乙酸小管中摇匀。用脱脂棉压住刺破的针孔，止血。

3. 给药

正常家兔采血后，立即分别在各兔相同部位用微量注射器精确皮下注射相同体积的标准品或供试品溶液，各只家兔给药要间隔一定时间并计时，一般剂量为每兔 1.0～1.2U。

动物给药后，放回笼中。

4. 取血样

标准品组于注射后 2h 及 6h 再分别自各兔取血样，操作同 2。

供试品组于注射后 6h 及 9h 再分别自各兔取血样，操作同 2。

5. 测血糖值

(1) 离心 将小试管放入离心机管架中，2500r/min 离心 15min 后取出。

(2) 精密量取离心后的上清液 0.20ml，放置于相应编号的另一套小试管中。另取小试管 5 支，编号，分别加入葡萄糖标准系列溶液 0、5mg/100ml、10mg/100ml、20mg/100ml、30mg/100ml，各管 0.2ml。将上述各管分别准确加入葡萄糖氧化酶试剂 2.0ml，混匀。小管同时放入 (37.0±0.5)℃ 恒温水浴，保温 30min 取出，放置至室温。按分光光度法，于 550nm 波长处测定各管的吸收度。

测定血糖值可待全部实验结束后，将各次采的血样同时进行；亦可每次采血后立即进行，但每次测定必须同时做葡萄糖标准曲线。血样如需放置较长时间应于 4～8℃ 贮存。

6. 实验结果计算

(1) 血糖值的计算

① 由葡萄糖标准曲线各浓度所测吸收度计算回归方程式 $Y = A + BX$ 中的 "A、B" 值。

② 通过回归方程式由各管吸收度计算血样相当的血糖值，以每 100ml 血中所含葡萄糖的质量 (mg) 表示。

③ 各管血糖值乘以校正值 (按本法取血 0.06ml，加入 0.36ml 5% 三氯乙酸中，稀释 7 倍，即校正值为 7) 即为各兔的血糖值。或将葡萄糖标准溶液与被测定血样同法处理，通过回归方程式计算血样中的血糖值，即为各兔的血糖值。

(2) 各次测定所得血糖值均不低于正常血糖值 90% 的家兔或实验中途死亡的家兔结果均作废，不参加计算，能参加计算的家兔，每组不得少于 6 只。

(3) 算出每兔在注射后的血糖值相当于该兔在注射前的正常血糖值的百分数 (简称血糖百分数)。

$$血糖百分数 = \frac{A(注射后血糖值)}{B(注射前血糖值)} \times 100\%$$

(4) 算出每一组内每一时间各兔血糖百分数的平均值。

7. 实验结果判断

(1) 用于硫酸鱼精蛋白标准品组的所有家兔，发生痉挛或实验中途死亡的动物数，不得超过 1/5。

(2) 硫酸鱼精蛋白标准品组于注射后 2h 的血糖百分数平均值应不高于 65%，注射 6h 的血糖百分数平均值应不低于 95%，否则均应调整剂量复试。

① 注射后 2h 血糖百分数平均值高于 65%，说明所用剂量偏低，应增加剂量。

② 注射后 6h 血糖百分数平均值低于 95%，说明所用剂量偏高，6h 尚不能恢复，应减小剂量。

③ 供试品组于注射后 6h 或 9h 的血糖百分数平均值中较低的一值不得大于 75%。

注：检定方法中所用实验材料及用具、溶液配制方法、标准品溶液及供试品溶液制备方法详见《中国药品检验标准操作规范与药品检验仪器操作规程》(2010 年版)。

教学情境二　教学实施设计

一、工作任务设置

（1）根据项目或工作单中要求实现的各项任务、生物检定标准等具体情况，进行硫酸鱼精蛋白的生物检定方案、技术指标的调研。

（2）根据资讯阶段所获取的信息进行分析、讨论，并对任务如何实施作出决策。提出设计思路和初步硫酸鱼精蛋白的生物检定方案，阐述建立此方案的理由。

（3）根据设计方案并结合实际情况制订出硫酸鱼精蛋白生物检定的工作计划以及检查与评价标准。

（4）根据计划完成硫酸鱼精蛋白的生物检定工作。

（5）根据工作计划检查硫酸鱼精蛋白生物检定的全过程，并逐项填写检定情况，最后将相关的技术资料归档。

（6）学生和教师分别评价工作过程的优劣和工作结果的优劣，提出存在的问题与改进意见，学生对教学过程进行评价并给出评价意见和建议。

二、项目学习过程设计（六步法）

资讯━━→ 计划━━→ 决策━━→ 实施━━→ 检查━━→ 评估

具体设计参见附录。

技能考核标准

硫酸鱼精蛋白的生物检定考核标准							
小组名称＿＿＿＿＿＿＿　　　序号＿＿＿＿＿＿＿							
参考资料名称＿＿＿＿＿＿＿							
实施日期＿＿＿＿＿＿＿　　硫酸鱼精蛋白的生物检定过程记录共＿＿＿＿＿页							
评价项目		评价内容	分值	教师评价	学生评价	得分	总分
过程评价	工作态度	到岗情况	2%	1%	1%		
		认真负责	3%	2%	1%		
		与人沟通	2%	1%	1%		
		团队协作	3%	2%	1%		
	工作方法	学习能力	3%	1%	2%		
		计划能力	3%	2%	1%		
		解决问题能力	4%	3%	1%		
	劳动保护	是否有劳动保护意识	5%	4%	1%		
		检定过程中是否注意安全问题	5%	4%	1%		
	实践操作	取血前的准备	5%	4%	1%		
		选取对照管与试管是否正确	5%	4%	1%		
		加药操作是否正确	5%	4%	1%		
		取血操作是否到位	5%	4%	1%		
		终点观察倒转法应用是否正确	5%	4%	1%		
		终点观察压板法或测凝棒法是否正确	5%	4%	1%		
总结性评价	硫酸鱼精蛋白的生物检定结果分析	生物检定结果计算是否正确	10%	8%	2%		
		生物检定结果的判断是否正确	10%	8%	2%		
	硫酸鱼精蛋白的生物检定技术报告	填写是否正确、规范	20%	16%	4%		

学 习 小 结

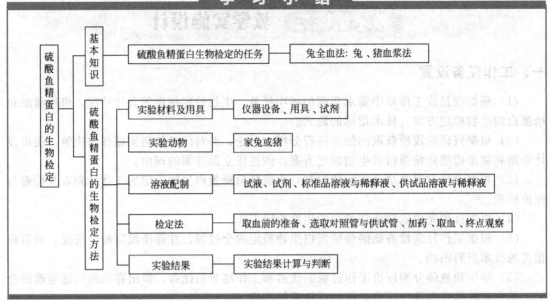

综合测试

一、填空题

1. 测定硫酸鱼精蛋白供试品（T）中和_____标准品（S）所致_____新鲜_____或_____凝结时间的程度，以测定供试品效价的方法。

2. 常用终点观察有两种方法：当小试管规格为 1.0cm×7.5cm 时采用_____；当小试管规格为 0.8cm×3.8cm 时采用_____或_____，以_____为终点。

3. 两支对照管的凝结时间相差不得超过_____倍，如超过，则本次实验不能成立，要重新进行实验。

4. 硫酸鱼精蛋白效价测定法的实验设计属生物检定定量反应的阈剂量直接测定法，即通过实验直接测得每_____硫酸鱼精蛋白能中和_____抗血凝作用的_____，以_____的效价单位数表示。

二、简答题

1. 何谓硫酸鱼精蛋白的生物检定方法？

2. 硫酸鱼精蛋白的生物检定过程中应注意什么？

模块四

药品生物检定统计

项目一

生物检定统计与计算

■ **项目描述：**

　　药品生物检定法以药物的药理作用为基础，以生物统计为工具，是利用生物体包括整体动物、离体组织、器官、细胞和微生物等评估药物生物活性的一种方法。而生物统计是用数理统计的原理和方法，分析和解释生物界的种种现象和数据资料，以求把握其本质和规律性。自20世纪20年代以来，各种数理统计方法陆续创立，得到广泛应用并日益扩大到整个工业界，20世纪70年代，随着计算机的普及，应用更为广泛。在实际应用中，只有正确地运用生物检定统计的原理进行实验设计、数据处理和统计分析，才能用最少的动物、最经济的时间和方法，得到相对可靠的结果。

　　本学习项目通过基础知识学习、实践操作等，训练学生有效地完成相关工作任务，学习并能自主完成药品生物检定的统计及微机运算方法，然后在教师的指导下完成检验药品的统计计算工作；在实践中学会运用。

■ **能力目标：**

　　1. 统计结果的直接测定；
　　2. 实验结果的合并计算；
　　3. 生物统计的微机运算；
　　4. 生物统计基本操作技能。

■ **知识目标：**

　　1. 药品生物检定统计基础；
　　2. 统计结果的直接测定的原理；
　　3. 实验结果的合并计算的原理；
　　4. 生物统计的微机运算的原理。

■ **职业素养：**

　　培养不畏艰难的职业精神，精益求精的学习态度和团队合作精神。

■ **教学资源：**

　　教材、参考资料、PPT、视频、工作单、考核单、评价单、评价表、实验室、网络资源、图片、题库、教学情境设计方案与实施方案。

■ **考核与评价**

　　考核方式：

　　包括过程考核与结果考核；以过程考核为主。学生自评（20%）、教师对小组评价（30%）、教师对学生评价（50%）、组间互评（加试）。

考核方法：
包括笔试、口试、操作、答辩等。

评价内容：
1. 基本知识及技能水平评价；
2. 方案设计能力评价；
3. 任务完成情况评价；
4. 团队合作情况评价；
5. 过程评价。

学生工作任务单

模块四：药品生物检定统计
工作任务描述： 　　学生通过教师提供的参考书、教学课件、音像资料、自己查阅的参考资料以及具体产品检查需要，能够在教师指导下完成具体产品检验的统计运算任务，掌握药品生物检定的统计运算技能
具体工作任务： 　1. 获得相关资料与信息 　　(1)掌握药品生物检定统计基础知识 　　(2)会进行统计结果的直接测定 　　(3)了解实验结果的合并计算方法 　　(4)掌握生物统计的微机运算方法 　　(5)了解生物统计微机运算的相关要求 　　(6)掌握生物统计基本技术操作技能 　2. 制订检查计划 　　(1)根据任务需要，依据产品检验结果确定合适的运算方法 　　(2)各组进行练习 　3. 提交工作记录、小组互评单、个人考核单、工作总结，材料归档、整理 　4. 讨论、反思产品检查的统计运算过程，通过学生自查和教师指导找出运算操作过程的不足之处，改进提高

　　比利时数学家 L.A.J. 凯特莱，试图把统计学的理论应用于解决生物学、医学和社会学中的问题，于是最早提出了生物统计思想。1866 年，揭示了遗传的基本规律，这是最早运用数理统计于生物实验的一个成功范例；1889 年，在《自然遗传》一书中，通过对人体身高的研究指出，子代的身高不仅与亲代的身高相关，而且有向平均值"回归"的趋势，由此提出了"回归"和"相关"的概念和算法，从而奠定了生物统计的基础。20 世纪 20 年代以来，各种数理统计方法陆续创立，它们在实验室、田间、饲养和临床实验中得到广泛应用。70 年代，随着计算机的普及，使计算量过大的统计方法获得了新的生命力，应用更为广泛，并在现代科技中占有十分重要的地位。生物统计学属于应用数学的范畴，是生物科学与数理统计之间的交叉学科。

　　生物检定法是利用生物体包括整体动物、离体组织、器官、细胞和微生物等评估药物生物活性的一种方法。它以药物的药理作用为基础，以生物统计为工具，运用特定的实验设计在一定条件下比较供试品和相当的标准品或对照品所产生的特定反应，通过等反应剂量间比例的运算或限值剂量引起的生物反应程度，从而测定供试品的效价、生物活性或杂质引起的毒性。生物检定可以看做是一种测量工具，通过测量供试品和标准品在生物体上的特定反应而确定药品的效价或毒性。

一、基础知识

由于生物检定是以生物体为试验对象，从定量的角度研究剂量与反应间的关系，又由于生物差异性的普遍存在，因此，在生物检定中，实验设计、操作程序、结果计算、结论推导等，都贯穿着数理统计的一般原理及其应用。生物检定统计法介绍了应用生物检定时必须注意的基本原则、一般要求、实验设计及统计方法。有关品种用生物检定的具体实验条件和要求，必须按照该品种生物检定法项下的规定。只有正确地运用统计的原理进行实验设计、数据处理和统计分析，才能用最少的动物、最经济的时间和方法，得到相对可靠的结果。

1. 等反应剂量对比

在生物检定中，必须把 S 与 T 在相同试验条件下同时对生物体（或离体器官）进行测试，通过测定结果的对比，计算出它们之间的等反应剂量，从而求得 T 的效价（P_T），这种方法是对比检定。不同剂量对生物体可产生不同强度的效果反应，但由于生物差异性的存在，即使同一剂量（等效价）重复多次所产生的反应强度也不会都相等，剂量增减一定的倍数，反应的强度也不会随之增减相应的倍数。不能根据反应值增减的比例来推算相应剂量大小或效价的比例。

T 和 S 的效价比值 R 即是它们之间的等反应剂量比，即 $R = d_S/d_T$。当 P_T 相当于 P_S 的 R 倍时，也就是它们的等反应剂量 d_S 相当于 d_T 的 R 倍。

等反应剂量对比检定，是利用药物对生物体所产生的作用，选择适当的反应指标，将药物的供试品（T）和已知效价的标准品或对照品（S）对生物体进行检定的方法。

P_S 是 S 的效价。P_T 是通过检定测得 T 的效价含量，称 T 的测得效价，是将效价比值（R）用 T 的标示量或估计效价 A_T 校正之后而得，即 $P_T = A_T R$ 或 $P_T = A_T \lg^{-1} M$。

检定时，S 按标示效价计算剂量，T 按标示量或估计效价（A_T）计算剂量，注意调节 T 的剂量或调整其标示量或估计效价，使 S 和 T 的相应剂量组所致的反应程度相近。

2. 生物变异的控制

生物检定具有一定的实验误差，其主要来源是生物变异性，因此生物检定必须注意控制生物变异，或减少生物变异本身，或用适宜的实验设计来减小生物变异对实验结果的影响，以减小实验误差。

在生物检定实验时，所用生物的饲养或培养条件必须一致，在实验设计时必须注意影响试验误差的条件和因子，将选取的因级随机分配至各组，按实验设计类型的要求将限制的因级分组时，也必须严格遵守随机的原则。

3. 误差项

误差项是指在对生物变异加以控制，并用统计分析将人为施加的变异及能控制的因级变异分去后，用于一次实验的动物仍存在的生物变异，该生物变异的方差即为误差项，以方差（s^2）表示。

对于因实验设计类型的限制无法分离的变异成分，或估计某种因级对变异的影响小，可不予分离者，都并入 s^2，但剂间变异必须分离。

实际上误差项也即从实验结果的总变异（一次实验测得各数据间的变异为总变异）中分去不同剂量及不同因级对变异的影响后，剩余的变异成分。

>>>> **知 识 链 接** >>>

　　随机误差又称为偶然误差。是由于测试过程中诸多因素随机作用而形成的具有抵偿性的误差。随机误差是不可避免的，但可以设法将其减少，却又不能完全消除。随机误差在多次重复测量中，绝对值相同的正、负误差出现的机会大致相同，具有统计性，大误差出现的机会比小误差出现的机会少。随机误差具有正、负误差相互抵偿的特性，多次测量平均值的随机误差要比单次测量值的随机误差小，多次测量的随机误差的平均值趋向于零，因此不影响测量的准确度。但随机误差可以使测量值产生波动，影响测量结果的精密度。

>>>

　　误差项的大小影响标准误 S_M 和可信限（FL）。不同的检定方法和实验设计类型，分别按有关的公式计算 s^2。

　　方差 s^2 在生物统计中将每个变量与样本均数相减，求出离均差，再平方后逐个相加的平均数称为方差。

$$s^2 = \frac{\sum (x_i - \overline{x})^2}{n}$$

　　方差可用来说明样本中的数据偏离样本均数的大小即分散程度，方差越大，样本波动越大，利用方差可进行方差分析和可靠性测验，方差的大小可影响标准误与可信限。

4. 可靠性测验

　　可靠性测验在生物统计中称为差异显著性测验。是通过统计分析方法来检验实验或检定处理间产生的差异，如标准品与供试品间，不同因素组之间，不同药物组之间所表现出的差异。平行线检定要求在实验所用的剂量范围内，对数剂量的反应（或反应的函数）呈直线关系，供试品和标准品的直线应平行。可靠性测验即验证供试品和标准品的对数剂量反应关系是否显著偏离平行偏离直线，对不是显著偏离平行偏离直线（在一定的概率 P 水平下）的实验结果，认为可靠性成立，方可按有关公式计算供试品的效价和可信限。即要测定由于随机变异所引起的这种差异的概率（P）有多大，也就是实验的可靠性有多大。其测验方法有以下三种：t 测验——用于计量资料中两均数间的比较，只分析两个样品的差异；F 测验（方差分析）——是对两个以上的变异原因进行分析测定；X^2（卡方）测验——用于计数资料的比较，计数资料的相关分析，如两个或多个构成比的比较和实际频数分布与理论分布的拟合度检验及实验结果的合并计算等。

　　统计分析计算后的值与相应的 t 值表、F 值表或 X^2 值表内的值进行比较，从而得出差异是否显著或不显著。差异显著或不显著的标准通常采用 $P<0.05$ 或 0.01 或 $P>0.05$ 或 0.01 作为下结论的界限，即 $P<0.05$ 差别有显著意义；$P<0.01$ 差别有非常显著意义；$P>0.05$ 差别无显著意义。

　　可靠性测验是用以观察 S 与 T 结果是否有显著差别，如差别显著，表明对 T 效价估计不准而引起的。若试品间差别非常显著，应参考所得结果重新估计 T 的效价或重新调整剂量重试，估计效价越接近实际效价越好。

5. 可信限及可信限率

　　可信限（FL）和可信限率（FL%）是反映实验误差的统计值，即从样本均数通过各种估计量的运算来估计总体均值。总体均数（μ）有 95% 可能性在 $\overline{x} \pm t0.05 S_M$ 之间，称为在一定概率下的可信限，即在一定概率下从样本均数估计总体均数的范围。M 的可信限是 M 的标准误 S_M 和 t 值的乘积（tS_M），用 95% 的概率水平。$M + tS_M$ 是可信限的高限；$M -$

tS_M 是可信限的低限。用其反对数计算得 R 和 P_T 的可信限低限及高限，是在 95% 的概率水平下从样品的检定结果估计其真实结果的所在范围。

R 或 P_T 的可信限率（FL%）是用 R 或 P_T 的可信限计算而得。效价的可信限率为可信限的高限与低限之差除以 2 倍平均数（或效价）后的百分率。

$$FL\% = \frac{可信限高限 - 可信限低限}{2 \times 平均数（或效价）} \times 100\%$$

计算可信限的 t 值是根据 s^2 的自由度（f）查 t 值表而得。

t 值与 f 的关系见表 4-1-1。

表 4-1-1　t 值表（$P = 0.95$）

f	t	f	t
3	3.18	14	2.15
4	2.78	16	2.12
5	2.57	18	2.10
6	2.45	20	2.09
7	2.37	25	2.06
8	2.31	30	2.04
9	2.26	40	2.02
10	2.23	60	2.00
11	2.20	120	1.98
12	2.18	∞	1.96

各品种的检定方法项下都有其可信限率的规定，如果检定结果不符合规定，可缩小动物体重范围或年龄范围，或调整对供试品的估计效价或调节剂量，重复实验以减小可信限率。

对同批供试品重复试验所得 n 次实验结果（包括 FL% 超过规定的结果），可按实验结果的合并计算法算得 P_T 的均值，并将 FL% 作为检定结果。

二、直接测定法

常用的生物检定统计法主要有直接测定法和量反应平行线测定法等。

直接测定法是生物检定常用的统计方法，指直接测得药物对各个动物最小效量或最小致死量的检定方法。

药物对生物体所引起的反应随着药物剂量的增加产生的量变可以测量者，称为量反应，量反应检定用平行线测定法，要求在一定剂量范围内，S（标准品）和 T（供试品）的对数剂量 x 和反应或反应的特定函数 y 呈直线关系，当 S 和 T 的活性组分基本相同时，两直线平行。这种测定方法为量反应平行线测定法。

下面主要介绍直接测定法。

x_S 和 x_T 为 S 和 T 组各只动物的对数最小致死量，它们的均值 $\bar{x}_S$ 和 $\bar{x}_T$，为 S 和 T 的等反应剂量，n_S 和 n_T 为 S 和 T 组的动物数。

1. 效价计算

按式（1）～（3）计算 M、R、P_T。

$$M = \bar{x}_S - \bar{x}_T \tag{1}$$

$$R = \text{antilg}(\bar{x}_S - \bar{x}_T) = \text{antilg}M \tag{2}$$

$$P_T = A_T R \tag{3}$$

2. 误差项及可信限计算

按式（4）～（8）计算 s^2、S_M 及 R 或 P_T 的 FL 和 FL%。

$$s^2=\frac{\sum x_S^2-(\sum x_S)^2/n_S+\sum x_T^2-(\sum x_T)^2/n_T}{n_S+n_S-2} \tag{4}$$

$f=n_S+n_T-2$，用此自由度查表 4-1-1 得 t 值

$$S_M^2=\sqrt{\frac{s^2(n_S+n_T)}{n_Sn_T}} \tag{5}$$

$$R \text{ 的 FL}=\text{antilg}(M\pm tS_M) \tag{6}$$

$\text{antilg}(M+tS_M)$ 是 R 的高限；

$\text{antilg}(M-tS_M)$ 是 R 的低限。

$$P_T \text{ 的 FL}=A_T\text{antilg}(M\pm tS_M) \tag{7}$$

$A_T\text{antilg}(M+tS_M)$ 是 P_T 的高限；

$A_T\text{antilg}(M-tS_M)$ 是 P_T 的低限。

$$R（\text{或} P_T）\text{的 FL}\%=\frac{R（\text{或} P_T）高限-R（\text{或} P_T）低限}{2R（\text{或} 2P_T）}\times100\% \tag{8}$$

当两批以上供试品（T、U…）和标准品同时比较时，按式（9）计算 S、T、U 的合并方差 s^2。

$$s^2=\frac{\sum x_S^2-\frac{(\sum x_S)^2}{n_S}+\sum x_T^2-\frac{(\sum x_T)^2}{n_T}+\sum x_U^2-\frac{(\sum x_U)^2}{n_U}+\cdots}{n_S-1+n_T-1+n_U-1+\cdots} \tag{9}$$

$$f=n_S-1+n_T-1+n_U-1+\cdots$$

效价 P_T、P_U…是 T、U 分别与 S 比较，按式（1）～（3）计算而得。

3. 例　洋地黄效价测定——鸽最小致死量（MLD）法

S 为洋地黄标准品，按标示效价配成 1.0U/ml 的酊剂，临试验前稀释 25 倍；T 为洋地黄叶粉，估计效价 $A_T=10$U/g，配成 1.0U/ml 的酊剂，临试验前再稀释至 25 倍，测定结果见表 4-1-2。

表 4-1-2　洋地黄效价测定结果

S		T	
$\text{MLD}_S(d_S)$/(U/kg 体重)	$x_S\text{lg}(d_S\times10)$	$\text{MLD}_T(d_T)$/(U/kg 体重)	$x_T\text{lg}(d_T\times10)$
1.15	1.061	1.11	1.045
1.01	1.004	1.23	1.090
1.10	1.041	1.06	1.025
1.14	1.057	1.31	1.117
1.06	1.025	0.94	0.973
0.95	0.978	1.36	1.134
$\sum x_S$	6.166	$\sum x_T$	6.384
$\bar{x}_S$	1.028	$\bar{x}_T$	1.064

（1）效价计算　按式（1）～式（3）的计算公式计算效价

$$M = 1.028 - 1.064 = -0.036$$
$$R = \text{antilg}(-0.036) = 0.9204$$
$$P_T = 10 \times 0.9204 = 9.20 \text{U/g}$$

(2) 误差项及可信限计算 按式(4)~(8)计算公式计算 s^2、S_M、P_T 的 FL 和 FL%。

$$s^2 = \frac{1.061^2 + 1.004^2 + \cdots + 0.978^2 - \dfrac{(6.166)^2}{6} + 1.045^2 + 1.090^2 + \cdots + 1.134^2 - \dfrac{(6.384)^2}{6}}{6 + 6 - 2}$$

$$= 0.002373$$

$f = 6 + 6 - 2 = 10$ 查 t 值表 $t = 2.23$

$$S_M = \sqrt{0.0023736 \times (6+6)/(6 \times 6)} = 0.02812$$

$$P_T \text{ 的 FL} = 10\text{antilg}(-0.036 \pm 2.23 \times 0.02812) = 7.97 \sim 10.6 \text{U/g}$$

$$P_T \text{ 的 FL\%} = [(10.6 - 7.97)/(2 \times 9.20)] \times 100\% = 14.3\%$$

三、实验结果的合并计算

同一批供试品重复 n 次测定，所得 n 个测定结果，可用合并计算的方法求其效价 P_T 的均值及其 FL 值。该实验测定是在动物来源、实验条件相同的情况下，与标准品同时比较所得的检定结果（P_T），各次检测结果，经标示量或估计效价（A_T）校正后，取其对数值（$\lg P_T$）来参加合并计算。合并计算时要求各个实验结果应是独立的、完整的。

计算时，令 $\lg P_T = M$

n 次实验结果共 n 个 M 值，按式(10)进行 X^2 检验：

$$X^2 = \sum WM^2 - \frac{(\sum WM)^2}{\sum W} \tag{10}$$

$$f = n - 1$$

式中，W 为各次实验结果的权重，相当于各次实验 S_M 平方的倒数。

按 (10) 式的自由度（f）查 X^2 值表（表 4-1-3），得 $X^2_{(f)0.05}$ 查表值；当 X^2 计算值小于 $X^2_{(f)0.05}$ 查表值时，认为 n 个实验结果均一，可按式 (11)、式 (12)、式 (13) 计算 n 个 M 的加权均值 $\overline{M}$、$S_{\overline{M}}$ 及其 FL。

$$\overline{M} = \frac{\sum WM}{\sum W} \tag{11}$$

$$S_{\overline{M}} = \sqrt{\frac{1}{\sum W}} \tag{12}$$

表 4-1-3 χ^2 值表 $(P = 0.05)$

f	χ^2	f	χ^2	f	χ^2
1	3.84	11	19.7	21	32.7
2	5.99	12	21.0	22	33.9
3	7.82	13	22.4	23	35.2
4	9.49	14	23.7	24	36.4
5	11.1	15	25.0	25	37.6
6	12.6	16	26.3	26	38.9
7	14.1	17	27.6	27	40.1
8	15.5	18	28.9	28	41.3
9	16.9	19	30.1	29	42.6
10	18.3	20	31.4	30	43.8

合并计算的自由度（f）是 n 个实验结果的 s^2 自由度之和，即 $f=\sum f_i$，按此 f 查 t 值表（表 4-1-1）得 t 值。

$$\overline{M} \text{的 FL}=\overline{M}\pm tS_{\overline{M}} \tag{13}$$

$\overline{P}_\text{T}$ 及其可信限按式（14）、式（15）计算：

$$\overline{P}_\text{T}=\text{antilg}\,\overline{M} \tag{14}$$

$$\overline{P}_\text{T} \text{的 FL}=\text{antilg}(\overline{M}\pm tS_{\overline{M}}) \tag{15}$$

当 X^2 的计算值大于 $X^2_{(f)0.05}$ 查表值时，则 n 个实验结果不均一，可用以下方法进行合并计算。如果 n 次实验结果的不均一性并非个别实验结果的影响，则按式（16）、式（17）计算校正权重 W'，如经式（17）计算结果为负值，可以删除减号后面一项，计算近似的 S_m^2 和各次实验的 W'。如果为个别实验结果影响 n 次实验结果的均一性，可剔除个别结果，将其余均一的结果按以上公式进行合并计算。计算时用 W' 和 $\sum W'$ 代替式（11）、式（12）中 W 和 $\sum W$ 计算 $\overline{M}$、$S_{\overline{M}}$，再按式（13）、式（14）、式（15）计算 $\overline{M}$ 的 FL、$\overline{P}_\text{T}$ 及其 FL。

$$W'=\frac{1}{S_M^2+S_m^2} \tag{16}$$

$$S_m^2=\frac{\sum M^2-(\sum M)^2/n}{n-1}-\frac{\sum(S_M^2)}{n} $$

$$f=n-1 \tag{17}$$

>>>> 知识链接 >>

准确性与精确性

统计工作是用样本的统计数来推断总体参数的，常用统计数接近参数真值的程度来衡量统计数准确性的高低，用样本中的各个变量间变异程度的大小来衡量该样本精确性的高低，因而准确性不等于精确性。准确性是说明测定值对真值符合程度的大小，精确性是指多次测定值的变异程度。

>>

例：胰岛素几次效价测定结果的合并计算示例

实验的测定结果见表 4-1-4。

表 4-1-4 胰岛素 6 次效价测定结果

$P_\text{T}/(\text{U/mg})$	$M(\lg P_\text{T})$	M^2	S_M	$W(1/S_M^2)$	WM	WM^2
25.91	1.4135	1.9980	0.09603	108.44	153.28	216.66
23.15	1.3646	1.8621	0.006202	25997.79	35476.59	48411.35
27.48	1.4390	2.0707	0.02609	1469.10	2114.04	3042.10
28.39	1.4532	2.1118	0.03177	990.75	1439.76	2092.26
27.56	1.4403	2.0745	0.03560	789.04	1136.46	1636.84
25.79	1.4115	1.9923	0.03181	988.26	1394.93	1968.95
Σ	8.5221	12.1094		30343.38	41715.06	57368.16

按式（10）

$$\chi^2 = 57368.16 - \frac{41715.06^2}{30343.38} = 19.70$$

$f = 6 - 1 = 5$ 查表，$\chi^2_{(5)0.05} = 11.1$

χ^2 的计算值为 19.70，$19.70 > \chi^2_{(5)0.05}$，可见 6 次结果不均一，经计算无个别删除结果。按式（16）、式（17）计算

$$S^2_m = \frac{12.1094 - 8.5221^2/6}{6-1} - \frac{0.01327206}{6} = 0.001007 - 0.002212 = -0.001205$$

计算结果为负数，因此可删除减号后面项，$S^2_m = 0.001007$。

各次实验结果计算差方 S^2_M、差方和 $(S^2_M + S^2_m)$、校正权重为 W'、$\sum W'M$，见表 4-1-5。

表 4-1-5　胰岛素测定结果不均一时的计算表

$P_T/(U/mg)$	$M(\lg P_T)$	M^2	S^2_M	$S^2_M + S^2_m$	W'	$\sum W'M$
25.91	1.4135	1.9980	0.009222	0.01023	97.75	138.17
23.15	1.3646	1.8621	0.00003846	0.001045	956.94	1305.84
27.48	1.4390	2.0707	0.0007236	0.001731	577.70	831.31
28.39	1.4532	2.1118	0.001009	0.002016	496.03	720.83
27.56	1.4403	2.0745	0.001267	0.002274	439.75	633.37
25.79	1.4115	1.9923	0.001012	0.002019	495.29	699.10
$\sum$	8.5221	12.1094	0.01327206		3063.46	4328.62

$$\overline{M} = 4328.62/3063.46 = 1.4130$$

$$S_{\overline{M}} = \sqrt{\frac{1}{3063.46}} = 0.01807 \quad f = 5, \ t = 2.57$$

另外，$\overline{P}_T = \text{antilg} 1.4130 = 25.88 U/mg$

$\overline{P}_T$ 的 $FL = \text{antilg}(1.4130 \pm 2.57 \times 0.01807) = 23.26 \sim 28.80 U/mg$

$$FL\% = \frac{28.80 - 23.26}{2 \times 25.88} \times 100\% = 10.70\%$$

实训十二　生物检定统计的直接运算

计算器的类型较多，一般可利用计算器来进行各种数据的统计运算，其使用说明书内都有详细的功能键说明及使用方法。本实训以 ENKO KK-350MS 计算器为例，对直接测定法进行运算练习。

一、实训目标

掌握直接测定法的计算器运算方法。

二、材料用具

1. 检验药品

（1）检验药品　洋地黄。

（2）检验药品来源　市场购买或送检样品。

2. 检验项目

洋地黄的效价测定。

3. 质量标准

检验药品应符合该药品项下的有关规定。

4. 检验用具

多功能计算器。

三、实训方案

1. 实训形式

四人一组，各组独立完成。

2. 实训安排

（1）洋地黄效价测定　由实训教师得出测定结果，将数据提供给学生。

（2）仪器的准备　仪器由实训教师准备，学生按单清点。

（3）统计运算及结果记录　由各组独立完成，可以组间协作，教师负责指导。

四、实训过程

1. 以洋地黄效价测定——鸽最小致死量（MLD）法为例进行统计运算

已知：洋地黄效价测定结果如下（表 4-1-6）。

表 4-1-6　洋地黄效价测定结果

d_S	d_T	d_S	d_T
2.15	2.11	2.14	2.31
2.01	2.23	2.06	2.44
2.12	2.06	2.05	2.36

S 为洋地黄标准品，按标示效价配成 1U/ml 的酊剂，临试前稀释 25 倍。T 为洋地黄叶粉，估计效价 $A_T=10U/g$，配成 1U/ml 的酊剂，临试前稀释 25 倍。

2. 运算要求

要求写出每步的运算过程并填表（表 4-1-7）。

表 4-1-7　运算过程与结果

$A_T=$			
$n_T=$		$n_T=$	
d_S		$\sum x_S$	
x_S		均值$\bar{x}_S$	
d_T		$\sum x_T$	
x_T		均值$\bar{x}_T$	
M		$t_{(0.05)}$	
R		S_M	
P_T		P_T 的 FL=	
方差 s^2		P_T 的 FL%=	
f			

3. 填写实训结果

直接测定法

$A_T=$				
$n_S=$		$n_T=$		
d_S	x_S	d_T	x_T	
1.15		1.11		
1.01		1.23		
1.1		1.06		
1.14		1.31		
1.06		0.94		
0.95		1.36		
$\sum x_S$		$\sum x_T$		
均值 $\overline{x}_S$		均值 $\overline{x}_T$		
M		R		P_T
方差 s^2		f		$t_{(0.05)}$
S_M				
P_T 的 FL =				
P_T 的 FL% =				

项目二

生物统计微机运算

生物检定统计数据计算繁琐，随着计算机技术的发展，利用统计软件包对数据进行统计分析愈来愈为更多的人所使用。常用的统计软件包有 SPSS（社会科学统计程序）、SAS（统计分析系统）和 BMCP（生物医学计算机程序）、数理统计软件包等。目前，单位和家庭最常用的软件是微软的 Office 办公组件，可利用此组件中的 Excel 电子表格处理软件来进行各种统计处理。

下面以 Excel 2003 为例来介绍直接测定法的微机运算方法。运算步骤如下。

已知标示量 $A_T = 10U/g$、标准品组的动物数 $n_S = 6$、供试品组的动物数 $n_T = 6$。

一、建立统计表格

在 Windows 启动后，单击 Windows 桌面底部的"开始"按钮，出现一个菜单，按"程序"图标来打开下一级菜单，再单击"Microsoft Excel"图标，进入 Excel 窗口。

单击单元格 A1，输入"直接测定法"，按 Enter 键。然后依次在各单元格输入表4-2-1中所示数据，把鼠标移动到所在单元格的列标右边框处，当鼠标变为左右双箭头时，按下鼠标左键，左、右拖动使单元格调整到合适宽度后，放开鼠标左键即可。调整单元格宽度亦可用菜单方式调整，点击格式→列→列宽，然后输入合适数值即可。如表 4-2-1 所示。

表 4-2-1 建立直接测定法的统计表格

	A	B	C	D	E	F	G
1				直接测定法			
2							
3	$A_T=$	10					
4	$n_S=$	6	n_T	6			
5				测定结果表			
6	d_S	x_S	d_T	x_T			
7	1.15		1.11				
8	1.01		1.23				
9	1.1		1.06				
10	1.14		1.31				
11	1.06		0.94				
12	0.95		1.36				
13							
14							

续表

	A	B	C	D	E	F	G
15	Σx_S		Σx_T				
16	均值		均值				
17							
18	M	R	P_T	方差 s^2	f	$t_{(0.05)}$	S_M
19							
20							
21	P_T 的 FL=						
22	P_T 的 FL%=						
23							
24							
25							

二、输入已知项目数据

将光标键分别移动到单元格 B3、B4、A1 至 D4、A7 至 A12、C7 至 C12 内输入相应的已知数值。

三、计算

1. 测定结果表的计算

(1) x_S、x_T 的计算　将光标键移动到单元格 B7，输入 x_S 的计算公式"＝IF(ISERROR(LOG(A7 * 10))"，按 Enter 键后，将鼠标移到单元格 B7 的右下角处，当鼠标变成一个黑"＋"时，按下鼠标左键不放，向下拖动到单元格 B12，放开鼠标左键后即可将 B7 中的公式复制到单元格 B8～B12 中。将光标键移动到单元格 D7，输入 x_T 的计算公式"＝IF(ISER-ROR(LOG(C7 * 10))"，"LOG(C7 * 10)"，按 Enter 键后，同前将 D7 中的公式复制到单元格 D8～D12 中。

将光标键分别移动到以上各单元格，观察该单元格的结果及列标上方编辑栏中显示出的公式情况。

(2) Σx_S、Σx_T 及 x_S、x_T 的均值计算　将光标键分别移动到单元格 B15、D15、B16、D16，依次输入：

Σx_S 的计算公式"＝SUM(A7:A12)"，

Σx_T 的计算公式"＝SUM(C7:C12)"，

x_S 的均值计算公式"＝AVERAGE(A7:A12)"，

x_T 的均值计算公式"＝AVERAGE(C7:C12)"。

2. M、R、P_T、s^2、f、$t_{(0.05)}$、S_M 的计算

将光标键分别移动到单元格 A19、B19、C19、D19、E19、F19、G19，依次输入：

M 的计算公式"＝B16－D16"；

R 的计算公式"＝10^A19"；

P_T 的计算公式"＝B3 * B19"；

s^2 的计算公式"＝(SUMSQ(B7:B14)－B15^2/B4＋SUMSQ(D7:D14)－D15^2/D4)/(B4＋D4－2)"；

f 的计算公式"＝B4＋D4－2"；

t 分布的反函数公式"＝TINV(0.05,E19)"(函数中的 0.05 为 95％ 的概率水平，E19 为

单元格 E19 中显示的自由度值，若将 0.05 改为 0.01，则为 99％的概率水平）；

S_M 的计算公式"＝SQRT(D19 ＊(B4＋D4)/(B4 ＊ D4))"。

3. 可信限及可信限率的计算

将光标键分别移动到单元格 B21、B22，依次输入 P_T 的 FL 计算公式"＝B3 ＊ 10^(A19 －F19 ＊ G19)&"～"&B3 ＊ 10^(A19＋F19 ＊ G19)"，P_T 的 FL％计算公式"＝(B3 ＊ 10^ (A19＋F19 ＊ G19)－B3 ＊ 10^(A19－F19 ＊ G19))/(2 ＊ C19) ＊ 100"。

统计结果见表 4-2-2。

表 4-2-2　直接测定法统计结果

	A	B	C	D	E	F	G
1				直接测定法			
2							
3	$A_T=$	10					
4	$n_S=$	6	n_T	6			
5				测定结果表			
6	d_S	x_S	d_T	x_T			
7	1.15	1.061	1.11	1.045			
8	1.01	1.004	1.23	1.09			
9	1.1	1.041	1.06	1.025			
10	1.14	1.057	1.31	1.117			
11	1.06	1.025	0.94	0.973			
12	0.95	0.978	1.36	1.134			
13							
14							
15	Σx_S	6.166	Σx_T	6.384			
16	均值	1.028	均值	1.064			
17							
18	M	R	P_T	方差 s^2	f	$t_{(0.05)}$	S_M
19	−0.036	0.92	9.19699	0.002362754	10	2.228139	0.028064
20							
21	P_T 的 FL＝	7.96370835490248～10.6212603796237					
22	P_T 的 FL％＝	14.44794495					
23							
24							
25							

四、修饰

通过加边框线、单元格的内容居中等方法，可使编制的统计模块更加美观和完善。

五、设置纸张及打印

单击"文件"菜单中的"页面设置"命令，然后单击其中的"纸张"选项卡。在"纸张 大小"下拉编辑框中，单击所需的纸张大小选项进行纸张设置。

单击"文件"菜单中的"打印"命令，然后单击其中的"确定"按钮，可将统计结果的内容打印在纸上。

六、文件的保存与退出

单击"文件"菜单中的"保存"命令，在"保存位置"框中，选择希望保存工作簿的驱动器和文件夹，在"文件名"框中，键入所编文件的名称，单击"保存"按钮即保存了文件。

单击"文件"菜单中的"退出"命令可退出正在编辑的文件。

符号：

A　S_M 计算公式中的数值

A_T　供试品的标示量或估计效价

C_i　可靠性测验用正交多项系数

D　效价计算用数值

B　S_M 计算公式中的数值

C　缺项所在列各反应值之和

d_{S_1}，d_{S_2}…　标准品的各剂量

d_{T_1}，d_{T_2}…　供试品的各剂量

F　两方差值之比，用于方差分析等

FL　可信限

FL%　可信限率

f　自由度

g　回归的显著性系数

I　相邻高低剂量比值的对数，$I=\lg r$

G　缺项补足式中除缺项外各反应值之和

J_1，J_2…　特异反应剔除用的 J 值

K　S 和 T 的剂量组数和

$k \cdot k'$　S 或 T 的剂量组数

P　概率

P_T，P_U　供试品（T）、（U）的测得效价

M　S 和 T 的对数等反应剂量之差，即效价比值（R）的对数，$M=\lg R$。合并计算中 $M=\lg P_T$

m　平行线测定法各剂量组内反应的个数或动物数

n　S 和 T 反应个数之和

n_S　最小效量法 S 反应的个数

n_T　最小效量法 T 反应的个数

R　S 和 T 的等反应剂量比值

R　缺项所在行反应值之和

r　S 和 T 相邻高低剂量的比值

T　供试品

T_1，T_2…　平行线测定供试品（T）各剂量组反应值之和，相当于 T 各剂量组的 $\sum y_{(k)}$

t　可信限计算用 t 值

S　标准品

S_1，S_2…　平行线测定标准品（S）各剂量组反应值之和，等于 S 各剂量组的 $\sum y_{(k)}$

S_M　M 的标准误

s^2　实验的误差项

S_m^2　合并计算中各次实验间的差方

V　平行线测定效价计算用数值

U　供试品的另一符号

U_1，$U_2\cdots$　平行线测定供试品（U）各剂量组反应值之和，相当于 U 各剂量组的 $\sum y_{(k)}$

U　供试品的效价单位

W　同 V

W　合并计算中为各次实验结果的权重

W'　合并计算中各次实验结果的校正权重

W_C　权重系数

nW_C　权重

y　反应或其规定的函数

y_a、y_m　特异反应所在组的两极端值

x　对数剂量，$x = \lg d$

x_S　S 的对数剂量或 S 的对数最小效量

x_T　T 的对数剂量或 T 的对数最小效量

$\overline{x}_S$　直线测定法中，S 组对数最小效量的均值

$\overline{x}_T$　直接测定法中，T 组对数最小效量的均值

χ^2　卡方

$\sum$　总和

$\sum y_{(k)}$　S 和 T 各剂量组反应值之和

$\sum y_{(m)}$　S 和 T 各剂量组内各区组反应值之和

实训十三　生物检定统计的计算机运算

　　随着计算机技术的发展，计算机在生物领域的应用越来越多，生物统计中大量数据处理可以借助计算机进行，本实训即是利用计算机软件对生物检定结果进行处理。

一、实训目标

　　掌握生物检定统计的计算机运算方法。

二、实训资料

　　生物检定统计法中的微机运算操作需要在计算机机房进行，进入机房时要按微机使用管理规程严格要求自己，保持机房的清洁整齐。

　　本实训以洋地黄效价测定——鸽最小致死量法为例进行统计运算。

　　已知：洋地黄效价测定结果如下（表 4-2-3）。

表 4-2-3　洋地黄效价测定结果

d_S	d_T	d_S	d_T
3.15	3.11	3.14	3.31
3.01	3.23	3.06	3.44
3.12	3.06	3.05	3.36

S 为标准品，按标示效价配成 1U/ml 的酊剂，临试前稀释 25 倍；T 为洋地黄叶粉，估计效价 $A_T = 10U/g$，配成 1U/ml 的酊剂，临试前稀释 25 倍。

三、实训方案

1. 实训形式

四人一组，各组独立完成。

2. 实训安排

(1) 洋地黄效价测定　由实训教师得出测定结果，将数据提供给学生。

(2) 统计运算及结果记录　由各组独立完成，可以组间协作，教师负责指导。

四、实训过程

以下进行洋地黄效价测定结果的计算机运算实训，运算步骤如下：

已知：标示量 $A_T = 10U/g$、标准品组的动物数 $n_S = 6$、供试品组的动物数 $n_T = 6$。测定结果见表 4-2-3。

1. 建立统计表格

进入 Excel 窗口，单击单元格 A1，输入"直接测定法"，按 Enter 键。然后依次在各单元格 A3、A4、C4、A6、B6、C6、D6 至 A15、A16、C15、C16、A18、B18、C18、D18、E18、F18、G18、A21、A22 输入表中所示符号。

输入方法：当每个单元格的数据输入完毕后，用光标键将光标指针移动到（或用鼠标单击）下一个要输入数据的单元格输入数据即可。

2. 输入已知项目数据

在单元格 B3、B4、D4、A7 至 A12、C7 至 C12 内输入相应已知数值。

3. 输入计算公式

4. 修饰

可通过单元格的内容居中、加边框线等方法，使编制的表格更完美。

操作方法为：光标移动到相应单元格内，单元格的内容居中可选择"对齐"，在"水平对齐"下拉编辑框中，选择设置对齐方式为"居中"，单击"确定"按钮。加边框线可右键选择"设置单元格格式（F）…"，选择"边框"，选择"预置"栏中的"外边框"，设置"线条样式"为粗线等，单击"确定"按钮。

5. 注意事项

(1) 编辑栏"fx"可以对输入公式做修改。

(2) 单元格内函数名前应先输入"＝"号。

(3) 当某一单元格太小时，可用工具栏快捷方式"合并及居中"把相邻单元格合并。

五、填写实训记录

实训结果记录见表 4-2-4。

表 4-2-4　实训结果记录

$A_T=$				
$n_T=$			$n_T=$	
d_S			$\sum x_S$	
x_S			均值 $\overline{x}_S$	
d_T			$\sum x_T$	
x_T			均值 $\overline{x}_T$	
M			$t_{(0.05)}$	
R			S_M	
P_T			P_T 的 FL	
方差 s^2			P_T 的 FL% =	
f				

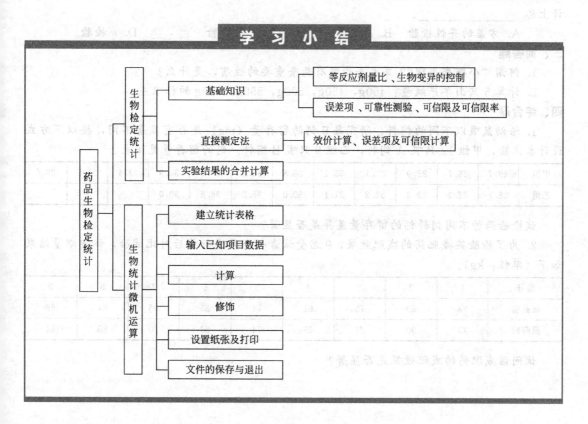

学 习 小 结

药品生物检定统计
- 生物检定统计
  - 基础知识
    - 等反应剂量比 、生物变异的控制
    - 误差项 、可靠性测验 、可信限及可信限率
  - 直接测定法 —— 效价计算 、误差项及可信限计算
  - 实验结果的合并计算
- 生物统计微机运算
  - 建立统计表格
  - 输入已知项目数据
  - 计算
  - 修饰
  - 设置纸张及打印
  - 文件的保存与退出

综合测试

一、判断题

1. 样本标准差的数学期望是总体标准差。(　　)

2. 粮食总产量属于离散型数据。(　　)

3. 分组时，组距和组数成反比。(　　)

4. F 分布的概率密度曲线是对称曲线。（ 　　 ）

5. 在配对数据资料用 t 检验比较时，若对数 n＝13，则查 t 表的自由度为 12。（ 　　 ）

二、选择题

1. 假定我国和美国的居民年龄的方差相同。现在各自用重复抽样方法抽取本国人口的 1‰ 计算平均年龄，则平均年龄的标准误＿＿＿＿＿＿＿。

　　A. 两者相等　　　B. 前者比后者大　　C. 前者比后者小　　D. 不能确定大小

2. 1-α 是＿＿＿＿＿＿＿。

　　A. 置信限　　　　B. 置信区间　　　　C. 置信距　　　　D. 置信水平

3. 设容量为 16 人的简单随机样本，平均完成工作需时 13min。已知总体标准差为 3min。若想对完成工作所需时间总体构造一个 90‰ 置信区间，则＿＿＿＿＿＿＿。

　　A. 应用标准正态概率表查出 u 值　　　　B. 应用 t 分布表查出 t 值

　　C. 应用卡方分布表查出卡方值　　　　　D. 应用 F 分布表查出 F 值

4. 比较身高和体重两组数据变异程度的大小应采用＿＿＿＿＿＿＿。

　　A. 样本平均数　　B. 样本方差　　　　C. 样本标准差　　　D. 变异系数

5. 如检验 $k(k=3)$ 个样本方差 $s_i^2(i=1,2,3)$ 是否来源于方差相等的总体，这种检验在统计上称＿＿＿＿＿＿＿。

　　A. 方差的齐性检验　　B. t 检验　　　　C. F 检验　　　　D. u 检验

三、简答题

1. 何谓"小概率原理"？算术平均数有两条重要的性质，是什么？

2. 计算 5 只山羊产绒量：450g，450g，500g，550g，550g 的标准差。

四、综合题

1. 给幼鼠喂以不同的饲料，研究每日钙的留存量（mg）是否有显著不同，按以下方式设计本试验，甲组 12 只喂 A 饲料，乙组 9 只喂 B 饲料。钙的留存量见下表。

| 甲组 | 29.7 | 26.7 | 28.9 | 31.1 | 33.1 | 26.8 | 36.3 | 39.5 | 30.9 | 33.4 | 31.5 | 28.6 |
| 乙组 | 28.7 | 28.3 | 29.3 | 32.2 | 31.1 | 30.0 | 36.2 | 36.8 | 30.0 | | | |

试检验两种不同饲料钙的留存量差异是否显著？

2. 为了检验某减肥药的减肥效果，9 名受试者一个月进行前后对比试验，体重测量结果如下（单位：kg）。

编号	1	2	3	4	5	6	7	8	9
服药前	78	89	75	61	74	85	96	84	68
服药后	75	90	72	59	74	83	90	85	64

试问该减肥药的减肥效果是否显著？

附录

项目学习过程设计(六步法)参考格式

一、资讯

主要内容	1. 阅读任务工作单,弄清无菌检查的要求 　项目任务书的阅读与分析;了解无菌检查项目的应用要求及适用的范围(包括技术和成本) 2. 利用各种手段查阅相关资料 　利用网络、图书馆、资料室等途径,查阅与无菌检查技术相关资料和信息
教师完成部分	教师阐明目的,发任务工作单、工作流程图并说明无菌检查要求、注意事项、保护措施等
学生完成部分	学生阅读项目任务书、分析任务工作单,需要哪些材料。学生通过项目任务书及重要参考文献获取工作任务总体印象,了解无菌检查方法。知道任务目的是什么? 内容是什么? 应该做什么? 涉及哪些药品无菌检查知识和设备
组织形式	针对全体学生,教师以指导为主
教学方法及工具	1. 教学方法 　引导文法;案例教学法 2. 工具 　教材、PPT、其他补充资料

二、计划

主要内容	1. 任务制作计划的编制 　包括:无菌检查方案的选用、无菌要求以及验证方法等计划 2. 无菌检查组织准备 　包括:人员的组织与安排,材料与仪器设备的准备,工艺、技术文件的编制等 3. 拟订检查、评价标准 　根据任务工作单的技术指标和无菌检查计划目标,拟订无菌检查过程中的各项检查与评价标准
教师完成部分	教师及时回答学生疑问,帮助学生完成无菌检查方案的设计,强调需理解的关键问题,检查方法,原理中的知识讲解 　帮助学生做出整个无菌检查过程步骤,并帮助学生拟定检查、评价标准 　正确引导学生完成计划书
学生完成部分	学生掌握需哪些设备仪器、作用是什么? 无菌检查方法的区别及如何选择。学生掌握工作计划是什么? 为什么这样计划? 方案的优劣势,方法特点(如何发挥优势、克服不足) 　学生交出各种计划书、检查、评价表,并陈述
组织形式	学生以小组形式,学生主导
教学方法及工具	引导文法

三、决策

主要内容	1. 学生以小组为单位进行分析、讨论,提出设计思路与初步方案 整理、分析、归纳资讯资料及相关信息;作出决策并给出设计方案 2. 阐述无菌检查方案的理由 采用的无菌检查方式并阐述理由 3. 教师给予适当提示 教师在学生决策中给予适当的引导,以确保决策不出大的偏差 4. 学生完善设计方案 学生根据分析、讨论和老师的提示修改并完善设计方案
教师完成部分	教师提供案例等帮助,传授基本特性、基本原理、基本概念。帮助学生分析方案,指出较合适的方案
学生完成部分	在教师提供案例等帮助下,小组展开研讨,确定选用何种无菌检查方案,明确其优缺点,决定方案,同时须知道,是什么?为什么?
组织形式	学生按小组形式。以学生实践为主
教学方法及工具	1. 教学方法 引导文法;头脑风暴法 2. 工具 一些视频资料

四、实施

主要内容	1. 识别、熟悉无菌检查设备仪器 观察并熟悉各种设备仪器及正确的使用方法 2. 培养基计算、配制及适用性检查 3. 无菌检查
教师完成部分	教师监控实施过程,引导学生的方向,及时指正,指导学生的相关文档写作。并给出相应的实践综合能力成绩
学生完成部分	在教师给出指导性意见后,学生根据修改过的方案动手实施,使用仪器 学生按组协作完成工作任务,共同分析、解决问题,只有遇到无法解决的问题时才请求老师帮助解决
组织形式	学生主导。按小组形式。学生独立操作为主
教学方法及工具	引导文法

五、检查

主要内容	1. 检查计划实施的过程 根据工作计划检查任务实施的全过程,检查各环节完成情况 2. 对照检查、评价标准判别工作成果是否合格,逐项填写检查单 逐项检查;填写检查单 3. 技术文件归档 设计方案、无菌检查过程原始记录、检查记录、检查报告等
教师完成部分	教师对特殊情况、种类比较、关键技术、关键问题应加以强调
学生完成部分	检查结果出来后,学生自我分析,以板书、实物、文字等形式说明、分析任务中各现象、结果,说明过程中的问题解决情况及改进可能,存在的疑惑,并陈述相应理念及任务完成的过程及心得
组织形式	学生主导,全体学生按小组形式上台演示
教学方法及工具	1. 教学方法 引导文法;演示法 2. 工具 多媒体教室、PPT

六、评估

主要内容	1. 评价工作过程和成果的优、劣 　学生评价： 　教师评价： 2. 提出不足及改进意见 　学生提出： 　教师提出： 3. 评价教学过程并提出建议 　学生评价：
教师完成部分	教师根据学生的结果及过程中的处理能力给出综合成绩。分析无菌检查任务中的问题，分析问题的解决方法。解决学生概念错误
学生完成部分	学生按照自己的能力、掌握的情况自评，做出总结。学生可以向教师提问，观察教师的解决方法，或学生给教师设置故障，学习教师分析问题的方法
组织形式	教师主导，师生共同实施，激励教学
教学方法及工具	1. 教学方法 　引导文法；案例教学法 2. 工具 　教材、PPT、其他补充资料

参考答案

模块一　药品卫生学检定

项目一　配制供试品试剂

一、填空题

1. 生物体　供试品　标准品　效价
2. 标准品　供试品　对照药材　参考品
3. 工作标准品
4. 45℃　30min　1h

二、选择题

1. C　2. D　3. D　4. C

三、简答题（略）

四、实例分析

解：取 12.50mg 标准品定容至 100ml（100U/ml）

取 10ml 上述稀释液定容至 100ml（10U/ml）

取 14ml 上述稀释液定容至 100ml（1.4U/ml）

取 7ml 上述稀释液定容至 100ml（0.7U/ml）

项目二　药品无菌检测

一、填空题

1. 直接接种法　薄膜过滤法　2. 10000　100
3. 百分数抽样法　固定抽样法　综合抽样法　4. 0.9%无菌氯化钠溶液　硫乙醇酸盐流体培养基 改良马丁培养基　5. 30～35℃　14d　23～28℃ 14d

二、选择题

1. B　2. C　3. D　4. A　5. A　6. D

三、简答题（略）

四、实例分析（略）

项目三　检查微生物总数

一、填空题

1. 每克（每毫升）2. 平板菌落计数法　3. 王浆 蜂蜜　4. 反比　5. 30～300　6. 1～100

二、选择题

1. C　2. A　3. B　4. D　5. C

三、简答题（略）

项目四　检查各种控制（致病）菌

一、填空题

1. 化学成分　微生物　2. 随机抽样　3. 3. 10g　10ml　4. 37　革兰阴性　5. 阴性　6. 铜绿 假单胞菌　7. 鞭毛　荚膜或微荚膜

二、选择题

1. A　2. D　3. C　4. B　5. A

三、简答题（略）

项目五　检查螨类

一、填空题

1. 土壤　农作物　贮藏食品和药品
2. 卵　6 足幼螨　8 足若螨　成虫　休眠体
3. 皮炎　消化系统　泌尿系统　呼吸
4. 节肢　中药　直接法　漂浮法　分离法

二、选择题

1. B　2. C

三、简答题（略）

模块二　药品有害物质检定

项目一　检查药品的热原

一、填空题

1. 微生物　2. 细菌性热原　内源性低分子 3. 30min　4. 1～2　同一温度　5. 10　6. 38

二、选择题

1. B　2. A　3. B　4. D

三、简答题（略）

四、论述题（略）

项目二　检查细菌内毒素

一、填空题

1. 脂多糖　2. 凝胶法　光度测定法　3. 限量 法　4. 干扰试验　5. 可靠性试验　6. 凝胶法干扰 试验

二、选择题

1. A　2. B　3. C　4. C

三、简答题（略）

四、论述题（略）

项目三　检查药品的异常毒性

一、填空题

1. 生产制备　贮藏过程　2. 少　相同　3. 48h

二、选择题

1. ABCD　2. AB

三、简答题（略）

项目四　检查药品的升压物质

一、填空题

1. 垂体后叶　2. 大鼠　成年雄鼠　3. 乌拉坦

二、选择题

1. A　2. B　3. C　4. C

三、简答题（略）

四、论述题（略）

项目五　检查药品的降压物质

一、填空题

1. 组胺　类组胺　2. 动物脏器或组织　微生物发酵提取　3. 生产工艺

二、选择题

1. A　2. D

三、简答题（略）

模块三　药品的生物活性检定

项目一　抗生素效价的微生物检定

一、填空题

1. 药物的药理作用　生物统计　2. 管碟法　比浊法　3. 质量单位　类似质量单位　质量折算单位　特定单位　4. 整体动物　离体组织　微生物　5. 质反应　量反应

二、选择题

1. B　2. A　3. A　4. B　5. B

三、简答题（略）

四、实例分析（略）

项目二　肝素的生物检定

一、填空题

1. D-β-葡糖醛酸（或L-α-艾杜糖醛酸）　N-乙酰氨基葡糖　2. 鱼精蛋白　3. 新鲜兔血法　血浆法　4. 抗凝血　5. 0.9%氯化钠

二、选择题

1. D　2. C　3. A　4. A　5. B

三、简答题（略）

项目三　胰岛素的生物检定

一、填空题

1. 小鼠血糖法　胰岛素标准品（S）　供试品（T）　下降

2. 3h　给药顺序

3. 葡萄糖氧化酶法　微量

4. 降血糖　26

二、简答题（略）

项目四　缩宫素的生物检定

一、填空题

1. 大鼠离体子宫法　垂体后叶或合成缩宫素标准品（S）　收缩

2. 7.0±0.2

二、简答题（略）

项目五　洋地黄的生物检定

一、填空题

1. 鸽最小致死量（MLD）　最小致死量（U/kg）

2. 翼静脉　0.5ml　0.2ml/min

3. 强烈颤抖　恶心呕吐　排便　瞳孔迅速放大　呼吸停止　稀释液的总量（ml）

二、简答题（略）

项目六　硫酸鱼精蛋白的生物检定

一、填空题

1. 肝素　延长　兔血　猪、兔血浆

2. 倒转法　压板法　测凝棒法　测凝棒不能再插入血液面

3. 1.35

4. 1mg　肝素　最大剂量　肝素

二、简答题（略）

模块四　药品生物检定统计

一、判断题

1. ×　2. ×　3. √　4. ×　5. √

二、选择题

1. C　2. D　3. A　4. D　5. A

三、简答题

1. 答：小概率的事件，在一次试验中，几乎是不会发生的。若根据一定的假设条件，计算出来该事件发生的概率很小，而在一次试验中，它竟然发生了，则可以认为假设的条件不正确，从而否定假设。

算术平均数的性质：① 离均差之和为零；

② 离均差平方之和最小。

2. 答：

$$S = \sqrt{\frac{\sum_{i=1}^{n}(x_i - \bar{x})}{n-1}} = 50$$

四、综合题

1. 解：计算样本平均数和样本方差得

$\bar{x_1} = 31.375$，　$\bar{x_2} = 31.4$，　$s_1^2 = 14.28$，　$s_2^2 = 9.77$。

（1）先进行方差齐性检验

$$H_0 : \sigma_1 = \sigma_2, \quad H_A : \sigma_1 \neq \sigma_2$$

$F = \dfrac{s_1^2}{s_2^2} = \dfrac{14.28}{9.77} = 1.46$，而 $F_{0.025}(11,8) = 4.25$，$F_{0.975}(11,8) = 0.273$。

可见接受 H_0，即方差具有齐性。

（2）平均数差异检验

$$H_0 : \mu_1 = \mu_2, \quad H_A : \mu_1 \neq \mu_2$$

经计算，

$$t = \frac{\bar{x_1} - \bar{x_2}}{\sqrt{\dfrac{(n_1-1)s_1^2 + (n_2-1)s_2^2}{n_1 + n_2 - 2}\left(\dfrac{1}{n_1} + \dfrac{1}{n_2}\right)}}$$

$$= \frac{31.375 - 31.4}{\sqrt{\dfrac{11 \times 14.28 + 8 \times 9.77}{12 + 9 - 2}\left(\dfrac{1}{12} + \dfrac{1}{9}\right)}}$$

$$= -0.016$$

由于 $|t| < t_{0.025}(12+9-2) = 2.09$，从而接受 H_0，认为两种饲料钙的留存量无显著不同。

2. 解：用服药前的观测值减去服药后的观测值，得

d：3，−1，3，2，0，2，6，−1，4

由此得 $\bar{d} = 2$，　$s_d = \sqrt{5.5}$

检验的假设是 $H_0 : \mu_d = 0$，$H_A : \mu_d > 0$

在 H_0 成立下，$t = \dfrac{\bar{d}}{s_d/\sqrt{n}} \sim t(n-1)$

由于 $t = \dfrac{\bar{d}}{s_d/\sqrt{n}} = \dfrac{6}{\sqrt{5.5}} \approx 2.558$，$t_{\alpha,n-1} = 1.860$，有 $t > t_\alpha$，故拒绝 H_0，即认为减肥药的减肥效果显著。

参 考 文 献

［1］李榆梅．药品生物检定技术．北京：化学工业出版社，2010．
［2］毛金银．药品质量控制实训教程．北京：中国医药科技出版社，2008．
［3］王金香．药品质量检验实训教程．北京：化学工业出版社，2010．
［4］汪穗福．药品生物测定技术．北京：化学工业出版社，2009．
［5］俞松林．生物药物检测技术．北京：人民卫生出版社，2010．
［6］张俊松．药品检验．北京：中国轻工业出版社，2009．
［7］张正兢，邸万山．药物分析．北京：化学工业出版社，2007．

参考文献

[1] 张明明. 药品生物检测技术. 北京：北京工业出版社，2010.

[2] 李志强. 药品质量检验与控制. 北京：中国医药科技出版社，2008.

[3] 王志刚. 药物分析与检验实训教程. 北京：化学工业出版社，2010.

[4] 刘建国. 药物分析测试技术. 北京：中国工业出版社，2006.

[5] 陈晓东. 中药检测技术. 北京：化学工业出版社，2010.

[6] 张伟华. 药品检验. 北京：中国医药工业出版社，2009.

[7] 李建军. 药物分析. 北京：化学工业出版社，2007.